U0284364

孕产期营养管理临床实践指导

中国妇幼保健协会围产营养与代谢专业委员会　组织编写

主　编　李光辉

人民卫生出版社

·北京·

图书在版编目（CIP）数据

孕产期营养管理临床实践指导 / 李光辉主编 . —北京：人民卫生出版社，2022.11（2024.12重印）
ISBN 978-7-117-33789-2

Ⅰ.①孕… Ⅱ.①李… Ⅲ.①围产期－营养卫生－手册 Ⅳ.①R153.1-62

中国版本图书馆 CIP 数据核字（2022）第 196614 号

人卫智网	www.ipmph.com	医学教育、学术、考试、健康，购书智慧智能综合服务平台
人卫官网	www.pmph.com	人卫官方资讯发布平台

孕产期营养管理临床实践指导
Yunchanqi Yingyang Guanli Linchuang Shijian Zhidao

主　　编：李光辉
出版发行：人民卫生出版社（中继线 010-59780011）
地　　址：北京市朝阳区潘家园南里 19 号
邮　　编：100021
E - mail：pmph @ pmph.com
购书热线：010-59787592　010-59787584　010-65264830
印　　刷：北京华联印刷有限公司
经　　销：新华书店
开　　本：889×1194　1/32　印张：13
字　　数：348 千字
版　　次：2022 年 11 月第 1 版
印　　次：2024 年 12 月第 3 次印刷
标准书号：ISBN 978-7-117-33789-2
定　　价：79.00 元
打击盗版举报电话：010-59787491　E-mail：WQ @ pmph.com
质量问题联系电话：010-59787234　E-mail：zhiliang @ pmph.com
数字融合服务电话：4001118166　E-mail：zengzhi @ pmph.com

编 者 >>>

（按姓氏笔画排序）

王子莲 广州中山医科大学附属第一医院

李光辉 首都医科大学附属北京妇产医院

杨 杰 南方医科大学南方医院

杨振宇 中国疾病预防控制中心营养与健康所

肖 梅 湖北省妇幼保健院

狄江丽 中国疾病预防控制中心妇幼保健中心

宋 波 中国疾病预防控制中心妇幼保健中心

张玉梅 北京大学公共卫生学院

陈 倩 北京大学第一医院

范 玲 首都医科大学附属北京妇产医院

范建霞 上海交通大学医学院附属国际和平妇幼保健院

林建华 上海交通大学医学院附属仁济医院

罗金英 福建省妇幼保健院

周 莉 首都医科大学附属北京妇产医院

郑 薇 首都医科大学附属北京妇产医院

赵 蕾 湖北省妇幼保健院

荫士安 中国疾病预防控制中心营养与健康所

黄文宇 美国西北大学

游　川　首都医科大学附属北京妇产医院

游一平　湖南省妇幼保健院

赖建强　中国疾病预防控制中心营养与健康所

滕　越　北京市海淀区妇幼保健院

戴永梅　南京市妇幼保健院

魏　瑗　北京大学第三医院

前　言 >>>

　　"健康与疾病的发展起源学说"指出,生命早期发育环境对于全生命周期健康有重要意义。孕前、孕期及哺乳期母体营养状况不仅直接影响母儿围产结局,还对母体的远期健康及子代成年后多种慢性疾病风险有深远影响。近年来,随着生活水平的提高,我国孕产妇膳食营养状况虽然得到明显改善,但仍面临能量过剩及铁、碘、叶酸等关键营养素不足的双重挑战。

　　《国民营养计划(2017—2030年)》把"生命早期1 000天营养健康行动"列为六个要开展的重大行动计划的首位,并明确提出"开展孕前和孕产期营养评价与膳食指导。推进县级以上妇幼保健机构对孕妇进行营养指导,将营养评价和膳食指导纳入我国孕前和孕期检查。开展孕产妇的营养筛查和干预,降低巨大儿及低出生体重儿出生率,提高叶酸补充率、改善贫血及母乳喂养率"等具体要求。为落实该行动计划,切实提高各级妇幼机构医务人员进行围产营养保健工作的能力,全面促进相关工作的规范开展,中国妇幼保健协会围产营养与代谢专业委员会邀请了来自全国的产科、营养、内分泌、妇幼保健、儿科、儿童保健、健康教育、流行病等多个学科领域的权威专家,针对广大妇幼保健机构医务人员在围产营养保健工作中所面临的问题,编写了《孕产期营养管理临床实践指导》。本书的核心内容包括孕前、孕期及哺乳期营养、妊娠期相关疾病的营养防治的前沿进展及临床实践,适用于指导各级妇幼机构及医院从事妇幼营养保健工作的医生、护士、营养师等开展孕产期营养保健工作。

本书由中国妇幼保健协会围产营养与代谢专业委员会项目专家组查阅国内外最新指南、文献并结合临床经验、专家组共识进行编写,并组织专家对各部分内容的科学性、临床实用性等开展多次讨论,朝兢夕惕,历时两年终于成书。本书编纂过程中受到了北京市级妇幼保健专科建设——北京市妇女营养专科项目及北京市医院管理中心"登峰"项目的资助。期待本书能对广大妇幼机构医务人员开展围产营养保健工作有所助益。恳切希望广大读者在阅读过程中不吝赐教,欢迎发送邮件至邮箱renweifuer@pmph.com,或扫描封底二维码,关注"人卫妇产科学",对我们的工作予以批评指正,以期再版修订时进一步完善,更好地为大家服务。

李光辉

2022 年 9 月

目 录 >>>

第一章
孕产期营养概述

从怀孕开始到生后满 2 岁的 1 000 天,被认为是儿童营养状况改善的关键窗口期,所发生的改变是不可逆的,而且这个时期营养状况的改善将对母婴健康状况产生长期 / 持续影响,在这个时期开展针对性地营养干预行动是非常重要的。

第一节　孕产期妇女的营养现状

孕期提供适宜的营养,将有助于改善和增进孕产妇的营养与健康状况,降低发生不良妊娠结局的风险。因此,需要特别关注和解决孕产妇及婴幼儿期的营养缺乏与营养过剩问题。

一、膳食状况

宏量营养素(蛋白质与必需氨基酸、脂肪与脂肪酸、碳水化合物与低聚糖)、微量营养素(维生素与矿物质)等都是胎儿生长发育所必需的营养素。我国孕中晚期妇女的能量和蛋白质摄入量已经达到或接近推荐摄入量(recommended nutrient intake,RNI),由于我国居民传统膳食构成缺少富含维生素 D 和钙的食物,城乡孕妇维生素 D 摄入量不到 RNI 的 10%,钙摄入量也显著低于 RNI(摄入量范围 400~600mg/d),因此孕妇中维生素 D 和钙缺乏仍是突出营养问题,同时还伴有其他微量营养素摄入量不足,发生不良妊娠结局的风险增加。虽然 2010—2013 年中国居民营养与健康状况监测结果中没提及孕产妇,但通过分析每标准人日食物消费量与营养素摄入量,仍可间接反映我国孕妇群体状况。与 2002 年调查结果相比,粮谷类食物摄入总量略有下降,平均蔬菜摄入量和食用油基本稳定,水果摄入量变化不大,而畜禽肉类摄入量增加明显,奶类及其制品摄入量下降明显。

我国孕妇膳食构成主要还是以植物性食物为主,尽管可以满足能量需要,但是存在微量营养素含量低和蛋白质质量差、可利用必需氨基酸有限等缺点,发生维生素 A、维生素 C、维生素 D、维生素 B_1、维生素 B_2、钙及锌等摄入量不足的风险较高。区域性调查结果也显示相似变化,我国城乡孕妇的能量及营养素主要来源仍以传统食物为主,部分孕妇膳食结构不合理,多种微量营养素缺乏的问题很常见,农村地区尤为明显。

二、营养状况

孕期妇女常见的营养不良包括低体重与超重和肥胖,微量营养素缺乏或过量,如贫血(主要是缺铁性贫血)、维生素 A 和维生素 D 缺乏,以及碘营养不足与过量的风险并存等。

(一)低体重与超重和肥胖

根据 2012 年中国居民营养与慢性病监测数据,18~44 岁育龄妇女低体重营养不良率最高(7.5%),城市高于农村(8.4%与 7.3%),高于 2002 年调查结果;全国 18~44 岁育龄妇女超重率和肥胖率分别为 24.9%(城乡 24.4% 和 25.4%)及 8.8%(城乡9.0% 和 8.8%),均高于 2002 年调查结果。近年全国的监测结果显示,孕期增重 P_{50}(P_{25}~P_{75})为 15.0(10.0~19.0)kg,孕期增重不足、适宜和过多的比例分别占 27.2%、36.2% 及 36.6%,说明我国城乡育龄妇女中营养缺乏(低体重)与过量(超重与肥胖)的问题同时存在。

(二)贫血

2012 年中国居民营养与健康状况监测结果显示,孕妇贫血率为 17.0%，大城市与中小城市贫血率分别为 15.5% 和 18.0%；北方孕妇患贫血风险高于南方（$OR=1.40$，95% CI 1.16-1.70），孕中晚期患贫血风险高于孕早期［OR（95% CI）分别为 1.77（1.31-2.41）、2.18（1.60-2.96）］；2012 年孕妇贫血患病率比 10 年前全国调查结果下降 11.7 个百分点；近年调查结果显示，即使在那些营养和经济条件较好的地区，铁缺乏症和贫血也很常见。江苏和浙江的 14 个城市 1993—2005 年调查结果显示，孕早、中、晚期妇女贫血患病率分别由 53.3%、45.6%、64.6% 下降到 11.4%、22.8% 和 44.6%，孕晚期妇女贫血仍是一个重要公共卫生问题。鉴于孕中晚期贫血与孕早期贫血程度和铁营养状况密切相关，孕期贫血预防应始于孕早期。

（三）维生素 A

2011—2012 年我国城市孕妇血清维生素 A 含量 P_{50}（P_{25}~P_{75}）为 1.61（1.20~2.06）μmol/L，大城市显著低于中小城市［1.50（1.04~2.06）μmol/L 和 1.63（1.30~2.05）μmol/L，$P=0.033$］；孕妇维生素 A 缺乏率（血清维生素 A<0.70μmol/L）为 7.4%，大城市高于中小城市（11.5% 和 4.0%，$P<0.001$）；城市孕妇维生素 A 边缘缺乏率（血清维生素 A 0.70~1.04μmol/L）的比例更高，大城市和中小城市孕妇分别为 14.0% 和 7.9%。2014 年北京海淀区调查结果显示，孕妇早期和晚期维生素 A 缺乏（血清维生素 A<0.3mg/L）较为常见（38.2% 和 35.1%），重度缺乏（血清维生素 A<0.2mg/L）分别为 3.0% 和 29.5%。2016 年北方六省 21 932 例孕妇维生素 A 缺乏和边缘缺乏率为 7.3%。

（四）维生素 D 与钙

2011—2012 年中国居民营养与健康状况监测数据显示，城市孕妇血清 25-（OH）-D_3 含量 P_{50}（P_{25}~P_{75}）为 15.41（11.79~20.23）μg/L，大城市显著低于中小城市［14.71（11.15~19.07）和 16.02（12.65~21.365）μg/L，$P<0.001$］；孕妇维生素 D 缺乏率高达 74.3%；严重缺乏率大城市高于中小城市（30.6% 和 26.0%）。国内多项调查结果显示，孕期超过 90% 的妇女维生素 D 营养状况较差，仅个别孕妇血清 25-（OH）-D_3 含量能达到目前推荐

适宜水平(>50nmol/L);孕妇维生素 D 营养状况通常夏秋季略高、冬春季最低。与低血清 25-(OH)-D$_3$ 水平有关的因素包括生活地方、季节、年龄、皮肤颜色或民族习惯、暴露日光少、膳食习惯,以及缺少维生素 D 强化食品等。尽管孕妇对各种营养素需求均显著增加,但钙是矿物质中需要量增加最多的微量营养素。我国孕妇钙摄入量仅达到 RNI 的 30%~40%,孕期缺钙可能增加发生肠肌痉挛和先兆子痫的风险。

(五)碘

中国居民总体碘营养状况处于适宜水平,有些偏远欠发达地区仍不同程度存在碘缺乏,而且我国孕妇碘营养状况不容乐观。尿碘被认为是评价人群碘营养状况的重要指标。2011 年北京市 450 份孕妇尿碘结果显示,尿碘含量中位数为 155.2μg/L,位于适宜水平下限(尿碘适宜范围 150~249μg/L),碘营养不足(尿碘<150μg/L)检出率为 47.3%;浙江、上海及天津的调查结果也在 50% 左右。然而有少数孕妇尿碘水平超过 500μg/L(北京 3.3%、浙江 3.6%、上海 7.5%、天津 1.9% 及广东中山 8.4%),提示个别孕妇存在碘摄入过量风险。

三、改善孕产妇营养状况的重要性

孕妇营养状况的优劣不仅关系到其自身健康状况(如妊娠并发症),还影响胎儿发育成熟、新生儿健康状况,甚至子代成年期罹患营养相关慢性病的易感性;孕期某些营养素缺乏或过多可导致不良出生结局,如早产、低出生体重及出生缺陷(神经管畸形)等。

(一)膳食不平衡与微量营养素缺乏

调查结果显示,孕妇的总能量、碳水化合物、蛋白质、脂肪摄入量与新生儿出生体重呈正相关;对于营养不良的妇女,给予蛋白质-能量平衡膳食可降低死胎、低出生体重儿和小于胎龄儿的风险。孕期多种微量元素缺乏(如铁、铜、锌、硒及叶酸等)出现不良妊娠结局的风险增加,如先兆流产、早产、胎膜早破、宫内发育迟缓等。孕期,尤其孕早期叶酸和维生素 B$_{12}$(可能还有锌)缺乏,胎儿发生神经管畸形风险增加。改善孕前和妊娠早期微量营养素营养状况(如补充铁、锌、碘、叶酸及其他 B 族维生素),可降低子代低出生体重和 / 或小于胎龄儿和早产风险。在我国,除偏僻地区、山区还有少数孕妇存在蛋白质 - 能量摄入不足外,大部分地区孕妇膳食中存在的问题主要是膳食不平衡,多种微量营养素摄入量偏低,有些长期处于较低水平(如维生素 D 和钙)。

(二)缺铁性贫血

贫血,特别是缺铁性贫血仍然是我国城乡孕期妇女常见的营养缺乏病,尤其是在贫困地区。根据全国性调查结果,孕产妇贫血主要是缺铁性贫血。孕妇发生缺铁性贫血将导致胎儿体内铁储存减少,孕产妇发生围产期死亡风险增加,流产、早产、低体重儿甚至死胎的发生率增加。孕前和孕期补充适量含铁营养补充剂可有效改善孕期铁营养状况,预防贫血和不良出生结局;孕前补充铁剂可使机体获得适量铁储备,减轻孕末期铁耗竭;从孕中期开始补充铁剂并持续整个孕期,可使产后 2 个月有较高的血红蛋白水平,6 个月时体内血清铁蛋白含量高于没有补充的孕妇;基于目前研究结果,联合补充铁、叶酸、维生素 A 及维生素 B_2 等多种微量营养素,预防贫血效果优于单独补充铁剂和叶酸。

(三)维生素 D 和钙

维生素 D 缺乏是全球普遍存在的营养缺乏病,同时孕妇群体钙缺乏也是突出营养问题。孕妇维生素 D 缺乏(包括钙缺乏)可增加妊娠合并症发生的风险,如妊娠糖尿病(gestational diabetes mellitus,GDM)、先兆子痫等,影响胎儿发育,增加早产和新生儿低出生体重风险等。

1. 维生素 D 胎儿生长发育所需要的维生素 D 完全来源于母体,母体通过胎盘转运提供 25-(OH)-D_3 和 1,25-$(OH)_2$-D_3 给胎儿,孕期维生素 D 缺乏与胎儿及新生儿的多种不良结局有关,如影响胎儿及新生儿的骨骼和大脑发育等。Amegah 等涵盖 18 项研究的荟萃分析结果显示,血清 25-(OH)-D_3<75nmol/L 时,早于 32~34 周和早于 35~37 周发生早

产风险分别增加 83%(95% *CI* 1.23~2.74)和 13%(95% *CI* 0.94-1.36),发生早产风险与 25-(OH)-D$_3$ 水平呈负相关。北京的一项研究观察到,分娩前孕妇和新生儿的严重维生素 D 缺乏率[血清 25-(OH)-D$_3$<25nmol/L]分别为 54.5% 和 46.6%,没有超过 75nmol/L 的血样,母体血清 25-(OH)-D$_3$ 水平与脐带血呈正相关,严重维生素 D 缺乏母亲分娩的新生儿出生体重、身长和头围显著低于母亲血清 25-(OH)-D$_3$>25nmol/L 组;另一项孕妇维生素 D 缺乏组[血清 25-(OH)-D$_3$ 为(30.8±9.9)nmol/L]与对照组[血清 25-(OH)-D$_3$ 为(56.8±5.3)nmol/L]比较性研究结果显示,缺乏组新生儿的神经发育(MDI 和 PDI 指数)显著低于对照组;孕期维生素 D 缺乏还增加新生儿发生维生素 D 缺乏和低出生体重风险。低血清 25-(OH)-D$_3$ 可能与胰岛素抵抗有关,也是 GDM 的危险因素。

2. **钙** 孕期缺钙会引起孕妇体内多种生理功能变化,血清钙浓度降低使神经兴奋性增高而出现腓肠肌痉挛;同时孕妇骨骼中钙被动流失导致骨质疏松,也与孕妇腰腿疼痛和腓肠肌痉挛有关。到了妊娠后期,胎儿生长速度加快,骨骼矿化达高峰,更易造成孕妇钙营养不良,低钙状态对母体影响大于胎儿。虽然孕妇机体通过降低尿钙和粪钙排泄,增加肠钙吸收和骨骼动员等调节机制,适应传统低钙膳食,维持血钙稳定,满足胎儿对钙的需要,但是这种适应能力有限,不能通过取得较高钙储存来满足整体需要。腓肠肌痉挛是我国妇女妊娠期一种常见症状,孕中晚期尤为突出。根据 2010—2012 年中国居民营养与健康状况监测结果,我国孕妇腓肠肌痉挛发生率为 32.9%,孕晚期达到 50.2%,与 2002 年全国调查结果相比,我国妇女妊娠期腓肠肌痉挛发生率并没有得到明显改善,这与人群维生素 D 和钙营养状况没得到改善有关。

(四)维生素 A

维生素 A 参与胚胎发育和生育功能维持,母体维生素 A 营养状况是影响胎儿和新生儿维生素 A 营养状况的主要因素,孕期,特别是孕早期维生素 A 缺乏或过量可增加胎儿不同器官发生先天畸形风险。尽管近年调查结果显示,我国孕妇严重缺乏维生素 A 已不常见,但由于我国居民膳食构成以植物性食物为主,维生素 A 主要来自其前体物类胡萝卜素,孕妇中仍常见边缘性维生素 A 缺乏。增加预先形成维生素 A(动物来源)摄入量,或在医生指导下补充含维生素 A 的营养素补充剂,有助于预防孕妇边缘性维生素 A 缺乏。

(五)碘

孕期碘需要量显著增加,碘缺乏可引起母亲和胎儿甲状腺功能减退,损害胎儿神经系统发育,如孕期严重碘缺乏导致的克汀病可导致智力严重低下、丧失劳动能力。食盐加碘被证明是改善孕妇碘营养状况的最佳方法,也是我国防治碘缺乏病和预防孕妇碘缺乏及不良妊娠结局的主要方法。

《中华人民共和国基本医疗卫生与健康促进法》第七十四条明确规定"实施经济欠发达地区、重点人群营养干预计划",对营养缺乏敏感的特定人群进行干预等。在这些地区,通过全面开展针对性营养干预改善孕妇营养状况,可预防微量营养素(如叶酸、铁、钙、维生素 D 及维生素 A 等)缺乏。

第二节 孕产期营养对母婴健康的不良影响

妇女怀孕期间体内生理过程和物质代谢发生明显变化,对营养素需要量显著增加,以满足孕期组织生长和血容量增长、胎盘和胎儿生长发育,以及母体营养储备。因此,孕期提供充足营养是胎儿正常成长的基础,孕前和孕期的营养状态不仅会直接影响妊娠进程、胚胎早期发育、孕妇妊娠合并症发生风险,还将影响儿童成年时罹患营养相关慢性病的易感性。

一、育龄妇女缺乏微量营养素的不良影响

根据全国性调查,我国孕妇微量营养素缺乏仍很常见。例如维生素 D、B 族维生素、维生素 C 及矿物元素(如钙、铁、锌)

缺乏等,微量营养素参与体内诸多重要的物质代谢过程。育龄妇女易缺乏的微量元素和维生素见表1-1和表1-2。

表 1-1　育龄妇女易缺乏的微量元素

微量元素	主要功能作用	缺乏症	缺乏原因	危险因素
铁	红细胞、血红蛋白必需的组成成分,从肺部运输氧到其他组织的载体;细胞内电子转运介质;组织中多种重要酶的组成部分	小细胞低色素性贫血,影响学习认知能力,影响运动能力、做功能力,增加分娩低出生体重儿和母婴死亡风险	膳食来源铁不能满足需要(包括维生素C),或失血增多或食物中存在较多干扰铁吸收成分,发生营养性缺铁性贫血	经血丢失、妊娠需要量增加、青春期生长突发期、素食、营养不良、疟疾、导致失血的钩虫或其他寄生虫感染
碘	合成甲状腺激素必需的成分,甲状腺激素影响机体新陈代谢、生长发育	胎儿和新生儿期缺碘导致脑和神经系统不可逆损害、智力低下,最常见克汀病;也可导致生长发育迟缓,甲状腺肿等	长期碘摄入量不足(经食物和食盐)。食物/食盐中碘含量取决于生存环境中碘含量	膳食低碘、碘盐摄入量不足
钙	血液凝固、肌肉收缩、神经传导、骨骼及牙齿形成	皮质类固醇骨质疏松症	钙摄入量不足,主要是奶类食品摄入不足	膳食中低奶类食品、绝对素食、青春期生长突发期

续表

微量元素	主要功能作用	缺乏症	缺乏原因	危险因素
锌	体内百余种酶的辅酶,参与体内物质代谢过程	胚胎早期缺乏增加发生神经管畸形风险,影响胚胎和儿童生长发育	膳食锌摄入量不足,尤其植物性食物为主要的膳食	膳食中缺少动物性食物、绝对素食、青春期生长突发期

表 1-2 育龄妇女易缺乏的维生素

维生素	主要功能作用	缺乏症	缺乏原因	危险因素
叶酸	核酸和氨基酸代谢的辅酶	神经管畸形、神经功能和脑发育异常、巨幼红细胞贫血等	膳食叶酸和/或叶酸补充剂摄入量不足	摄入量低、MTHFR C677T 多态性高流行率、吸收障碍
维生素 B_{12}	核酸和氨基酸代谢的辅酶	巨幼红细胞贫血	膳食维生素 B_{12} 摄入量不足或吸收障碍	摄入量低、素膳(不含奶蛋)或绝对素膳、萎缩性胃炎相关的胃酸过少
维生素 D	维持正常血钙和磷水平及骨矿化、肌肉收缩、神经传导等	骨质疏松和失血等多种代谢性疾病	食物来源低,深色皮肤和户外暴露日光少	膳食中低维生素 D、缺少日光暴露、青春期生长突发期、皮肤不能接受日光直射的着装

二、胎儿期和婴儿期营养不良的近期影响与远期健康效应

生命最初 1 000 天是儿童营养状况改善的窗口期(宫内发

育直至生后 2 岁),也是大脑及身体发育的关键时期,发育快、营养需求大、要求全面,反映了体内外环境与遗传的相互作用,而且结局不可逆转。

(一)儿童营养状况改善的窗口期

生命最初 1 000 天母婴营养状态和养育环境的优劣,将会明显影响儿童健康状况和未来的发育潜能(如影响劳动生产力相关的学习认知能力、做功能力等)。

1. 营养是物质基础 营养学研究结果证明,生命最初 1 000 天是奠定生命质量和后续可持续发展以及发展轨迹的关键时期,这段时间充足合理的营养是基石,是保证体格增长和大脑得到最佳发育的物质基础。

2. 影响发育潜能 良好营养和养育环境(宫内和生后最初 2 年),将会给儿童创造更好生长发育机遇和条件,使身心(智力与体能)发育潜能得到充分发展。

3. 影响出生结局 充足的营养可降低出生缺陷发生率、增强对感染性疾病的抵抗力、降低成年期对营养相关慢性病的易感性;孕妇营养不良(低体重或超重和肥胖)也会影响胚胎发育和生育结局。

(二)对儿童营养状况的近期影响与远期健康效应

胚胎期和婴幼儿期营养不良不仅会对儿童的营养与健康状况产生直接的近期影响,还将影响到儿童的远期健康状况,即成年期罹患营养相关慢性病的易感性(营养相关慢性病发展轨迹),见图 1-1。

1. 直接影响 孕期和婴幼儿期经历食物短缺和 / 或营养不良,将会导致儿童易发生蛋白质 - 能量营养不良、贫血、维生素 A 缺乏和抗感染性疾病能力降低、维生素 D 缺乏和佝偻病,以及其他多种微量营养素缺乏等,损害大脑和体格发育,影响身体成分分布,以及体内物质代谢过程;同时面临罹患诸如腹泻和肺炎等感染性疾病的高风险,增加儿童死亡风险。

(1)蛋白质 - 能量营养不良:胎儿期和生后最初 2 岁,孕妇的膳食能量、脂类和蛋白质质量差,以及婴幼儿期添加的辅食质量和数量不能适应生长发育需求,儿童容易发生蛋白质-能量营养不良,增加儿童低体重、生长迟缓的发生率,增加感染性疾病的易感性和死亡率,还将影响儿童体格生长和学习认知发育潜能。

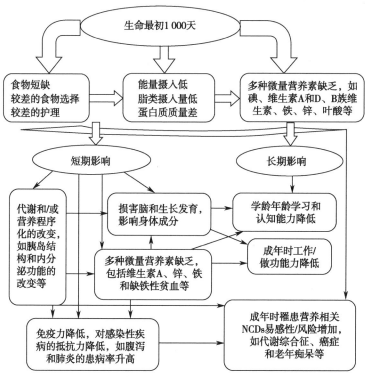

图 1-1　生命最初 1 000 天营养缺乏对婴儿的不良影响

（2）缺铁性贫血:孕期患缺铁性贫血或缺铁可使孕妇本身和胎儿生长发育受到影响(宫内发育迟缓),如早产、低出生体重,增加小于胎龄儿发生率和围产期死亡率;孕妇铁的营养状态直接影响新生儿体内铁储备,导致较大婴儿和幼儿易患缺铁性贫血,孕期补充铁剂可得到明显改善。贫血增加儿童患传染性疾病的易感性。妊娠期母体铁缺乏还可能对其儿童的学习认知能力和行为以及做功能力等产生长期不良影响。

(3)维生素 A 缺乏：在我国贫困农村和偏远地区，婴幼儿维生素 A 缺乏和边缘性缺乏率还相对较高，这与胚胎期营养状况和早期添加的辅食质量差有关。维生素 A 缺乏易致抗感染性疾病能力降低，增加儿童患感染性疾病的风险，如呼吸道感染（肺炎）和肠道感染（腹泻）等。已证明这种情况下补充维生素 A 可得到明显改善，同时也可改善儿童的生长发育状况。

(4)维生素 D 缺乏和佝偻病：维生素 D 缺乏是影响胎儿生长、骨骼代谢和胎儿免疫系统发育的危险因素，改善孕妇维生素 D 营养状态有助于胎儿达到最佳的生长发育。孕期严重维生素 D 缺乏，婴儿易发生先天性佝偻病；孕妇维生素 D 缺乏与妊娠合并症有关（包括先兆子痫、妊娠糖尿病等），还与不良出生结局有关，如早产、低出生体重、生长发育迟缓及佝偻病等，将会对儿童的正常生长和骨骼发育产生长期不良影响。

(5)其他多种微量营养素缺乏：由于孕期膳食供给不平衡、生后早期喂养方式和辅食添加不合理，常见的是多种微量营养素缺乏。除了前面提到的铁、维生素 A、维生素 D 及钙外，其他常见的微量营养素缺乏还有锌、维生素 B_2、维生素 B_{12}、维生素 C 等，这些微量营养素对胎儿的正常生长和儿童期的生长发育都是必需的。这些微量营养素缺乏将会影响儿童食欲与味觉，出现异食癖、口角炎、舌炎等临床症状，以及生长发育和认知能力发育迟缓、低体重等营养缺乏病。例如，给低血浆锌的孕妇补锌可显著增加新生儿出生体重和头围；系统综述和荟萃分析结果显示，给孕妇补充含叶酸的产前多种维生素补充剂不仅可降低神经管缺陷，还可降低几种先天异常的风险。汇总 15 项干预试验的荟萃分析结果显示，给孕妇补充微量营养素可使新生儿出生体重增加 44g（95% CI 28-60，$P=0.003$），显著降低低出生儿体重（$RR=0.86$，95% CI 0.79-0.93，$P=0.05$）和小于胎龄儿发生率（$RR=0.85$，95% CI 0.78-0.93，$P=0.02$）。上述结果提示保证孕期微量营养素供给的重要意义。

2. 长期健康效应 生命早期经历营养不良（如胎儿期和 / 或婴幼儿期多种微量营养素缺乏），可能通过改变基因表达和蛋白质代谢(表观遗传)等途径影响成年后的健康状况和对慢性病的易感性,如营养相关慢性病,包括高血压、糖尿病、心血管病,以及其他代谢性疾病和神经性疾病等"发育源性疾病";由于对儿童早期体格和智力发育产生的负面影响,将会持续影响到以后的学习能力、认知能力,导致注意力和专注持久力下降,以及创造力和工作能力降低。

三、营养过剩对母婴健康的近远期影响

据报道,中国 2013 年 6 岁以下儿童低体重率为 2.5%,生长迟缓率为 8.1%,消瘦率为 2.0%,婴儿低出生体重率为 3.3%,这些不良出生结局及围产儿死亡率、新生儿神经管畸形等均与其母亲(孕期)的营养和健康状况有直接或间接关系,包括孕期超重与肥胖、妊娠期高血压疾病(hypertensive disorders in pregnancy,HDP)和妊娠糖尿病等妊娠合并症。这些合并症影响母婴健康,严重时可危及母婴生命,也是围产期母婴死亡率发生较高的常见并发症。

(一)超重与肥胖

孕产妇中超重肥胖呈升高趋势,是影响母婴健康的常见营养问题。孕妇超重肥胖(包括孕前超重与肥胖和孕期增重过多)会影响妊娠结局,除了对母体和后代产生近期影响(包括代谢异常,如 GDM、产前子痫等)、产后出血和感染、产后体重滞留,以及不良妊娠结局(如死胎、早产、难产与剖宫产、巨大儿、出生缺陷)等,还可能对后代长期健康状况产生一系列不良影响,如增加发生肥胖及 2 型糖尿病、心脑血管疾病等慢性病风险。根据中国 2010—2012 年营养与健康状况监测结果,参照美国医学研究院推荐值,我国妇女孕中、晚期增重过多率分别为 53.6% 和 46.5%。很多动物模型实验结果支持母代(孕期)营养过剩影响子代的能量代谢和免疫功能,而且这种影响可能持续至子二代。

英国 1994—2013 年涵盖 44 060 名孕妇的调查观察到,与身体质量指数(body mass index,BMI)为 $18.5\sim24.9kg/m^2$ 相比,

肥胖（≥30kg/m²）孕妇，甚至中度超重（25.0~29.9kg/m²）都可增加死胎风险；包括22项研究（样本量为1 758 832）的荟萃分析结果显示，孕期肥胖是子代神经管畸形的重要危险因素，与正常+超重组和正常体重组相比，孕期肥胖组汇总 OR（95% CI）值分别为1.632（1.473-1.808）和1.682（1.510-1.873），BMI与神经管畸形成显著剂量关系（X^2=41.49，$P<0.001$）；肥胖还是孕期感染和脓毒症的独立危险因素。胸部超声心动图结果显示，与不肥胖孕妇相比，肥胖孕妇平均动脉压升高，左心室质量增加。

上述数据说明了生命早期适宜营养（质量和数量）的重要性。基于国际或美国推荐值判断，目前我国妇女孕期增重处于适宜范围的比例较低，增重不足与增重过多两者并存（约占50%），需要根据我国孕妇的健康状况、孕期疾病、妊娠结局和产后母婴健康状况制订我国妇女孕期适宜体重增加值。

（二）妊娠期高血压疾病

妊娠期高血压疾病（HDP）是妊娠期间最常见的并发症，包括高血压、子痫前期、子痫、高血压并发子痫前期等一组常见病，多项调查结果显示，HDP、重度HDP的发病率呈明显上升趋势，且孕妇发病孕周数明显提前。HDP危险因素既有遗传因素，又有社会心理因素。多因素分析数据显示，除了孕产妇年龄、经产妇、多胎、母亲妊高征史、基础舒张压等是HDP的危险因素，孕前BMI和孕期肥胖及某些膳食因素（如钙和维生素D缺乏）也被认为是重要的危险因素。

HDP严重影响母婴健康，是导致孕产妇和围产儿死亡率增加的常见原因之一；增加产后出血、胎盘早剥、新生儿窒息、早产、剖宫产、死胎、新生儿低出生体重及死亡的风险；HDP病情越重、发病时间越早，则围产儿的死亡风险越高。根据我国2000—2005年31个省（自治区、直辖市）的监测结果，2005年全国孕产妇主要死亡原因前三位分别是产科出血、心脏病及HDP，HDP造成的孕产妇死亡率为4.2/100 000，占死亡率的9.3%。患过HDP女性远期发生心脑血管疾病风险显著高于无HDP病史的女性。

（三）妊娠糖尿病

妊娠糖尿病（GDM）是孕期常见的并发症，以往不良生育结局史、孕前 BMI 过高、高龄妊娠、受教育程度低、家族糖尿病史等是 GDM 的高危因素，孕期超重和肥胖也被认为是 GDM 的危险因素。全球报道的孕期 GDM 患病率为 2%~6%，印度和中东等地区高达 10%~20%。涵盖 40 项欧洲发达国家研究的荟萃分析结果显示，GDM 总患病率为 5.4%（3.8%~7.8%）；2001—2010 年拉丁美洲多中心队列研究结果显示，GDM 患病率呈上升趋势，2001—2005 年为 2.4%（2.1%~2.8%），2006—2010 年为 3.2%（2.8%~3.6%），是当地妊娠期间最常见的代谢紊乱性疾病。天津 1999—2008 年孕妇监测结果显示，GDM 患病率从 1999 年的 2.4% 上升到 2008 年的 6.8%（$P<0.001$）。采用新标准后，全国 GDM 发生率达到 14.8%。尽管不同地区 GDM 患病率差异很大，但多项流行病学调查结果显示，亚洲地区 GDM 患病率处于较高水平。

GDM 除与母婴不良健康结局升高有关，还会对子代健康产生长期不良影响，如增加剖宫产、早产、分娩巨大儿、胎儿窘迫、代谢紊乱、高胆红素血症、生长失衡及其他并发症的发生率等。

（四）微量营养素摄入量过多的危害

孕妇微量营养素缺乏相当常见，产前适量补充可使母婴获得许多益处。然而，在积极预防孕妇微量营养素缺乏时，必须要注意防止通过日常食用的食品、强化食品和多种营养素补充剂摄入过多风险。一般情况下，通过日常膳食不会摄入过多的微量营养素。孕期摄入营养素过量常发生在摄取过多或多种相同的微量营养素补充剂。长期摄入过多 / 过量微量营养素的风险见表 1-3。目前关于孕期过量摄取微量营养素的特定风险方面信息仍十分有限。

1. **水溶性维生素**　大多数水溶性维生素发生过量摄入的风险相对较低，这与水溶性维生素进入体内的吸收、转运、储存及代谢特点有关，即吸收受限、体内储备能力有限，且易排出。与摄取过量叶酸相关的已知风险仅限于维生素 B_{12} 缺乏风险，即过量摄取叶酸掩盖维生素 B_{12} 缺乏症引起的恶性贫血。

表 1-3 中详细列出的烟酸、叶酸、维生素 B_6 的潜在不良作用是通过摄取过量补充剂所导致的,而并非针对怀孕。对于多种水溶性维生素(包括硫胺素、核黄素、维生素 B_{12} 及维生素 C),人体对大剂量补充剂有良好耐受性,几乎没有文献记载对人类过量的风险。虽然有报道孕后期服用大剂量维生素 C,可能存在胎儿维生素 C 依赖性,但是这样的报道未得到其他证据的证实。

表 1-3　长期摄入过多 / 过量微量营养素的风险

微量营养素	确定 UL 值风险	其他风险	孕期特定的风险
维生素 A	成人发生肝功能异常、育龄妇女增加胎儿发育缺陷和先天出生缺陷	饮酒增加维生素 A 毒性,包括肝毒性;急性毒性有多种短暂影响,包括恶心、呕吐和头痛及婴儿胀气	出生缺陷
硫胺素(维生素 B_1)	N/A	没有确定	不确定
核黄素(维生素 B_2)	N/A	没有确定	不确定
烟酸	烟酸引起的潮红(可能包括灼热、发痒、刺痛及变红)导致减少或停止补充	胃肠道影响、功能紊乱及葡萄糖不耐受(烟酸引起)	不确定
维生素 B_6	感觉神经病	没有确定	不确定
维生素 B_{12}	没有确定	没有确定	不确定
叶酸	维生素 B_{12} 缺乏的个体,大剂量叶酸促进或加剧神经损害	掩盖维生素 B_{12} 缺乏症引起的恶性贫血	不确定
维生素 C	渗透性腹泻和其他胃肠道疾病	没有确定	不确定(有报道可能存在胎儿维生素 C 依赖)

续表

微量营养素	确定 UL 值风险	其他风险	孕期特定的风险
维生素 D	高钙血症和相关的毒性（厌食和体重减轻最终导致血管和组织钙化，伴有肾脏和心血管的损害）	可能增加全死因死亡、某种癌症、心血管疾病及骨折和摔倒的风险	胎盘钙化灶
维生素 E	出血作用	补充可能增加出血性中风风险，剂量过高可能增加促氧化损伤	
铜	肝损害	恶心和其他胃肠道疾病	不确定
硒	脱发 / 指甲变脆	肠胃不适、皮疹及呼吸大蒜味，疲劳、易怒及神经系统异常	不确定
碘	升高甲状腺刺激激素（TSH）	甲状腺功能紊乱、甲状腺肿	不确定
铁	胃肠道影响（即便秘、恶心、呕吐、腹泻及腹疼）	没有食物和铁与锌比例高时，同时服用铁锌补充剂，降低锌吸收	不确定
锌	降低铜营养状态	抑制免疫反应、降低高密度脂蛋白胆固醇、急性胃肠道不适	不确定

　　2. **脂溶性维生素**　与水溶性维生素相比，由于脂溶性维生素易于吸收和储存，发生过量摄入的风险较高。大剂量维生素 A 被证明具有胚胎致畸作用。妊娠初期服用大量维生素 A 会导致出生缺陷，致畸的最小剂量为 10 000IU/d，然而这种情况通常发生在孕妇服用特别大剂量补充剂的情况下。由于经食物摄入维生素 D 还不到 RNI 的 10%，因此由食物引起的维生素 D

中毒罕见。过量维生素 D 的风险常见于成年人，而且多是由服用大剂量维生素 D 补充剂引起的。如孕妇长期服用过量维生素 D 补充剂，发生维生素 D 中毒的风险明显增加。表 1-3 中详细列出的维生素 E 潜在不良作用通常发生在摄取过量补充剂的情况下，并非针对怀孕。

3. **矿物质** 与脂溶性维生素相似，某些矿物质（易于吸收和储存）发生过量的风险相对较高；在有些交通不便地方，个别矿物质的摄入量取决于生活环境中含量，如我国自然环境存在硒和／或氟低、富、高和中毒地区，摄入量主要受当地食物和饮水中含量影响，存在硒和／或氟中毒的问题。

第三节 孕产期营养对子代健康不良影响的机制

健康与疾病的发育起源（the developmental origins of health and disease，DOHaD）假说，似可以解释孕期营养状况对子代不良影响的作用机制。生命早期营养程序化理论，即胎儿期和婴幼儿期是人体各组织器官形成、发育及逐渐成熟的关键时期。环境因素，特别是营养供给不仅对关键期的生长发育发挥重要作用，还将影响成年后的健康状况与营养相关慢性病发展轨迹。

一、相关理论研究

（一）胎儿起源假说

20 世纪 90 年代，英国流行病学教授 Barker 首先提出冠心病、糖尿病等成人慢性病的胎儿起源（fetal origins of adult disease，FOAD）假说，即胎儿宫内发育期间，经历不良因素时，胎儿为适应宫内营养不良环境，胎儿自身的代谢和相关器官的组织结构发生适应性调节，包括血管、胰腺、肝脏、肺脏等组织器官在代谢机制上发生永久性改变，进而演变为对某些成人期慢性病（如 2 型糖尿病、冠心病、高血压、肿瘤等）易感性的基础，首次将宫内环境与成人健康联系起来。

（二）营养程序化

1998 年，Lucas 首次提出营养程序化（nutrition programming）的概念，即生命发育初期（生后 2 岁以内），也是对环境变化和不良因素的敏感期，特别是营养性损害的敏感期，机体为了适应环境中不良营养性损害（缺乏或过量）的刺激，在细胞和分子水平上发生了相应调控性改变，产生适应性克隆选择或带分化功能的母细胞增殖。当损害消失后，这些改变依然长期存在，从而使组织细胞的数量或比例发生永久性改变。发育或敏感时期的营养状况将对机体结构、功能产生长远或终身影响。

（三）代谢程序化

随后，Ozanne 等研究团队提出了"代谢程序化"（metabolic programming）理论，即出生后早期，机体为了适应环境中不良营养状况而发生包括胰岛素结构和内分泌功能在内的改变，同时产生靶器官对这些内分泌激素的敏感性下降，这种影响可持续至成年期，造成成年时对某些疾病的易感性增加，如 2 型糖尿病，说明代谢轴的营养程序化在出生后早期即已开始。

（四）健康和疾病的发育起源假说

进入 21 世纪，国外学者提出"健康和疾病的发育起源"的 DOHaD 假说，完善了胎儿起源和代谢程序化假说，较完整地提出了人类在发育过程早期经历的不良因素（如宫内外营养不良），将增加成年期罹患糖尿病、心血管疾病、哮喘、肿瘤、骨质疏松、神经精神疾病的易感性。DOHaD 假说拓展了胎儿起源学说，将早期发育相关的致病风险关键期从宫内延伸到宫外，将疾病范围从糖尿病、心血管等代谢相关疾病拓展到神经、精神性疾病，甚至药理学领域，将影响因素从单独营养缺乏、营养不良，扩大到其他不良刺激，甚至行为和精神因素等。

二、程序化与遗传及基因的关系

（一）节俭基因表型

Hales 等通过糖尿病的研究，提出节俭基因表型假设，即早期发生营养不良时（食物短缺），机体为提高短期内存活率而产生代谢性适应性改变,如通过增加能量供应而获益,保证重要脏器的发育,如大脑。然而这样的状态被永久性编程为节俭基因而终身存在并决定个体的易感性,造成胰岛素抵抗并影响胰岛β细胞的结构与功能。当进入食物供给充足环境时,机体产生胰岛素抵抗,导致糖耐量异常和2型糖尿病的发生风险增加。

(二)发育可塑性

发育可塑性是指在发育过程中,基于不同的环境变化,一个基因能够产生许多不同的生理和形态学变化。发育可塑性试图调节基因的表达,产生与预测环境最适宜的表型。因为发育可塑性的存在,发育中的胎儿可通过改变其发育轨迹以适应将来的环境。发育可塑性使胎儿有可能更好地适应环境,如宫内营养不良,胎儿会产生内分泌和生理方面适应性改变,包括为了利用有限的营养维持生存,减少身体大小和减慢物质代谢过程等改变。在变化的环境中,发育可塑性的优势表现在能够产生与所处环境相适应的表观基因型。

(三)生长加速

"追赶生长"通常发生在低出生体重儿,这些新生儿大部分在刚出生的最初几年出现"追赶生长"的现象,有些儿童增长缓慢,而有些则显示过度增长。2004年,Singhal和Lucas提出了生长加速假说(growth acceleration hypothesis):早期过度喂养导致的体格快速生长,通过下丘脑垂体程序化以调控远期健康结局,影响肥胖和心血管疾病发生的编程。按照生长加速假设的观点,并不是出生时或其他任何年龄时的体重都会对成年期的健康有重要影响,可能是在生长落后(如低出生体重)情况下,出现的生长加速是成年期营养相关慢性病(如糖耐量异常、高血压和高脂血症)的危险因素。这一假说证明生后6月龄内纯母乳喂养的好处,因为与人工喂养相比,母乳喂养儿早期生长发育速度较为缓慢。

(四)表观遗传学

表观遗传学(epigenetics)是指不涉及DNA序列改变的基因或蛋白质表达的变化,可以在发育和细胞过程中稳定传递的遗传学分支学科,主要研究内容包括 DNA 甲基化、组蛋白共价修饰、染色质重塑、基因沉默和 RNA 编辑等调控机制。生命早期某些营养素可通过表观遗传机制影响远期健康,如蛋白质、含硫甲基供体(维生素 B_{12}、叶酸、胆碱、甜菜碱),改变子代基因的甲基化、能量代谢相关基因的表达,结果可能影响将来成年期发生胰岛素抵抗、肥胖、肿瘤、精神病及自身免疫性疾病等风险。

孕产妇的营养状况改善已引起我国政府的高度重视。在我国《国民营养计划(2017—2030 年)》中,主要目标中多项涉及孕产妇和 5 岁以下儿童,包括孕妇贫血率下降至 15% 以下,孕妇叶酸缺乏率控制在 5% 以下,5 岁以下儿童贫血率控制在 12% 以下,0~6 个月婴儿纯母乳喂养率达到 50% 以上;5 岁以下儿童生长迟缓率控制在 7% 以下。而且将"生命早期 1 000 天营养健康行动"列在"开展重大行动"的第一条。因此关注和改善孕产妇营养与健康状况,积极主动应对双重挑战(营养缺乏和营养过量/失衡)预防多种微量营养素缺乏,将对提高下一代身体素质和国家可持续发展的人才储备具有重要战略意义。

(荫士安)

第二章
妊娠期生理特点及代谢的适应性变化

妊娠期女性生理产生变化,为胚胎发育及母亲分娩做准备。孕期的生理变化引起生化值相应变化,出现类似疾病的改变。因而了解妊娠期女性正常的生理变化和代谢的适应性改变非常重要。

在正常人怀孕约 280 天后,由受精卵的单个二倍体细胞发育成体重约 3.5kg 的婴儿,分娩前胎儿周围约有 800ml 羊水,并由 650g 胎盘支持着子宫。为支持胚胎的生长发育过程,必须提供营养素和能量,这引起母体新陈代谢产生极大的适应性变化。这些变化始于孕前,由复杂的激素相互协调作用,并引起母体从妊娠起始的生理生化水平显著改变。随着孕期的进展,很多生理生化参数的浓度参考区间异于非孕育龄女性。

第一节　激素变化

一、妊娠期的激素调节改变

在正常月经周期的黄体期,黄体(corpus luteum,CL)通过黄体激素(luteinizing hormone,LH)维持分泌黄体酮和雌激素 12~14 天。受精后胚泡在排卵后约 6 天,即最后一次月经开始后约 3 周左右植入子宫。滋养细胞促性腺激素释放激素,受激

22

活素和抑制素调节,刺激合体滋养层分泌人绒毛膜促性腺激素(human chorionic gonadotropin,hCG),hCG 与黄体的黄体激素受体结合,将黄体分泌激素时间延长至妊娠的第 7~9 周。黄体分泌孕酮、17α- 羟基孕酮、雌激素、松弛素和抑制素,孕期黄体分泌激素能力持续增加至孕后约 7 周,至胎盘可以分泌孕酮和雌激素后降低。胚泡植入前即可检测到 hCG,提示怀孕。排卵后约 7 天可在血液中检测到 β-hCG,并迅速增加,大约每 31 小时浓度增加一倍,孕妇血清 β-hCG 浓度 8 周左右达到峰值,8~12 周仅有小幅度增加,基本稳定,然后缓慢下降直到妊娠足月。母体、胎儿或胎盘组织中缺乏各种酶,因此需要复杂的相互作用来产生各种激素;胎儿肾上腺缺乏 3β- 羟基类固醇脱氢酶,不能合成孕激素(皮质类固醇和盐皮质激素的前体)或 17- 羟基孕烯酮(雄激素和雌激素的前体),须由胎盘提供孕酮和孕烯醇酮。母体胆固醇为胎盘合成孕激素提供底物,胎盘合成逐渐替代母体合成,因而孕 8~32 周 17- 羟孕酮浓度逐渐下降,但孕 32 周开始,胎儿肾上腺合成 17- 羟孕酮和 17- 羟孕烯醇酮增加。

为促进胎盘雌激素分泌,胎儿应有足够的肾上腺功能,胎盘缺乏将孕酮转化为雄激素和雌激素所需的活性 17- 羟化酶和 17,20- 碳链裂解酶。胎盘依赖于胎儿肾上腺产生硫酸化前体脱氢表雄酮硫酸盐(dehydroepiandrosterone sulfate,DHEAS),胎盘硫酸酯酶将 DHEAS 转化为游离的脱氢表雄酮(dehydroepiandrosterone,DHEA),进而被代谢为雄烯二酮和睾丸激素及芳香化以形成雌酮和雌二醇,缺乏 16- 羟化酶活性的胎盘不能将雌二醇转化为雌三醇。胎儿肾上腺的 DHEAS 在胎儿肝脏中被羟基化为 16α- 羟基脱氢表雄酮硫酸盐,然后胎盘才能代谢产生雌三醇。

妊娠期的代谢改变都与雌激素、孕激素或其他胎盘激素有关。雌激素通过诱导血管紧张素原和前列腺素的合成,使血液流向子宫和胎盘。前列腺素等合成增加促使循环血浆量升高。雌激素刺激母体子宫、阴道、子宫颈和乳腺的生长,促使胚胎分化。尽管母体血液循环内雌二醇含量高,但胎儿垂体促卵泡激素（follicle-stimulating hormone, FSH）的分泌并未受到抑制。

妊娠期妇女的血浆孕酮水平会升高,孕酮维持早期胚胎生长,并增强胎儿的免疫学接受性。据报道,孕酮刺激生热,促进骨形成与吸收的耦合,并刺激呼吸中枢,产生相对的呼吸性碱中毒;孕酮还影响胰岛素分泌和活性,及拮抗醛固酮的盐和水潴留;孕酮另一个重要的血管动力学作用是增强松弛素的活性,减少平滑肌收缩,从而降低子宫收缩力并促进血管舒张;孕酮对胃肠道和肾脏的类似作用较弱,导致胃食管反流、便秘、胃排空延迟、胆囊扩张和肾积水。

雌激素和孕酮与强大的盐皮质激素脱氧皮质酮的相互作用促进血浆容量的显著增加,但血压却未随之相应的大幅增加。

二、不同孕期激素对母体及胎儿新陈代谢的调节作用

妊娠期激素调节母体新陈代谢以适应不断变化的营养和能量需求。多种激素相互作用刺激孕早期母体糖原和脂肪组织的积累,皮质醇水平升高,引起胰岛素抵抗;催乳素和人绒毛膜促生长素能刺激胰岛 β 细胞增生并增加胰岛素分泌,引起胰岛素水平增加,对葡萄糖的外周组织利用及糖原合成使妊娠早期空腹血浆葡萄糖水平比非孕状态减少 20%~30%。

孕中期随着胎儿的生长,需要提供稳定的葡萄糖、氨基酸和游离脂肪酸,并从胎儿胎盘单位排出有毒代谢废物,为维持母体及胚胎循环,母体血浆容量进一步扩大;迅速增长的胎儿胎盘单位促进雌激素的合成,也进一步刺激血浆容量增加。母体新陈代谢从孕早期的合成代谢发展为以葡萄糖耐量降低和血浆葡萄糖升高为特征的状态,由于母体胰岛素不能穿过胎盘,胎儿摄取的葡萄糖依赖于母体葡萄糖供应。

孕晚期需要母体提供大量的营养素给胎儿,胎儿的大脑同样需要稳定的葡萄糖供应。孕 28~40 周之间,胎儿体重增加350%,且身体成分发生变化。足月儿体内脂肪的百分比从不足1% 增加至约 12%,体内水分百分比下降。孕晚期胎儿的酶系统已成熟,胎儿体内总矿物质含量的 2/3 在此阶段获取。同时

也更需要排出热量和代谢废物,因此母体血液流向皮肤和肾脏的流量增加。

随着孕期的延长,类固醇和前列腺素等激素相互作用以适应血容量及心输出量的大幅度增加,而血压并无大幅度增加。妊娠中期舒张压降低,在足月时会再次升高,正常妊娠母体收缩压变化很小。高水平的雌激素刺激肝脏蛋白合成并改变胆固醇代谢。妊娠期母体血液和血浆体积增加,循环红细胞和血浆蛋白质量增加,对肾功能、肝功能和心血管系统产生影响。

第二节　生理变化

孕期母体产生一系列的适应性生理改变:呼吸气体增加,使得营养素转运及清除代谢毒素能力增强;舒张平滑肌,使子宫容量增加并扩大血管内容量;降低渗透压阈值,促进水和钠的潴留;降低血液高黏度并减少血栓形成风险;红细胞体积增大;改变心输出量分布;增加子宫胎盘循环;增加血液流向皮肤和肾脏;血浆蛋白合成增加;通过调节游离和结合配体水平的载体蛋白浓度;通过增强凝血能力将出血的风险降至最低;维持轻度呼吸性碱中毒,以防止严重的胎儿酸中毒等。

一、血液学改变与营养需要的适应性改变

正常非孕妇女血浆容量约为 2.6L,孕期约增加 50%,即相当于增加身体的水分量约 1kg。整个正常妊娠期血浆容量逐渐增加,且其中一半的增加主要发生在妊娠中晚期,且与婴儿的出生体重成正比。单胎妊娠孕妇的血容量增加可达 40%,多胎妊娠血容量增加更大。血容量的增加中血浆容量增加 45%~55%,红细胞增加 20%~30%。

(一)妊娠期的生理性贫血

血浆容量的快速增加速度超过新的红细胞生产速度,血红蛋白浓度、血细胞比容和红细胞计数下降,导致孕初期发生生理性贫血(图 2-1)。尽管总体血液稀释,但平均红细胞体积(mean corpuscular volume, MCV) 或平均红细胞血红蛋白浓度 (mean corpuscular-hemoglobin concentration, MCHC) 通常没有变化, 妊娠期贫血的界值与普通育龄妇女不同。

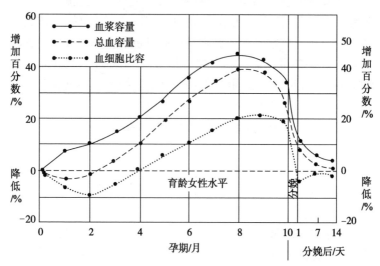

图 2-1　妊娠期血浆容量、总血容量和血细胞比容的增加
血浆体积的快速增加超过妊娠早期红细胞的产生速率,
导致血红蛋白浓度和血细胞比容降低

妊娠期白细胞计数略增至 $(5{\sim}12) \times 10^9$/L, 分娩期间和产后前几天白细胞轻度增多[平均为 $(14{\sim}16) \times 10^9$/L, 偶尔增至 25×10^9/L]。正常怀孕期间血小板计数通常逐渐下降, 但一般保持在正常范围之内。妊娠足月时, 一定比例的妇女 (5%~10%) 在未出现任何病理过程情况下血小板计数降至 $(100{\sim}150) \times 10^9$/L 的水平。临床中只有当血小板计数低于 100×10^9/L 时, 才能诊断为血小板减少。

妊娠期孕妇的凝血系统发生变化, 表现为生理性高凝状态 (为分娩做准备), 某些凝血因子 (特别是 Ⅷ、Ⅸ 和 Ⅹ) 浓度增加。纤维蛋白原水平上升约 50%, 但纤溶活性降低。内源性抗凝剂 (如抗凝血酶和蛋白质 S) 的浓度降低。总之, 怀孕改变凝血系统的平衡,有利于凝血,但导致孕妇和产后妇女容易发生静脉血栓。

(二) 妊娠期铁的需要量增加

怀孕使母体对铁的需求增加了 2~3 倍,同时血红蛋白合成增加。整个孕期,铁的需求总量共增加约 1g,且在怀孕的后半阶段更高,为 6~7mg/d,胎儿和胎盘约需要 300mg 的铁,而母体红细胞质量增加则需要额外的 500mg 铁,粪便排出约 200mg。膳食铁的摄入及母体铁的储备(平均 300~500mg)通常不足以满足孕期需要,因而必要时需补充铁剂以避免血红蛋白水平过低。孕期红细胞数量增加因孕妇是否补充铁而有不同,无铁补充者孕期红细胞量较非孕妇女增加 18%,而有铁补充者较非孕妇女增加 30%。

(三) 胎盘生化阀作用与营养素相关的妊娠期血流动力学改变

孕早期血清总蛋白的浓度下降,主要反映为白蛋白的降低,系由于血浆容量增加和蛋白质的合成率改变所致。怀孕最初几周空腹血糖降低。除血脂及维生素 E 以外,几乎血浆中所有营养素水平于孕期均降低,包括葡萄糖、氨基酸、铁、维生素 C、维生素 B_6、叶酸、生物素等。这些血浆营养素水平的下降不能完全用孕期血容量的逐渐增加使血浆稀释来解释,因为很难解释葡萄糖和多数氨基酸的突然降低;而且血液中各种营养素的降低幅度十分广泛且又各不相同。因此说明有一种可能性,即血浆营养素水平的降低可能与更有利于将营养素转运到胎儿有关。很多营养素的特点是母体血浆营养素水平降低而胎儿血浆营养素水平较高;胎盘组织的营养素水平更高,显示出胎盘明显具有从母体血液循环吸取营养素大量贮存以供给胎儿需要的功能。

胎盘起着生化阀(biochemical valve)的作用,使营养素从母体进入胎盘后运到胎儿而不能再由胎盘渗透回母体。例如水溶性维生素即能主动转运到胎儿,致使母体血中的含量常偏低。

叶酸是嘌呤和嘧啶代谢及 DNA 合成中必不可少的辅酶,

临床上的叶酸缺乏通常出现在快速细胞更新的组织,如造血过程中叶酸缺乏引起巨幼红细胞贫血。随着母体叶酸的消耗,胎儿血中叶酸水平仍可保持正常,而母体则可因叶酸严重缺乏而迅速导致贫血。母体叶酸需求量增加了 10~20 倍,维生素 B_{12} 需求量增加了 2 倍。脂溶性维生素则只能部分通过胎盘,因此孕妇血中的含量较高,例如孕妇血浆中维生素 E 浓度比未怀孕妇女可增高 4 倍。某些矿物质如镁也可通过胎盘主动转运,使胎儿血浆镁高于母体血镁的浓度。

二、妊娠期的代谢改变

孕期的代谢活动在大量雌激素(estrogen)、黄体酮(progesterone)及绒毛膜促乳腺生长素等激素的影响下,使母体的合成代谢增加、基础代谢率升高(图 2-2)。

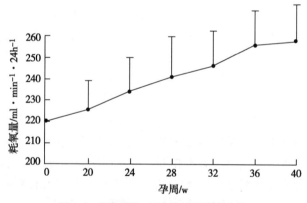

图 2-2 妊娠期妇女的基础代谢率变化

Sandiford 和 Wheeler 等在 20 世纪 20~30 年代进行了基础代谢试验,与基础代谢率比较,新陈代谢作用增强是妊娠期的基本特征,对一小组妇女整个妊娠期研究发现,随着妊娠延长至接近足月,基础代谢率增加约 20%。推测增高的代谢作用主要来自胎儿和胎盘的代谢作用,仅有一小部分归因于母体代谢作用增加。足月妊娠时,总代谢活性增加 20%,其中约 13% 归因于妊娠产物。更现代的研究采用耗氧量测定法和间接测热法,中等体型孕妇在孕 36 周时的耗能约为 (8 443 ± 243)kJ/d。但类似体型的非孕、非哺乳期妇女,其耗能约为 (6 971 ± 172)kJ/d。尽管近几年的研究采用不同的方法,但与早期结果一致。

妊娠期孕妇的体重增加了约 20%。为满足母体的体重增加和胎儿的新陈代谢,需要提供产出建议的每日摄入量的额外能量。根据《中国居民膳食指南(2016)》,孕早期不增加膳食热量,推荐量为 1 800kcal/d。孕中期增加 300kcal/d,为 2 100kcal/d,孕晚期增加 450kcal/d,为 2 250kcal/d,以弥补胎儿成长和增加母体新陈代谢的额外需求。

孕后半期对碳水化合物、脂肪和蛋白质的利用也有改变,作为胎儿主要能源的葡萄糖可通过胎盘以糖原的形式贮存,并经扩散作用自胎盘转运至胎儿;氨基酸可通过胎盘主动转运;而脂肪酸则可通过胎盘扩散转运到胎儿。接近孕末期足月时,胎儿每日需利用 35g 葡萄糖、7g 氨基酸和 1.7g 脂肪酸以满足能量需要。孕末期蛋白质分解产物排出减少,以利于合成组织所需的氮储留。

三、妊娠期的消化系统功能改变

妊娠期对胃肠系统生理学产生影响较大,与孕酮对肠道平滑肌的作用有关。孕酮剂量依赖且可逆性抑制平滑肌纤维收缩,有研究者认为孕中期和孕晚期胃肠道运输时间延长。

平滑肌张力作用受抑制导致孕妇产生一系列可能有临床意义的胃肠道症状变化。胃反流的发生率增加,胃酸分泌减少,且常伴有胃灼热,与贲门食管连接处的张力降低及腹腔内压力升高有关。平滑肌作用的降低导致胃和十二指肠排空时间延长,胆囊排空延迟,结肠蠕动降低导致粪便水分去除增加,妊娠期的胃肠胀气、便秘可能与此有关。

妊娠期胆囊疾病的发病率有所增加,肝功能尤其是胆汁运输受潜在影响,但肝功能检测正常。由于胎盘可以产生碱性磷酸酶,因而血液碱性磷酸酶浓度在孕晚期逐渐增加,足月时可能为正常值的 2~3 倍。

孕早期妇女常有恶心和呕吐,由于经常发生在早晨起床后,通常被称为晨吐。孕早期女性若唾液分泌过多,伴随严重恶心和呕吐,为妊娠呕吐。如果孕妇因频繁呕吐、体液流失、恶心,害怕进食而体重减轻 5kg 或以上,则可诊断为妊娠呕吐,可通过尿液酸性化学物质(称为酮体)出现来确证。由于呕吐导致无碳水化合物等其他能量物质利用,人体只能依赖分解肌肉蛋白质产生能量,则产生酮体。若酮体检测阳性意味必须立即补充营养、体液和必需化学成分,接受预防性治疗,避免进一步恶化。

对于晨吐及轻度妊娠呕吐且恶心较轻可以采用以下方式处理:睡前或夜间,吃富含蛋白质的食物,如豆类、坚果或奶酪;早晨醒后,吃一些香蕉、干面包、饼干或其他谷物食品;少量多餐,并经常小口喝液体食物。

孕早期对某些营养素如钙、铁、维生素 B_{12} 及叶酸的吸收能力增强。

四、妊娠期的肾功能改变

妊娠期的主要适应性改变是从孕 6 周出现全身血管阻力(systemic vascular resistance, SVR)明显下降,SVR 下降 40% 并对肾血管产生影响。孕期血浆容量大幅度增加,85% 处在静脉循环,肾血容量有所增加,全身血管阻力的大幅下降引起妊娠所特有的动脉充盈状态。

松弛素是由黄体、蜕膜和胎盘产生的肽激素,在孕期血流动力学和水盐代谢的调节中起重要作用。在月经周期的黄体期血清中松弛素浓度升高,受孕后上升至孕早期末达到峰值,孕中期和孕晚期逐渐下降至中间值水平。松弛素刺激内皮素形成,内皮素又通过一氧化氮(nitric oxide, NO)合成介导肾动脉的血管舒张。

与非妊娠女性相比,肾血管扩张引起肾血浆流量和肾小球滤过率(glomerular filtration rate, GFR)分别增加了 40%~65%

及 50%~85%。此外,血浆容积增加导致肾小球的渗透压降低,进入和传出小动脉血管阻力降低。因此,尽管肾血浆流量大幅度增加,肾小球静压力仍保持稳定,避免了肾小球高血压。随着 GFR 升高,血清肌酐和尿素浓度均下降至平均值,分别约为 44.2μmol/L 和 3.2mmol/L。

肾血流量增加使肾脏直径增加 1~1.5cm,孕中期增至最大。孕酮降低输尿管张力、蠕动和收缩压力并引起肾脏的解剖学改变,由于输尿管上的机械压力,肾脏、骨盆和肾小管扩张。肾体积的增加与肾血管、间质容积和尿无效腔的增加有关。输尿管及肾盂扩张,超过 80% 的孕妇发生生理性肾积水。

肾小管对代谢废物和营养素的作用在妊娠期也发生变化,与非孕状态一样,葡萄糖在肾小球中自由过滤,妊娠期肾小管的近端和收集管对葡萄糖重吸收效果不佳,葡萄糖排出改变,约 90% 血糖水平正常的孕妇每天排泄 1~10g 的葡萄糖。正常孕妇尿液总蛋白浓度不会增加至正常上限,由于 GFR 和肾小球毛细血管对白蛋白的通透性增加,蛋白质的排出分数可增加至 300mg/d。由于 GFR 增加和 / 或肾小管重吸收减少,尿酸排出增加。

妊娠期需排出母体自身与胎儿代谢废物,因此肾脏负担加重。肾小球滤过能力增强,蛋白质代谢产物尿酸、尿素、肌酐排出增多。尿中可出现葡萄糖、氨基酸、水溶性维生素的排出明显增加,尿中叶酸排出量增加一倍。

第三节　体重变化

一、妊娠期的体重增加

健康妇女若不限制饮食,孕期一般增加体重 10~12.5kg。孕早期(1~3 个月)增重较少,而孕中期(4~6 个月)和孕后期(7~9 个月)则每周稳定地增加约 350~400g。

孕期体重增加既与胎儿和婴儿当前与长远健康有关,也对母体的健康产生影响,相关研究较多,其中孕期合理的体重增加讨论广泛,孕期合理饮食的观念更随时间不断改变,近期的研究更是如此。目前一般认为孕期总体重增加 10~12kg 比较适宜。表 2-1 和图 2-3 说明孕期增重的分类及分布。

表 2-1 不同孕期末平均累计增重 单位:kg

增重组成	孕早期	孕中期	孕晚期
胚胎	0	1.0	3.4
胎盘	0	0.3	0.6
羊水	0	0.4	1.0
胚胎总增重		1.7	5.0
子宫	0.3	0.8	1.0
乳房	0.1	0.8	0.5
血容量	0.3	1.3	1.5
细胞外液	0	0	1.5
母体总增重	0.7	2.4	4.5

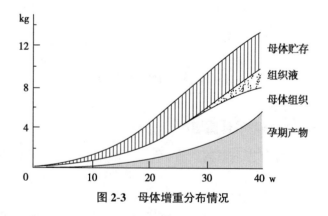

图 2-3 母体增重分布情况

二、妊娠期的合理体重增加

孕期的体重增长也有较大变动。若以 BMI 作为指标,孕期适宜增加的体重亦应有所不同。一般而言,孕前消瘦者孕期增重应较一般妇女稍高,而超重和肥胖妇女孕期增重应稍少。不同 BMI 妇女孕期适宜增重范围见表 2-2 及表 2-3。

表 2-2　妊娠期妇女体重增长范围及妊娠中期、
晚期每周体重增长推荐值(单胎)

妊娠前身体质量指数分类	总增长值范围 /kg	妊娠早期增长值范围 /kg	妊娠中期和妊娠晚期每周体重增长值及范围 /($kg \cdot 周^{-1}$)
低体重(BMI<18.5kg/m²)	11.0~16.0	0~2.0	0.46(0.37~0.56)
正常体重(18.5kg/m² ≤ BMI<24.0kg/m²)	8.0~14.0	0~2.0	0.37(0.26~0.48)
超重(24.0kg/m² ≤ BMI<28.0kg/m²)	7.0~11.0	0~2.0	0.30(0.22~0.37)
肥胖(BMI ≥ 28.0kg/m²)	5.0~9.0	0~2.0	0.22(0.15~0.30)

表 2-3　IOM 推荐的孕期适宜增重(双胎)

妊娠前身体质量指数	孕前身体质量指数(BMI)/($kg \cdot m^{-2}$)	妊娠期增重 /kg	妊娠早期增重速率均值及范围 /($kg \cdot 周^{-1}$)	妊娠中期增重速率均值及范围 /($kg \cdot 周^{-1}$)	妊娠晚期增重速率均值及范围 /($kg \cdot 周^{-1}$)
正常体重	18.5 ≤ BMI ≤ 24.9	16.8~24.5	0.31(0.12~0.49)	0.79(0.64~0.94)	0.67(0.50~0.83)
超重	25.0 ≤ BMI ≤ 29.9	14.1~22.7	0.21(0.03~0.39)	0.72(0.57~0.87)	0.62(0.43~0.81)
肥胖	≥ 30.0	11.4~19.1	0.21(0.08~0.34)	0.44(0.24~0.63)	0.52(0.34~0.70)

自孕中期开始,正常体重妇女(BMI 为 18.5~24.9kg/m²)以每周增加体重 0.4kg 为宜;体重低者(BMI<18.5kg/m²)每周增重应

稍高,约 0.5kg; 而超重妇女(BMI 为 25.0～29.9kg/m²)和肥胖孕妇(BMI ≥ 30.0kg/m²)则以每周增重 0.3kg 及 0.2kg 为宜。孕期体重的增长过多或过少均不利,有报道若体重增加过多则增加 GDM 及妊娠期高血压疾病、大于胎龄儿及巨大儿的发生风险,而体重增长过低又易导致宫内发育迟缓,增加早产、低出生体重儿及小于胎龄儿发生率,且与围产期死亡的危险性增加相关。

　　孕期体重增长平均为 12kg,其中包括 7kg 水分、3kg 脂肪和 1kg 蛋白质。水分分布于胎儿、胎盘、羊水、母体子宫、乳房、血液及细胞外液中。脂肪的贮存主要自孕 10 周开始至 30 周以前,即在胎儿快速生长以前体内额外能量需要相对较少的时期。孕期贮存脂肪并非简单地通过增加膳食摄入量,而是在黄体酮作用下进行代谢的适应性改变。贮存的脂肪主要分布在腹部、背部及大腿上部,以备必要时满足孕后期增高的热能需要以及哺乳期的能量需要。

第四节　营养相关代谢变化

一、葡萄糖代谢的适应性调节

　　妊娠期葡萄糖代谢的适应性调节使葡萄糖分流至胚胎,从而促进胎儿发育,同时保证母体充足的营养。妊娠期分泌胰岛素的胰岛 β 细胞增殖,导致孕早期胰岛素分泌增加及胰岛素敏感性提高,继而引发进行性胰岛素抵抗。因而妊娠是一种致糖尿病状态。

　　母体胰岛素抵抗始于孕中期,并在孕晚期达到峰值,为人胎盘催乳素、生长激素、孕酮、皮质醇和催乳激素等一系列致糖尿病激素分泌增加所致。这些激素干扰胰岛素受体的信号转导,导致周围组织如脂肪细胞和骨骼肌的胰岛素敏感性降低。如果胰岛素抵抗突然下降,胎盘激素促使胰岛素敏感性改变。

　　孕妇的空腹和餐后胰岛素水平都升高。但以下原因可导致空腹血糖水平降低:组织的糖原储存增加;外周葡萄糖的利用增加;肝脏生成葡萄糖减少及胎儿对葡萄糖摄取。

妊娠引起的胰岛素抵抗和相对的低血糖,促进脂肪分解,使母体优先利用脂肪提供热能,为胎儿保留可利用的葡萄糖和氨基酸,并最大限度地减少蛋白质的分解代谢。胎盘可从母体转运葡萄糖、氨基酸和酮体至胎儿,但大分子的脂质无法透过。因而若母体胰腺的内分泌功能受损,则无法克服与妊娠相关的胰岛素抵抗,引发妊娠糖尿病。

二、脂代谢的适应性调节

孕妇血清总胆固醇和甘油三酯水平升高,甘油三酯水平升高系肝脏合成增加及脂蛋白脂酶活性降低,从而脂肪组织分解代谢降低所致。孕期低密度脂蛋白胆固醇(low density lipoprotein cholesterin,LDL-C)水平也会升高,至足月上升50%,高密度脂蛋白水平在妊娠上半段增加,而在孕晚期下降,但浓度比非妊娠水平高15%。

脂质代谢的改变为适应胎儿发育的需要,甘油三酯水平的升高可满足母体的能量需求,LDL-C的升高有利于胎盘类固醇生成。

三、蛋白质代谢

妊娠期处于正氮平衡状态,母体对蛋白质的需要量增加,蛋白质的分解代谢降低。妊娠晚期母体及胎儿共储备蛋白质约1 000g,其中500g供给胎儿及胎盘生长需要,其余500g作为母体子宫、乳腺增生、肥大及母体血容量扩充的需要。氨基酸可通过胎盘主动转运,以满足胎儿发育的需要。

四、钙代谢

胎儿平均获得约30g的钙才能维持其生理过程,获得的钙大部分在孕晚期从母体转移至胎儿,该阶段母亲对膳食钙的吸收增加。妊娠期血容量增加,血液稀释引起血清白蛋白水平降低,从而导致钙-白蛋白结合率降低,因而孕期血清总钙浓度降低。然而作为孕期生理适应性的最重要部分,孕妇的血清离子钙水平保持不变。因此,孕期母体血清钙水平恒定,通过增加肠道钙吸收,一般从妊娠 12 周起增加吸收率一倍,以满足胎儿的营养需要。但胎儿需求钙的峰值仅在孕晚期,早期钙吸收增加促使孕妇骨骼提前存储钙,为孕晚期胎儿的利用做准备。

孕期血清 25- 羟基维生素 D 浓度增加,并进一步代谢为 1,25- 二羟基维生素 D,1,25- 二羟基维生素 D 的增加直接促使肠道钙吸收增强。

孕 12 周开始,膳食钙吸收增强促使尿液中钙排泄的增加,有学者研究禁食者尿钙值偏低或正常,推测尿钙过多来自钙吸收增加,从而认为妊娠是肾结石的危险因素。

(张玉梅)

第三章
孕前营养

第一节　孕前营养的重要意义

健康的身体状况、合理膳食均衡营养是孕育新生命必要的物质基础。备孕是指育龄女性有计划地怀孕并对优生优育进行必要的前期准备，是优生优育的重要前提。女性孕前的营养状况直接关系着成功孕育和哺育新生命的质量，在这一时期宏量和微量营养素的缺乏或过量会导致生育能力、胎儿发育和后代长期健康的损害，并对女性本身的健康产生长期影响。为保证成功妊娠，提高生育质量，预防不良妊娠结局，夫妻双方都应做好充分的孕前准备。

第二节　孕前营养状况的调查及评价

孕前准备的女性应进行必要的健康体检，包括慢性非传染性疾病肥胖、高血压、高血脂、糖尿病、血脂异常及感染性疾病；同时进行相关营养素的检测，如血常规、叶酸、维生素 D、尿碘等反映营养状况的检测，避免相关疾病及营养素不足或过量对于受孕和妊娠结局的不良影响。

孕前营养状况的调查包括：

一、一般情况

出生日期：____ 年 __ 月 __ 日　　年龄：___岁

民　　族：□汉　□回　□满　□其他 _____

职　　业：_____

文化程度：_____

生活方式(作息时间)：每天 __ 餐,晚上睡眠时间 __ 小时

锻炼习惯：□有　□无

吸　　烟：□是　□否

饮酒习惯：□是　□否

经常就餐地点：早餐(□自制、□外卖、□食堂、□其他 _____)；

中餐(□自制、□外卖、□食堂、□其他 _____)；

晚餐(□自制、□外卖、□食堂、□其他 _____)

自我评价饮食规律(定时定量)：□有　□无

饮食搭配：□荤素搭配　□偏素　□偏荤

二、孕前专科营养相关检查

(一)孕产史及家族史

孕 __ 产 __,初潮年龄 ___ 周岁,初孕年龄 ___ 周岁

不良孕产史：□自然流产　□胎停育　□死胎死产　□胎儿畸形

□妊娠糖尿病　□妊娠高血压　□子痫　□巨大儿

□低出生体重儿　□早产　□其他(_____)

糖尿病家族史：□有　□无

甲状腺疾病家族史：□有　□无

单纯性肥胖家族史：□有　□无

高脂血症家族史：□有　□无

(二)体格检查

血压 ____/____mmHg　身高 ____cm　体重 ____kg　BMI___kg/m^2

(三)辅助检查

血常规：Hb____g/L　WBC____10^9/L　RBC____10^{12}/L

淋巴细胞计数 ____10^9/L

尿常规：尿糖 ____mmol/L　尿酮 ____mmol/L

肝肾功、血糖：丙氨酸氨基转移酶 ____U/L

天冬氨酸氨基转移酶 ____U/L

尿素 ____μmol/L　肌酐(必要时行 OGTT)____μmol/L

血糖 ____mmol/L

血脂: 甘油三酯 ＿＿mmol/L　总胆固醇 ＿＿mmol/L

　　　高密度脂蛋白胆固醇 ＿＿mmol/L

　　　低密度脂蛋白胆固醇 ＿＿mmol/L

甲状腺功能: 游离甲状腺素 ＿＿pmol/L　促甲状腺激素 ＿＿mIU/L

　　　抗甲状腺过氧化物抗体 ＿＿IU/ml

三、孕前营养指导

(一) 膳食营养推荐

孕前女性膳食指南在一般人群膳食指南基础上特别补充以下 3 条关键推荐:

1. 调整孕前体重至适宜水平。

2. 常吃含铁丰富食物,选用碘盐,孕前 3 个月开始补充叶酸。

3. 禁烟、酒,保持健康生活方式。

中国营养学会妇幼营养分会发布的《中国备孕妇女平衡膳食宝塔》见附图 2-1。

孕前体重关乎新生儿出生体重、婴儿死亡率及孕期并发症等不良妊娠结局。肥胖或低体重女性是发生不良妊娠结局的高危人群,孕前女性宜通过合理饮食及运动来调整体重,使孕前体重尽量接近或达到理想水平(BMI 在 18.5~23.9kg/m²)。

育龄女性因为月经额外丢失等原因,可能造成铁缺乏和缺铁性贫血的患病率较高,而孕前的铁缺乏可能导致早产、胎儿生长发育受限、新生儿低出生体重,以及孕期的贫血。因此鼓励孕前女性应经常摄入含铁丰富且利用率高的动物性食物,建议存在铁缺乏或缺铁性贫血女性纠正后再怀孕。碘是合成甲状腺激素必要的微量元素,为避免孕前的碘缺乏对胎儿智力和体格发育产生的不良影响,孕前女性除建议选用碘盐外,还应每周摄入1 次富含碘的海产品。叶酸缺乏可影响胚胎细胞增殖、分化,增加神经管畸形和流产的风险,孕前女性应从孕前 3 个月开始补充叶酸 400μg/d,并持续整个孕期。

全生命周期均应倡导健康生活方式,尤其在备孕期间,利于将来母子双方的健康。这包含孕前 6 个月夫妻双方即戒烟、禁酒,远离吸烟环境,以避免烟草及酒精对胚胎的危害;遵循平衡膳食原则,以保证摄入充足的能量和营养素,同时纠正可能的营养缺乏和不良饮食习惯;保持良好的卫生习惯,避免感染和炎症;尽量进行全身健康体检,积极治疗相关炎症疾病,避免带病怀孕;保证适度运动;规律生活,避免熬夜,保证充足睡眠,保持愉悦心情。

(二) 运动指导

身体活动或运动不仅有助于保持健康体重,还能调节机体代谢,增强体质,降低慢性病的发生风险,同时有助于调节心理平衡,有效消除压力,缓解抑郁和焦虑等不良精神状态。

推荐成人积极参加日常活动和运动,每周至少进行 5 天中等强度身体活动,累计 150 分钟以上,即平均每天主动身体活动6 000 步。

中等强度身体活动是指需要一些用力但是仍可以在活动时轻快地讲话的活动,如快速步行、跳舞、休闲游泳、打网球、打高尔夫球、做家务(如擦玻璃、拖地板、手洗大件衣服等)。中等运动强度,常用快走作为代表,中等强度的下限为中速(4km/h)步行。

运动习惯建议设置目标,逐步达到;培养兴趣,把运动变成习惯(表 3-1,表 3-2)。

表 3-1　推荐的成人身体活动量

	推荐活动量	时间
每天	主动性运动相当于快走 6 000 步(5.4~6.0km/h)	30~60min
每周	每周至少进行 5 天中等强度身体活动	150min
提醒	减少久坐时间,每小时动一动	

注:快步走 6 000 步所需时间,因年龄和体格不同而不同

表 3-2　成人每天身体活动量相当于快步走 6 000 步的活动

活动项目	时间 /min	活动项目	时间 /min
太极拳	40~60	瑜伽	40~60
慢跑	40	骑车	40
游泳	30	网球	30

（三）建议维持或尽量达到理想体重

1. **体重过重与减重** 对于肥胖、超重的备孕男女，饮食调整的原则是在控制总能量基础上的平衡膳食。一般情况下，建议能量摄入每天减少 1 256~2 093kJ（300~500kcal），严格控制油和脂肪的摄入，适量控制精白米面和肉类，保证蔬菜水果和奶制品的摄入充足。减重的速度以每个月 2~4kg 为宜。运动可以帮助保持瘦体重，减少身体脂肪，建议肥胖、超重的人每天累计达到 60~90 分钟中等强度有氧运动，每周 5~7 天；抗阻肌肉力量锻炼隔天进行，每次 10~20 分钟。减重计划应根据个人健康、性别、体重、活动有所不同而不同。无论如何，减重膳食不能低于 1 200kcal，且仍应坚持遵循膳食指南原则，保持蛋白质、脂肪和碳水化合物的比例平衡。

2. **体重过轻与增重** 体重过轻分两种状况：一种是身体脂肪含量和瘦体重都不足；另一种情况则是脂肪含量正常而瘦体重不足。为健康和生理供能所需，男性必需体脂肪最少在 3%~8%，而女性则在 12%~14%。体重过轻者首先要排除疾病原因，伴有基础疾病者应积极治疗基础疾病，而后评估进食量、能量摄入水平、膳食结构、身体活动水平及身体成分构成等，综合给予能量摄入建议，逐渐增加能量摄入至推荐量，或稍高于推荐量，坚持均衡膳食，可适当增加谷类、奶制品、蛋类及肉类食物，同时配合适量运动有助于增强食欲，改善身体结构。

（四）微量营养素的合理补充

备孕期间在强调合理膳食均衡营养的基础上，重点关注一些营养素水平，尤其是叶酸、铁及碘的营养状况。

1. **叶酸** 备孕女性应从准备怀孕前 3 个月开始每天补充 400μg 叶酸，有条件的地区建议检测红细胞叶酸水平以指导叶酸补充。

2. **铁** 备孕女性建议常规进行血常规检测，确认血红蛋白营养水平，如有贫血，确认贫血性质，积极纠正贫血后受孕。

3. **碘** 通常状况强调碘盐使用，对于存在基础疾病尤其是甲状腺等疾病，需征求医生意见后采用碘的补充方式。

（五）两次妊娠之间的体重管理

鼓励母乳喂养，母乳喂养消耗的能量是产后体重恢复最有效安全的方式，世界卫生组织（World Health Organization，WHO）建议纯母乳喂养 6 个月，建议母乳喂养 2 年，为生命 1 000 天健康保证外，更有利于女性的产后体重恢复。因此在营养准备上建议两次妊娠最好间距 2 年以上。下一次妊娠前体重管理仍然需要尽量达到标准体重为宜。

四、特殊人群的备孕营养指导

（一）体重异常（低体重及超重 / 肥胖）人群

强调肥胖女性孕前减重的重要性。同正常体重女性相比，肥胖女性自然受孕率或接受辅助生殖技术（assisted reproductive technology，ART）治疗后受孕率低，受孕后自然流产率增加。

妊娠前超重和肥胖不仅增加围孕期母儿的患病率，更会影响其远期健康，甚至隔代健康。必须积极寻求对超重和肥胖孕妇的正确临床管理及干预方式，以有效减少不良妊娠结局和远期慢病的发生。近期的证据提示，妊娠期改变女性生活方式的成效很低，尤其是妊娠前的超重和肥胖在妊娠期很难进行减重。因此，对超重和肥胖女性的干预管理应尽早开始。

1. **孕前咨询及宣教** 所有肥胖女性应有计划地妊娠，并在计划妊娠前进行孕前咨询。对于肥胖女性成功妊娠更加艰辛，必须针对生活方式进行健康教育，对饮食和运动进行管理，使其明确合理体重目标，进行有效减重，尽量将 BMI 维持在正常范围内。

（1）评估身体健康状态：需评估肥胖女性不孕或妊娠后风险，包括详细询问患者月经情况（初潮时间、月经周期、月经量等）、饮食和生活习惯，有无合并糖尿病、高血压及其他代谢性疾病，有无高雄激素血症临床表现（多毛、痤疮等），既往有无不孕史及不良妊娠史，是否有肥胖、糖尿病、高血压、冠心病家族史，以及女性亲属是否存在月经异常、不良生育史和妇科肿瘤病史。完善实验室检查及体格检查，测定身高、体重、腰围、臀围、血压，重点关注血脂、血糖及胰岛素（必要时行口服葡萄糖耐量试验）、性激素测定、妇科超声,筛查有无心血管疾病、糖尿病、多囊卵巢综合征(polycystic ovarian syndrome,PCOS)及其他代谢性疾病等高危疾病,如有异常转至相关科室就诊。在生活方式干预的过程中要进行持续评估和监测。

(2)心理及行为干预:肥胖女性可能由于激素紊乱、体型改变、受孕困难等多方面的原因,其备孕期焦虑、抑郁等负面情绪和心理负担增加,应评估这些患者的心理状态,发现问题后及时干预。引导其正确认识肥胖与妊娠和子代健康的相关问题,告知孕前合理控制体重将有效地降低妊娠不良结局,并有利于远期健康,使之主动减重。在临床医生、心理医生、营养师、护士等团队的指导和监督下,逐步改善不良生活习惯和心理状态,学习控制热量摄入和进餐过程的技巧,同时鼓励采取有效减轻并维持体重的行为措施,如饮食日记等,帮助其提高行为依从性。

2. 调整生活方式,优化体重管理

(1)医学营养治疗:对于肥胖女性,合理安排饮食,控制总能量摄入及调整饮食结构是关键。为减轻体重,每天须达到30%或500~750kcal(1kcal=4.184kJ)的能量负平衡,具体数值应灵活而个体化。饮食建议包括减少高热量、高脂肪的食物摄入,包括限制烹调油、坚果,以不饱和脂肪酸代替饱和脂肪酸,同时要摄入丰富的维生素、矿物质及饮食纤维,尽量减少烟酒和咖啡等可能有生殖毒性的饮食,避免暴饮暴食、夜间加餐等不良饮食习惯。适当地使用一些特定配方的代餐在减重饮食控制中有良好效果,代餐成分稳定,可以按照治疗需求改变营养成分数量和种类配比,使用方便。根据患者肥胖程度、身体健康和代谢情况、生活方式等,可以个体化选择限能量平衡膳食(calorie restrict diet,CRD)、低能量膳食(low calorie diet,LCD)、高蛋白质膳食(high protein diet,HPD)、轻断食模式(也称间歇式断食模式)等进行营养治疗。轻度限食对生殖轴没有影响,重度限食和禁食会抑制生殖功能,极低能量膳食(very low calorie diet,VLCD)一般仅限于少数患者的短时间治疗,不适合备孕期妇女。另外,近年来兴起的生酮饮食模式在糖尿病、心血管病、肥胖等慢性病中也有应用,但是对于肥胖女性生殖功能的改善研究较少,尚在探索阶段。

(2)体力活动:除了增加能量消耗和减少脂肪之外,运动还可减少腹内脂肪,增加瘦组织(包括肌肉和骨组织)的量,改善糖耐量和胰岛素敏感性,改善脂代谢,对减肥的影响取决于运动方式、强度、时间、频率和总量。每天安排体力活动的量和时间应按减重目标计算,对于需要消耗的能量,推荐采用增加体力活动量和控制饮食相结合的方法,其中 50%(40%~60%)应该由增加体力活动能量消耗来解决,其他 50% 可由减少饮食总能量和减少脂肪摄入来达到。具体运动建议如下:①每周至少完成 150 分钟的有氧运动(如快走、慢跑、健身操、游泳等),其中 90 分钟为中高强度运动,每周 3~5 次训练;②减少久坐的行为;③个体化方案需根据个人意愿和考虑到个人体力限度。

3. 药物及手术减重 奥利司他作用于胃肠道,可使膳食脂肪吸收减少 33%,未吸收的和胆固醇随大便排出,从而达到减重目的。联合生活方式调整和奥利司他(120mg,每日 3 次)3~6个月可改善肥胖者脂、糖代谢,降低其心血管疾病风险。肥胖患者在生活方式干预效果不佳时,应尽早药物治疗,对于体重下降幅度小于原体重的 5% 者,可联用奥利司他。兼有减重作用的降糖药物二甲双胍,对伴有糖耐量异常、胰岛素抵抗、PCOS者有较为明确的积极作用,推荐使用。目前国内常用剂量为500mg,每天 3 次,体重下降幅度应达到原体重的至少 5%,备孕患者建议使用至确定妊娠。用药过程中需定期监测肝肾功能及注意有无药物不良反应。

生活方式及药物干预减重失败且 BMI $\geqslant 40kg/m^2$ 或BMI $\leqslant 35kg/m^2$ 伴随有高风险肥胖相关病症(如高血压或 2 型糖尿病)的患者可考虑手术减重。Milone 等对于不孕妇女减重后成功怀孕的荟萃分析发现,代谢减重手术使不孕的女性成功怀孕的概率提高至 58%,这为将代谢减重手术作为不孕肥胖妇女的临床治疗手段提供了合理性,对术后妊娠期高血压、子痫前期、妊娠糖尿病、剖宫产率的影响还存有争议。代谢减重手术提高女性生育能力的机制至今不明,目前研究更偏向于代谢减重手术可显著改善肥胖女性患者代谢紊乱从而使相关激素正常分泌的观点。目前,使用较多的代谢减重术式为 Roux-en-Y 胃旁路(Roux-en-Y gastric bypass,RYGB)、袖状胃切除术(sleeve gastrectomy,SG)及可调节胃束带术(adjustable gastric banding,AGB)。有研究认为 RYGB 和 AGB 代谢减重术后患者的生育结果基本相同,孕妇和新生儿并发症发生率在不同术式后无差别。考虑到术后 1 年内患者体重迅速降低,且术后摄入少,吸收差,易导致微量营养素如铁、钙、叶酸、维生素 B_{12}、维生素 B_1 及脂溶性维生素(A、D、E、K)的缺乏,建议手术 1~2 年后达到适宜体重及营养素达到平衡再怀孕。

(二)素食人群

素食人群指以不食肉、家禽、海鲜等动物性食物为饮食方式的人群、完全不食动物性食物及其产品的为全素人群、不戒食蛋奶类及相关产品的为蛋奶素人群。不提倡备孕女性选择全素膳食。素食可能会增加蛋白质、维生素 B_{12}、n-3 系多不饱和脂肪酸、铁、锌等营养缺乏的风险。

素食的备孕女性仍适用一般人群的膳食指南建议,并积极监测营养水平。在坚持一般膳食指南基础上,适量增加全谷物食物,可以尽可能保留天然谷物的营养素;大豆是素食者重要的食物选择,其含有优质的蛋白质、不饱和脂肪酸、B 族维生素,发酵的豆制品中含有一定量 B_{12};坚果中富含蛋白质,不饱和脂肪酸,维生素 E、B 族维生素、钙、铁等,以尽量避免因缺少动物性食物而引起的蛋白质、维生素 B_{12}、n-3 多不饱和脂肪酸、铁、锌等营养素的缺乏风险。

(三)"三高"等代谢综合征人群

代谢综合征备孕女性,应尽量控制血糖、血脂、血压的异常,在疾病控制条件下,积极配合医学营养治疗,改善血糖、血脂、血压状态后受孕。

(四)贫血人群

备孕女性,监测贫血营养状况,一旦发现贫血,需要确认贫血性质,积极治疗,需改善贫血状态后受孕。

(五)甲状腺疾病人群

积极治疗基础病,调整甲状腺功能及相关激素水平正常条件下受孕,并根据临床建议配合医学营养治疗,确定相关营养素碘的摄入建议。

第三节　一日膳食食谱举例

一日膳食食谱可参考表 3-3。

表 3-3　一日膳食食谱举例

1 500kcal GDM 周一食谱	
早餐	全麦馒头 1 个(全麦粉 50g)
	牛奶 1 杯(160ml)
	西红柿鸡蛋汤(西红柿 100g,鸡蛋 35g)
加餐	苹果 1 个(苹果 100g)
午餐	二米饭(大米 50g,小米 25g)
	鸡片炒菜花(鸡胸脯肉 25g,菜花 100g)
	素炒小白菜(100g)
	红烧猪小排 2 块(50g)
	紫菜蛋汤(紫菜 2g,鸡蛋 15g)
加餐	酸奶 100ml
晚餐	杂粮粥(大米 15g,紫米 5g)　花卷(面粉 50g)
	醋溜白菜木耳(白菜 150g,木耳 5g)
	烧豆腐(北豆腐 100g)
加餐	燕麦粥(燕麦 25g)
全天烹调油 /g	20
全天食盐 /g	6
本食谱提供能量 1 519kcal,蛋白质 63g(产能比 16%),脂肪 51g(产能比 29%),碳水化合物 212g(产能比 55%)	

续表

1 500kcal GDM 周二食谱	
早餐	全麦花卷 1 个(全麦粉 50g)
	牛奶 1 杯(160ml)
	酱牛肉(牛腱子 35g) 拌白菜丝(白菜 50g)
加餐	芦柑 1 个(芦柑 150g)
午餐	红豆米饭(大米 50g,红豆 25g)
	黄瓜拌豆腐丝(黄瓜 100g,豆腐丝 50g)
	肉丝炒豆芽(猪里脊 25g,豆芽 100g)
	虾米冬瓜汤(虾米 5g,冬瓜 75g)
加餐	酸奶 100ml
晚餐	二米粥(大米 15g,小米 5g) 馒头(面粉 50g)
	蒜蓉芥蓝(芥蓝 150g,蒜 5g)
	烧草鱼(草鱼 200g)
加餐	燕麦粥(燕麦 25g)
全天烹调油 /g	20
全天食盐 /g	6
本食谱提供能量 1 533kcal,蛋白质 83g(产能比 21%),脂肪 47g(产能比 27%),碳水化合物 203g(产能比 52%)	
1 500kcal GDM 周三食谱	
早餐	全麦面包 2 片(全麦粉 50g)
	牛奶 1 杯(160ml)
	煎鸡蛋(鸡蛋 45g)
加餐	草莓 200g
午餐	红豆米饭(大米 50g,红豆 25g)
	豆浆 300ml(黄豆 10g,芝麻 5g,花生 5g)
	香菇油菜(香菇 5g,油菜 150g)
	炒三丁(生笋 50g,胡萝卜 50g,鸡胸 35g)

续表

1 500kcal GDM 周三食谱	
加餐	酸奶 100ml
晚餐	二米饭(大米 50g,大麦米 25g)
	蚝油生菜(生菜 100g,蚝油 5g)
	肉片烧茭白(里脊 50g,茭白 75g)
加餐	燕麦粥(燕麦 25g)
全天烹调油 /g	20
全天食盐 /g	6
本食谱提供能量 1 519kcal,蛋白质 67g(产能比 17%),脂肪 48g(产能比 27%),碳水化合物 220g(产能比 56%)	
1 500kcal GDM 周四食谱	
早餐	汤面(荞麦粉 50g,菠菜 50g,鸡蛋 45g)
	牛奶 1 杯(160ml)
加餐	西瓜 500g
午餐	糙米饭(糙米 25g,大米 50g)
	冬瓜鱼丸汤(冬瓜 200g,香菜 10g,鲅鱼 100g)
	杭椒牛柳(牛里脊 35g,杭椒 75g)
加餐	酸奶 100ml
晚餐	绿豆粥(绿豆 10g,大米 10g) 开花馒头(面粉 50g)
	葱烧青虾(青虾 150g,大葱 25g)
	上汤娃娃菜(娃娃菜 150g)
加餐	山药 150g
全天烹调油 /g	20
全天食盐 /g	6
本食谱提供能量 1 512kcal,蛋白质 81.9g(产能比 22%),脂肪 38.6g(产能比 23%),碳水化合物 220.1g(产能比 55%)	

续表

1 500kcal GDM 周五食谱	
早餐	馄饨(全麦粉 50g,虾仁 100g,韭黄 100g)
加餐	香蕉 150g 鲜奶 160g
午餐	米饭(大米 50g)
	酸汤肥牛(牛肉 75g,莴笋 100g,木耳 5g,粉丝 25g)
	番茄菜花(西红柿 50g,菜花 100g)
加餐	酸奶 100ml
晚餐	杂粮饭(大米 50g,大麦米 5g,高粱米 20g)
	酱炒茼蒿(茼蒿 150g,大酱 10g)
	烧黄鱼(黄花鱼 100g),葱头豆干(葱头 50g,豆腐干 35g)
加餐	山药粥(山药 100g,大米 10g)
全天烹调油 /g	20
全天食盐 /g	6
本食谱提供能量 1 544kcal,蛋白质 76g(产能比 20%),脂肪 40g(产能比 24%),碳水化合物 228g(产能比 56%)	
1 500kcal GDM 周六食谱	
早餐	玉米面粥(玉米面 25g) 花卷(面粉 25g)
	牛奶 1 杯(160ml)
	五香鸡蛋(鸡蛋 45g)
加餐	芒果 300g
午餐	红薯粥(大米 25g,红薯 100g) 馒头(面粉 25g)
	炒芹菜木耳(芹菜 100g,木耳 5g)
	蒜蓉蒸鲍鱼(鲍鱼 150g)

续表

1 500kcal GDM 周六食谱	
加餐	酸奶 100ml
晚餐	杂粮饭（大米 50g，燕麦 25g）
	蒜蓉芦笋（芦笋 100g）
	肉片鲜蘑油菜（里脊 50g，鲜蘑 150g，油菜 100g）
加餐	玉米 400g
全天烹调油 /g	20
全天食盐 /g	6
本食谱提供能量 1 495kcal，蛋白质 66g（产能比 18%），脂肪 42g（产能比 26%），碳水化合物 230g（产能比 56%）	
1 500kcal GDM 周日食谱	
早餐	西红柿鸡蛋打卤面（全麦粉 50g，西红柿 100g，鸡蛋 45g）
	牛奶 1 杯（160ml）
加餐	京白梨 200g
午餐	米饭（红薯 50g，大米 50g）
	干煸扁豆（扁豆 100g）
	香煎鳕鱼（鳕鱼 200g）
	紫菜萝卜丝汤（白萝卜 100g，紫菜 5g）
加餐	酸奶 100ml
晚餐	二米饭（大米 50g，小米 25g）
	拌西蓝花（西蓝花 100g）
	鲫鱼豆腐汤（鲫鱼 100g，豆腐 25g，生菜 100g）

续表

1 500kcal GDM 周日食谱	
加餐	寿司（大米 15g，糯米 5g，紫菜 3g，金枪鱼 15g）
全天烹调油 /g	20
全天食盐 /g	6
本食谱提供能量 1 514kcal，蛋白质 76g（产能比 20%），脂肪 40g（产能比 24%），碳水化合物 224g（产能比 56%）	

（滕　越）

第四章
孕早期营养

第一节　孕早期营养需求特点及推荐

一、孕早期营养需求特点

　　孕早期是指孕期的前 3 个月（1~13 周末）。在此期间，胚胎的生长发育速度缓慢，每天在母体内约增长 1g。母体的有关组织及胎盘增长变化不明显，对能量的需要与怀孕前相似。但是，妊娠早期处在胚胎细胞的分化增殖和主要器官形成阶段，是胎儿生长、发育的最重要时期，许多不利因素，如辐射、药物、传染病、营养不良等均可能导致胚胎发育不良或先天畸形。此外，约有半数的孕妇由于体内激素的作用，内环境的改变，常会发生恶心、呕吐或食欲下降，这些症状一般从怀孕第 6 周开始，至第 12 周消失。妊娠反应往往会改变孕妇的饮食习惯，影响营养素的摄入。

二、孕早期营养素推荐

（一）孕早期对能量和宏量营养素的推荐

　　1. **能量**　孕期的能量用于孕妇自身的基础代谢和日常活动、胎儿及母体生殖器官生长发育以及母体为产后泌乳所作的脂肪储备等。孕期的能量供给需适宜，能量供应不足易导致孕期体重增长不足、胎儿发育受限等问题,不利于孕妇健康及胎儿正常生长发育;能量供给过多则易导致孕妇体重增加过多,诱发妊娠期并发症及巨大儿、难产等不良妊娠结局。

《中国居民膳食营养素参考摄入量(2013)》推荐(以下简称2013版推荐)孕早期轻体力活动孕妇与非孕女性持平,每日能量 7 524kJ(1 800kcal),因为此阶段胚胎主要处于器官分化时期,孕妇的基础代谢与非孕时状态相似,所需能量也相同。

碳水化合物、蛋白质、脂类是机体产生热能的三大营养素,应保证供给并保持合适的比例,2013版推荐孕妇三大产热营养素可接受范围(acceptable macronutrient distribution ranges,AMDR)与非孕妇女相同,其中碳水化合物应占总能量的50%~65%,添加糖应<10%总能量;蛋白质应占15%~20%;脂类应占20%~30%,且饱和脂肪酸供能比<10%总能量;n-6和n-3多不饱和脂肪酸供能比分别为2.5%~9.0%和0.5%~2.0%,其中n-6系的亚油酸的适宜摄入量(adequate intake,AI)为4%总能量;n-3系的α-亚麻酸的AI为0.6%总能量;二十碳五烯酸(eicosapentaenoic acid,EPA)与二十二碳六烯酸(docosahexaenoic acid,DHA)的AI共为250mg/d,其中DHA为200mg/d。

2. **碳水化合物** 碳水化合物,通称为糖,主要由各种粮谷类、薯类、水果、糖类供给,是人类获取能量的主要来源。所有的碳水化合物在体内被消化后,大多以葡萄糖的形式被吸收,并能迅速氧化供给机体能量;妇女怀孕后代谢增强,碳水化合物是机体活动最经济有效的"燃料"。由于胎儿组织中的脂肪酸氧化酶活性很低,很少利用脂肪供能,所以葡萄糖几乎成为胎儿能量的唯一来源,母体内的葡萄糖以易化扩散的形式进入胎盘,小部分被胎儿直接利用,其余在胎盘中合成糖原储备,在需要时经胎盘的糖酵解酶转变为葡萄糖供胎儿利用。

如果孕早期因妊娠反应导致碳水化合物摄入不足,母体将动用脂肪来供给,若脂肪动员过快,氧化不完全时易产生酮体,酮体可进入羊水中,胎儿如缺乏葡萄糖而利用羊水中的酮体作为能量的来源,对脑及神经系统有不良影响。所以孕妇在孕早期,即使有妊娠反应,每日应至少摄入 130g 碳水化合物(约相当于 170g 的谷类)。

3. **蛋白质** 蛋白质是促进胎儿大脑、内脏等组织器官形成的重要物质,蛋白质还参与体内各种酶的催化作用、激素的生理调节作用,以及抗体的免疫作用等。妊娠期需要存储约 900~1 000g 蛋白质,以保证胎儿、胎盘、子宫、乳腺等组织的生长。由于胎儿早期肝脏尚未发育成熟,缺乏合成氨基酸的酶,因此所有的氨基酸均是胎儿的必需氨基酸,必须由母体供给。如果孕期蛋白质摄入量不足,将直接影响胎儿体格及神经系统发育,也易导致母体的营养不良性贫血、低蛋白血症、产后的泌乳量减少。

在孕早期,孕妇体内蛋白质的日增加量约为 1g。2013 版推荐孕早期膳食中蛋白质供给量为 55g/d。孕妇蛋白质的供给不仅数量要充足,而且质量要优,动物类及大豆类等优质蛋白质的摄入量应占总蛋白摄入量的 1/2 以上,这样才能保证食物中的蛋白质在母体内充分消化吸收和利用。

4. **脂类** 脂类包括脂肪和类脂,类脂包括磷脂和固醇;不同脂类对人体的作用不同,脂肪主要提供人体所需能量;而类脂是构成细胞膜的主要成分。妊娠过程中孕妇平均增加 3~4kg 的脂肪,以满足母乳喂养的需要,此外,脂肪中的亚油酸及亚麻酸等必需脂肪酸及长链不饱和脂肪酸,如花生四烯酸(arachidonic acid,ARA)、DHA,是保证胎儿神经系统生长发育的物质基础。

孕妇要吃适当的植物性、动物性脂肪以满足胎儿和自身需要。含动物性脂肪较多的食物有各种肉类、内脏、蛋黄等,含植物性脂肪较多的有大豆油、花生油、各种坚果等。中国营养学会妇幼营养分会推荐的 2016 版中国备孕妇女平衡膳食宝塔(孕早期等同于备孕期)建议烹调用植物油控制在每日 25~30g。孕早期因为早孕反应,孕妇对脂肪的消化能力减弱,因此烹调方式不宜采用油煎、炸,应以凉拌、炖煮为佳,以减少烹调用油量。对于孕前肥胖或孕早期体重增长过快的孕妇应严格控制奶油、肥肉动物性脂肪的摄入。

（二）孕早期对微量营养素的推荐

1. 矿物质

（1）钙：由于胎儿需要及孕妇自身贮存，孕期需要钙30g，几乎全部存在于胎儿骨骼中，孕早期胚胎对钙的累积量较少，平均每天7mg。2013版建议孕早期钙的RNI为800mg/d，与非孕女性持平，其可耐受最高摄入量（tolerable upper intake level，UL）为2 000mg/d。尽管孕妇能通过大幅增加钙吸收率以适应钙需求的增长，孕前钙的吸收率为35.8%，早孕期上升为40.3%，但是由于我国人民传统膳食中富含钙的奶制品摄入量较少，孕妇平均钙摄入量距离推荐值仍然有较大缺口。

2002年中国营养学会开展了第四次营养普查，显示我国孕妇膳食钙摄入量只有375mg，孕早、中、晚期分别是316mg、371mg、387mg，明显不足。2009年，全国八省市的孕妇营养与健康状况调查显示孕妇平均钙摄入量也仅为397.9mg。

孕妇应注意在孕早期就增加富含钙的食物，如牛奶、酸奶等奶制品，每天应摄入300ml；如果乳糖不耐受，可以选择酸奶或者去除乳糖的营养舒化奶。此外，牡蛎、虾皮、海带、芝麻酱、豆制品等也是钙的良好食物来源；而膳食中的草酸、植酸可与钙形成沉淀而降低钙的吸收；因此韭菜、菠菜、笋等含草酸高的蔬菜应尽量少吃，或者食用前用开水汆烫片刻，捞出后再烹饪，可以去除大部分草酸。膳食纤维中的糖醛酸残基、饱和脂肪酸也可与钙形成不溶性复合物，影响钙吸收。

（2）铁：铁是孕期非常重要的微量元素，它是构成血红蛋白的主要成分。在妊娠全程必须额外摄入约1 000mg的铁，其中500mg为红细胞生成所需，300mg为胎儿体内储备，其余储存在胎盘及母体组织中，以代偿分娩时失血造成的铁损失。

缺铁性贫血（iron deficiency anemia，IDA）是妊娠期最常见的贫血；2004年全球疾病负担的数据显示，仅缺铁性贫血每年导致约11.5万孕产妇死亡。根据2012年"中国居民营养和慢性病状况报告"，我国目前孕妇贫血患病率为17.2%；与2002年相比,十年间我国孕妇贫血患病率下降了 11.7%,但经济不发达的中西部地区孕妇贫血患病率为 45.0%,中重度贫血患病率高达 20.3%,说明贫血仍是我国孕妇主要的营养缺乏病之一。

大量研究显示,孕早期的铁缺乏除与早产和低出生体重有关,还与孕期体重增长不足有关。因此从孕早期开始,就应注意改善铁营养状况。妊娠早期母体血容量没有显著增加,铁的需求量与孕前持平。2013 版推荐孕妇早期摄铁量 RNI 为 20mg/d,UL 为 42mg/d。

(3)锌:锌与胎儿先天发育密切相关,孕早期缺锌可导致胚胎畸形率增高,主要表现为中枢神经系统畸形、大脑发育受阻、流产率增高;孕早期缺锌可致孕妇免疫功能下降,出现味觉障碍、偏食、厌食、反复口腔溃疡、妊娠反应加重、流产率增多等状况;孕妇血锌水平从孕早期开始持续下降,有学者推测,与血容量增加有关。母体与胎儿之间锌的转运方式以逆浓度差的主动转运为主。2013 版推荐孕早期膳食锌 RNI 为 9.5mg/d,比孕前提高 2mg/d,UL 为 40mg/d。海产品如牡蛎、扇贝、动物肝脏、牛肉、蛋类、豆类和坚果类为含锌量高的食物,孕早期起应当适度补充。

(4)碘:碘是人体必需的微量元素之一。甲状腺利用碘和酪氨酸合成甲状腺激素,调节机体的新陈代谢。甲状腺激素是促进物质和能量代谢、组织分化、生长发育的必需激素,特别是对于胎儿的脑发育起着至关重要的作用。孕妇缺碘尤其是孕早期缺碘,可引起甲状腺激素合成减少及甲状腺功能减退,导致胎儿以体格发育迟缓、不可逆性智力损害为主要特征的克汀病。

在正常饮食的条件下,孕期碘的需求量比非孕时增加 1 倍,2013 版推荐非孕女性为 120μg/d,孕期为 230μg/d,UL 为 600μg/d。如每天食用 6g 碘盐仅仅可达到推荐量的 50% 左右,即 120μg。我国大部分地区天然食品及水中含碘较低,为满足孕期对碘的需要,建议孕妇每周食用 1~2 次富含碘的海产品。

2. **维生素** 维生素作为很多体内生化反应重要的辅酶,对于加强孕妇的糖、脂代谢,预防妊娠期并发症以及胎儿畸形的发生发挥着关键作用,因此孕妇应该补充足量的维生素。包括水溶性维生素 B_1、维生素 B_2、维生素 B_6、叶酸、维生素 C,以及脂溶性维生素 A、维生素 D、维生素 E、维生素 K 等。

(1)维生素 B_1(硫胺素):维生素 B_1 能量代谢中转酮醇酶和脱羧酶的辅酶,其需要量与能量代谢成正比。维生素 B_1 有助于维持神经、肌肉,特别是心肌的正常功能,以及对维持正常食欲、胃肠蠕动、消化液的分泌也有重要作用。维生素 B_1 的半衰期为 9~14 天,不能在组织内大量储备,体内容易缺乏。维生素 B_1 广泛存在于天然食物中,对热和碱均不稳定,易破坏。

孕早期胚胎发育较慢,能量需求与孕前持平,因此 2013 版推荐孕早期维生素 B_1 RNI 为孕早期 1.2mg/d,与育龄非孕妇女相同。维生素 B_1 缺乏易影响胃肠道功能,孕早期由于早孕反应,导致食量下降,挑食、偏食也容易导致维生素 B_1 缺乏,从而导致胃肠道功能下降,进一步加重早孕反应。应适当食用粗粮、豆类及干果等富含维生素 B_1 的食品,过分淘米、烹调中加碱及高温油炸面食易导致维生素 B_1 的大量流失,应尽量避免。

(2)维生素 B_2(核黄素): 维生素 B_2 参与体内生物氧化与能量生成,作为甲基四氢叶酸还原酶(methylenetetrahydrofolate reductase,MTHFR)的辅酶,参与同型半胱氨酸代谢,同时有助于维持肠黏膜的结构和功能,影响铁的吸收和转运。过量摄入的维生素 B_2 很少在体内储存,主要随尿液排出。

孕早期严重缺乏维生素 B_2 可引起胎儿畸形,2013 版推荐孕妇维生素 B_2 的 RNI 孕早期为 1.2mg/d,与育龄非孕妇女相同。由于尚无维生素 B_2 摄入过量产生毒性的报道,因此目前无法确定维生素 B_2 的 UL。

维生素 B_2 体内不蓄积,自身不能合成,需以食物补充。孕早期开始应经常食用动物内脏(肝、肾等)、乳制品、瘦肉、蛋黄等富含维生素 B_2 的食物;豆类、坚果、糙米、部分绿叶蔬菜也含有一定量的维生素 B_2。

(3)维生素 B_6:维生素 B_6 参与糖原、脂肪酸、蛋白质代谢,是蛋白质代谢中氨基酸脱羧酶和转氨酶的重要辅助成分。维生

素 B_6 在食物中广泛存在,单纯的缺乏比较少见,通常与其他 B 族维生素缺乏同时存在。孕妇缺乏维生素 B_6 易引起皮肤炎症、精神神经症状及免疫功能降低等。临床上常用维生素 B_6 辅助降低早孕反应(具体见本章第四节孕早期常见营养问题及营养应对措施)。

2013 版推荐孕妇自孕早期起维生素 B_6 供给量比非孕女性高 0.8mg/d,达到 2.2mg/d,UL 为 60mg/d。富含维生素 B_6 的食物主要为坚果、禽肉类,其次为动物肝脏、黄豆、香蕉、薯类食物。水果和蔬菜中维生素 B_6 含量较低。

(4)叶酸:叶酸作为一碳单位的载体,参与核酸和蛋白质合成,参与 DNA 甲基化及同型半胱氨酸代谢。孕妇在妊娠最初 4 周是胎儿神经管分化和形成重要时期,此时缺乏叶酸可致胎儿神经管畸形,主要为脊柱裂和无脑畸形等中枢神经系统发育异常。先天性心脏病和先天性唇腭裂等出生缺陷与叶酸缺乏也有相关性。我国神经管畸形发病率较高,南、北方地区发病率分别为 0.88‰ 和 5.57‰。大量研究证明,妇女在孕前至孕早期增补叶酸,可有效预防 70% 以上神经管畸形的发生。

2013 版推荐孕妇叶酸 RNI 在非孕基础上增加 200μgDFE/d,达到 600μgDFE/d,UL 为 1 000μg/d,由于过量摄入天然食物叶酸未发现不良反应,因此叶酸的 UL 值只限制来自补充剂及食物强化的合成叶酸,不包括来自天然食物的叶酸盐。叶酸补充剂中的叶酸比食物中的叶酸能更好地被机体吸收利用,建议孕早期妇女除了食用新鲜深色蔬菜、柑桔、坚果、豆类、动物肝肾等富含叶酸的食物之外,应每天服用叶酸补充剂 400μg/d。研究发现,肥胖孕妇分娩神经管缺陷新生儿的风险高于正常孕妇,而高剂量叶酸的摄入可降低神经管缺陷的发生率,《围受孕期增补叶酸预防神经管缺陷指南》(2017)建议患糖尿病或肥胖妇女从可能怀孕或孕前至少 3 个月开始,每日口服叶酸 800~1 000μg,直至妊娠满 3 个月。

(5)维生素 C:维生素 C 参与胶原蛋白合成,增进体内结缔组织,帮助骨骼及牙齿的生长,促进铁的吸收,有抗氧化、解毒及提高机体免疫力的作用。人类不能自行合成维生素 C,必须从食物中摄取,研究显示,孕妇缺乏维生素 C 可造成新生儿坏血病的发生,还可能导致胎膜早破及早产的发生;此外,维生素 C 作为血浆中高效的抗氧化剂,可与多种氧自由基反应,从而迅速清除自由基,减少血管内皮细胞氧化应激,有研究显示孕期补充维生素 C 可降低子痫前期的发病率。

2013 版推荐孕早期维生素 C 的 RNI 为 100mg/d,UL 为 2 000mg/d。各种新鲜蔬菜水果是维生素 C 的最好来源,应保证摄入足够的量。

(6)维生素 A:维生素 A 是防止夜盲症、维持机体抵抗力、促进胎儿正常生长发育的重要物质,孕妇缺乏维生素 A 可有损伤胚胎生长,造成胚胎吸收或心血管系统畸形,也可致胎儿早产、死产、产后感染机会增加。2013 版推荐孕妇孕早期每日膳食中维生素 A 700μgRAE,孕中晚期为 770μgRAE,一般孕妇多食富含维生素 A 前体——胡萝卜素的菠菜、胡萝卜、红心甜薯、芒果、杏仁,以及富含天然维生素 A 的肝、蛋黄、奶类、鱼肝油,即能满足每日的需要,无需刻意再补充,孕早期维生素 A 摄入过量或盲目补充可能增加神经嵴缺陷的风险,因此 UL 为 3 000μgRAE。

(7)维生素 D:目前已知的维生素 D 至少 10 种,以维生素 D_2(ergocalciferol,麦角钙化醇)及维生素 D_3(cholecalciferol,胆钙化醇)最为常见。人体通过内源性(经阳光照射皮肤合成)及外源性(食物中维生素 D)两种途径来获得维生素 D。两种来源的维生素 D 都转运至肝脏,通过 25 羟化酶作用生成 25-羟维生素 D[25-(OH)-D],血清 25-(OH)-D 可用来评估体内维生素 D 水平,但其并无生物活性,需要在肾脏转化成有活性的 1,25-$(OH)_2$-D,通过结合维生素 D 受体(vitamin D receptor,VDR)发挥作用。VDR 在全身多个组织中广泛分布,如肠、肾、骨、胰、乳房、胎盘等,从而发挥类似于激素的作用,如调节生长发育、细胞分化、免疫、炎性反应等。

维生素 D 的经典作用是促进肠道钙、磷的吸收和骨骼中钙的沉积,与降钙素及甲状旁腺激素共同维持血钙的平衡;孕期缺乏维生素 D 可致孕妇骨质软化、骨盆畸形；引起新生儿低钙血症。观察性研究指出孕早期维生素 D 缺乏是妊娠糖尿病发生的独立危险因素；孕早期血清 25-(OH)-D 水平<50nmol/L，是子痫前期发病的独立危险因素。因此，孕早期维生素 D 缺乏者应当及时补充维生素 D。

2013 版推荐孕妇维生素 D 供给量为 10μg/d(400IU)，与非孕育龄妇女相同，UL 为 50μg/d(2 000IU)，维生素 D 食物来源极为有限，仅富含于某些海洋鱼类的肝脏和脂肪中，如 100g 鳕鱼肝脏含维生素 D_3 6 000IU，100g 三文鱼脂肪含维生素 D_3 500IU；其他动物性食物维生素 D_3 含量均不高，如鸡肝 67IU/100g；鸡蛋 49IU/100g；全脂鲜奶 0.2~3.8IU/100g；而植物性食物中仅蘑菇、蕈类含有极少量的维生素 D_2，维生素 D 主要依赖体内合成或营养补充剂补充，皮下的 7- 脱氢胆固醇经阳光和紫外线照射转变为维生素 D_3，孕妇应多进行户外活动，接触阳光浴是合成维生素最主要途径，没有条件进行足够户外活动、户外活动受限的孕妇或冬春季阳光不足的季节，维生素 D 强化食品或直接补充，成为预防缺乏的主要措施。

(8)维生素 E：维生素 E 又名生育酚，是一种重要的亲脂性抗氧化物。妇女缺乏维生素 E 时可引起不孕、流产、早产、新生儿缺陷或低体重儿。2013 版推荐的孕期维生素 E 的 AI 值与非孕期相同，为 14mg/d，UL 为 700mg/d。富含维生素 E 的天然食物有坚果、各种油料种子及植物油、牛奶、鸡蛋和肉类等，由于维生素 E 广泛存在于各种食物，因而较少出现维生素 E 缺乏症。

(9)维生素 K：维生素 K 对骨骼健康和凝血平衡有重要作用，对防治新生儿出血有保护作用。由于维生素 K 广泛存在于各种食物中，而且肠道中的微生物可以合成维生素 K 供机体利用，通常情况下人体不会出现缺乏症。2013 版推荐的孕妇维生素 K 的 AI 为 80μg/d，与非孕育龄妇女相同，但是孕早期由于妊娠剧吐、挑食、偏食等状况，可能导致日常膳食中摄入维生素 K 不足，因此孕妇应多食用新鲜深绿色蔬菜及肝脏、瘦肉、蛋黄、酸奶酪等富含维生素 K 的食物。

第二节　孕早期营养指导

孕早期胎儿生长相对缓慢,对能量及各类营养素与未孕前没有太大差别,但是胚胎各器官处在最初的生发阶段,此时的膳食应是营养全面,经过合理调配的平衡膳食。随着生活水平的提高,我国孕妇营养状况得到很大改善,但是由于很多孕妇和家庭缺乏对于孕期营养及膳食搭配的正确认知,导致部分无明显早孕反应的孕妇存在早期过度滋补,能量过剩、体重增长过快现象;而约有半数的孕妇在孕早期又会存在食欲下降、进食量减少、挑食、偏食、孕吐反酸等现象,导致体重下降,微量营养素摄入不足的两种极端现象的出现。特别是生育政策调整后,高龄高危孕妇比例增加,孕早期营养管理更加重要。

一、孕早期膳食指导原则

(一) 多摄入富含叶酸的食物并补充叶酸

叶酸对预防神经管的畸形和高同型半胱氨酸血症、促进血红蛋白合成和红细胞成熟极为重要。孕期的叶酸应达到每天600µg DFE,孕早期要多吃富含叶酸的食物,如绿叶蔬菜、蛋类、动物肝脏及坚果等,如果每天能吃到400g蔬菜,其中一半为新鲜绿叶蔬菜的话,可以提供约200µg DFE 叶酸(表4-1)。

表 4-1　提供 200µg DFE 叶酸的一天蔬菜类食物搭配举例

例一			例二		
食物名称	重量 /g	叶酸含量 / µg DFE	食物名称	重量 /g	叶酸含量 / µg DFE
小白菜	100	57	韭菜	100	61
甘蓝	100	113	油菜	100	104
茄子	100	10	辣椒	100	37
四季豆	100	28	丝瓜	100	22
合计	400	208	合计	400	224

叶酸是一种很不稳定的化合物,食物中的叶酸在长期储存后容易损失,所以应尽量避免长期储存蔬菜,最好现买现吃,确保新鲜。此外天然食物中的叶酸是四氢叶酸的衍生物,生物利用率低;烹调时间越长、温度越高,叶酸损失也越多,损失率可高达 50%~90%。应在保证卫生的前提下,多吃凉拌菜,同时,蔬菜一定要先洗后切,避免长时间熬煮,也不要在剁馅后将水分挤掉去除。合成的叶酸是氧化型单谷氨酸叶酸,稳定性好,生物利用率高,因此,孕期除了常吃富含叶酸的食物之外,还应该每天补充叶酸 400μg,以满足母胎需要。

（二）选用碘盐及常吃含碘丰富的食物

自孕早期开始孕妇碘的需求量比非孕时增加近 1 倍(孕前为 120μg/d,孕后为 230μg/d),食盐加碘是 WHO 等国际组织推荐控制碘缺乏病最安全、最有效的措施,即用碘酸钾或碘化钾按一定比例与普通食盐混合而成。孕妇食用加碘盐可确保持续、方便、经济有效地摄入碘。如每天食用 6g 碘盐,以食盐中加碘量 25mg/kg,烹调损失率 20% 计算,可达到推荐量的 50% 左右,即 120μg。由于碘是一种比较活泼、易于挥发的元素,一般温度越高,加热时间越长,盐中碘损失越高;油炸、干炒等高温烹调方式的碘损失率大于蒸、煮的烹调方式。因此,早孕期烹调方式最好多选择蒸、煮、凉拌等,在保持清淡菜肴风味的同时可以保存更多的碘。另外,建议孕妇每周食用 1~2 次富含碘的海产品。海带(鲜,100g)、紫菜(干,2.5g)、裙带菜(干,0.7g)或海鱼(40g)均可补充 110μg 的碘。

（三）少食多餐,保证摄入含必要量碳水化合物的食物

孕吐明显或食欲下降的孕妇不必过分强调平衡膳食,可以根据自己的喜好及膳食习惯安排饮食,如酸辣味和茄汁味可以提高食欲;进餐的时间地点也可根据个人的反应特点调整,可清晨起床前适当进食,也可在临睡前进食。少吃多餐,既可以减少胃肠的消化负担,也可以保持血糖平稳,避免孕早期的低血糖反应。进餐尽量选择清淡适口容易消化的食物,保证营养的供给。

孕吐严重影响进食时,孕妇的脂肪组织会分解产生能量

满足身体需要,但是脂肪分解产生的酮体会通过胎盘进入胎儿体内,对胎儿智力发育造成不良影响。为保证脑组织对葡萄糖的摄取需要,预防酮体对胎儿的危害,孕妇必须每天摄取至少130g碳水化合物。相当于每天至少进食170g小麦粉或大米,也相当于550g薯类或鲜玉米。孕妇应首选容易消化的主食,如发糕、面包、花卷、馒头、米糊、藕粉等,有些水果中也含有较多碳水化合物如香蕉、甘蔗等,可根据孕妇的喜好选用。白糖、蜂蜜的主要成分为简单碳水化合物,容易被机体吸收,在进食少或孕吐严重时能及时补充身体需要的碳水化合物。进食困难或孕吐严重者应寻求医师帮助,必要时考虑通过静脉输注葡萄糖的方式补充必要的碳水化合物。

(四)无明显早孕反应者应继续保持孕前平衡膳食

孕早期所需能量和营养素并无明显增加,在此期间应继续保持孕前的平衡膳食,食物摄入量无须额外增加,如盲目增加进食量会使孕早期体重增加过多,不利于体重控制,还容易诱发孕中晚期的并发症,如妊娠糖尿病的发生与早期体重过度增长相关。因此,在早孕期也应加强体重监测,目前美国医学研究院(IOM)2009年推荐的孕期体重增长适宜范围早孕期孕妇的体重增加在0.5~2kg。

(五)避免进食腌制烧烤食物

腊肠、熏肉、烤鹅、烤羊肉、腌菜、梅干菜等腌制及烧烤食物有特殊风味,但不适宜孕妇,尤其是孕早期食用。

鱼禽肉类经过熏烤,可能会产生多环芳烃类化合物,最为常见的是苯并芘,是一种明确的化学致癌物,有研究显示,3,4-苯并芘在烟熏食物中含量是新鲜食品的60倍。腌菜、咸肉等腌制的食物,不仅盐分过重,加重母体肾脏的负担,而且B族维生素损失较多;没腌制透的食物中亚硝酸盐含量显著增加,亚硝酸盐在体内合成亚硝胺也是明确致癌物。

孕早期是胎儿器官系统分化的关键时期,对有毒化学物质最为敏感,无论是苯并芘还是亚硝胺都可能诱发胎儿先天畸形,因此最好避免食用这些含有有害物质的腌制烧烤食物。

二、运动指导

参见第十九章相关内容。

三、孕早期体重增长建议及规划

孕期适宜体重增长值和增长速率见第二章表2-2及表2-3。

四、营养素补充剂的合理应用

营养素补充剂是指以补充维生素、矿物质等而不以提高能量为目的的产品,包括单一和复合的补充剂,分为营养素补充类保健食品、OTC类微量营养素补充产品及其他各种营养素产品。

随着经济和社会的发展,人们除了从膳食中摄取营养素之外,服用营养素补充剂也日趋广泛。2007年就有资料表明上海孕妇营养素补充剂使用率高达90.7%。2009年全国八省(市)的孕妇营养与健康状况调查显示城市孕妇和农村孕妇服用过营养素补充剂的比例分别占81.8%和57.8%;石英杰等对7 931名孕早期妇女调查,营养素补充剂使用率为93.7%,叶酸的使用率最高,达到88.7%,复合维生素的使用率仅次于叶酸,为43.5%;钙补充剂、铁补充剂、益生菌、膳食纤维、DHA等使用率均在20%左右;有60%以上孕妇同时使用两种及以上的营养素补充剂。说明孕期营养已经受到特别重视。

营养素补充剂的合理应用对改善母婴妊娠结局有积极的意义。科学研究已经显示在孕前期及孕早期增补叶酸可以降低胎儿发生神经管畸形、先天性心脏病、先天性唇腭裂等多种疾病风险;美国一项对1 823名孕妇的研究发现,孕早期开始长期服用多维制剂的852名孕妇与其他孕妇相比,小于34周早产儿和足月出生低体重儿发生率均明显下降,分别为1:0.64和1:0.29,坚持每天服用的孕妇降幅更加明显,分别为1:0.53和1:0.26,其中起作用的可能有叶酸、锌、维生素C、维生素E、维生素B_6和维生素B_{12}。2009年两项荟萃研究显示,孕期补充复合营养素制剂可以降低新生儿低出生体重风险。

孕早期是胎儿器官系统分化的关键时期,营养素摄入不足及过量对胚胎发育都可能造成严重影响。上述孕早期相关研究有 60% 以上孕妇同时使用两种及以上的营养素补充剂,需要引起医生和孕妇的关注,因为不同营养素补充剂所含营养素可能会重复,同时服用会有叠加效应,可能会产生摄入过量的风险。

综上所述,营养素补充剂合理应用要注意以下几点:

(一)服用营养素补充剂不能长期超过其 UL 推荐标准

UL 指的是可耐受最高摄入量,"可耐受"是指这一摄入水平在生物学上一般可以耐受,对一般人群来说,摄入量达到 UL 水平对所有个体均不至损害健康,但不表示达到这个摄入水平对健康有益,健康个体摄入量超过 RNI 或者 AI 水平并不会产生益处,因此 UL 并不是建议的摄入水平。

孕期维生素 A、叶酸、钙、铁、碘等推荐摄入量与 UL 之间相差并不大;有研究发现,维生素 A 摄入量超过每日 4 500μg 时,与每日 1 500μg 相比,脑神经嵴出生缺陷风险增加;长期口服大剂量叶酸可能影响锌的吸收,过量叶酸的摄入有可能干扰维生素 B_{12} 缺乏的诊断,进而有可能导致严重的不可逆转的神经损伤。钙的过量摄入(总钙摄入量>2 000mg/d)会影响其他微量元素如铁、锌、碘的吸收,容易引起便秘、高钙血症、血管及软组织钙化,有增加肾结石和心脑血管疾病的风险。过量铁的摄入可引起胃肠道不适等症状,如便秘或腹泻,过量的游离铁可参与体内自由基的生成,导致脂质过氧化及 DNA 损伤引起组织细胞功能失调。碘摄入过量易造成妊娠晚期亚临床甲状腺功能减退的风险。妊娠早期尿碘浓度大于 250μg/L 时,亚临床甲状腺功能减退患病率显著增高,尿碘浓度大于 500μg/L 时,甲状腺功能减退患病率显著增高;妊娠期过量碘摄入还会损伤胎儿甲状腺功能,造成新生儿甲状腺功能减退。

(二)要有针对性补充,不缺不需要大量补充

理想状况应对孕妇进行膳食调查及相应的营养素测评,了解其饮食状况及客观的营养素指标,再考虑是否需要补充;例如判断是否是缺铁性贫血,应检测血红蛋白、血清铁蛋白;判断

是否缺乏维生素 D,应检测 25-(OH)-D;对非贫血孕妇的过量补铁以及随之而来的血红蛋白浓度升高可能与小于胎龄儿的发生有关。为了确保合适的铁补充,有学者提出根据孕早期铁蛋白浓度的个性化补铁方案,当铁蛋白浓度 >70μg/L 时不建议补铁,当铁蛋白浓度在 30~70μg/L 时每日补充 30~40mg,当铁蛋白浓度 <30μg/L 时则每日补充 60~80mg。我国针对非贫血孕妇的推荐性补铁方案:当铁蛋白浓度 <30μg/L 时,应每日补充铁剂 60mg,8 周后评估疗效。

(三)服用两种以上营养素补充剂应保持合适的间隔时间

很多孕妇把复合维生素片、钙片、铁剂等放在饭后一起吃。这样吃法看似便捷,却可能导致营养素在体内吸收时互相干扰,影响效果。比如钙和非血红素铁在小肠内吸收的时候,都是以二价阳离子的形式,通过小肠绒毛膜下的二价金属离子转运蛋白介导完成,两者呈互相竞争的关系。口服的钙剂和铁剂,由于钙是常量元素,摄入量动辄数百毫克,而铁是微量元素,摄入量数十毫克而已,两者互相竞争的结果往往是补钙会抑制铁吸收。

所以铁剂可以在早餐后服用;钙剂可以在中餐或者晚餐后服用,钙、铁的补充最好间隔 3 小时以上。如果临睡前没有喝牛奶的习惯的话,钙剂也可以睡前服用,这样夜间吸收更好,也可以缓解因为夜间血钙下降而带来的腿抽筋问题。

很多复合维生素矿物质产品中既有铁又有钙,但一般来说此类产品中钙含量一般较低(100~200mg),对铁吸收的抑制作用较弱,无须担心。但是复合维生素矿物质补充剂中也含有比较多的微量元素,除了铁之外,还有锌、铜、硒等,这些元素同样是以二价阳离子的形式通过小肠黏膜下的转运蛋白吸收入血。服用复合维生素矿物质片时,最好也不要同时服用钙剂,以免影响微量元素的吸收。

(四)营养素补充剂合理搭配促进吸收

维生素矿物质补充剂可以和铁剂同服,维生素片中的维生素 A、维生素 B_2、维生素 C 等营养素对铁的吸收起到重要协同作用,可促进铁的吸收。补钙的同时可以补充维生素 D,维生素 D

可以促进肠道对钙的吸收。

第三节　孕早期常见营养问题及营养应对措施

怀孕后,受孕酮分泌增加,孕妇的消化系统功能发生变化:胃肠道平滑肌松弛、张力减弱、蠕动减慢,胃排空及食物肠道停留时间延长,易出现饱胀感及便秘。消化液及消化酶分泌减少,易出现消化不良。贲门括约肌松弛,胃内容物逆流,引起"烧心"或反胃。因此孕早期常见的营养问题为早孕反应引起的食欲下降、恶心、呕吐、消化不良、胃食管反流等,甚至有小部分孕妇发展为妊娠剧吐。

一、早孕反应

(一)恶心、呕吐

妊娠早期约 50% 的孕妇会出现恶心、呕吐,25% 仅有恶心而无呕吐,25% 无症状。这些症状多始于孕 6 周,孕 9 周时最为严重;60% 的孕妇孕 12 周后症状自行缓解,91% 的孕妇孕 20 周后缓解,约 10% 的孕妇在整个妊娠期持续恶心、呕吐。再次妊娠恶心、呕吐的复发率为 15.2%~81.0%。

1. 恶心、呕吐的生活应对措施

(1)树立信心:妊娠呕吐是一种正常的生理反应,不是疾病,每个孕妇都可能发生。只要解除思想顾虑,树立胜利的信心,保持精神和心理平衡,可减轻妊娠反应的发生。

(2)适度休息:轻度妊娠反应,不影响正常生活和工作,只是不要过度劳累。重度妊娠反应,应该适当休息,以减少不必要的消耗,可减轻反应发生。

(3)减少孕吐诱发因素:如烟、酒、厨房油烟的刺激,居室应尽量布置得清洁、安静、舒适。避免油漆、涂料、杀虫剂等化学品的异味。呕吐后应立即清除呕吐物,以避免恶性刺激,并用温开水漱口,保持口腔清洁。

(4)改善就餐环境：比如听听舒缓的音乐，餐桌上摆放一些绿色植物，与家人或者好友一同进餐，聊愉快的话题，转移注意力。

2. 恶心、呕吐的营养应对措施

(1)美国妇产科医师学会"妊娠期恶心、呕吐指南 2018 版"建议：治疗妊娠期恶心、呕吐从预防开始。若出现妊娠期恶心、呕吐症状，建议早期治疗可能有利于防止病情进展为妊娠剧吐（C 级证据）。

(2)治疗妊娠期恶心、呕吐从预防开始。推荐怀孕前 1 个月开始补充维生素，可减少妊娠恶心、呕吐的发生率和严重程度（A 级证据）。

(3)生姜可减轻恶心症状（B 级证据）。

(4)轻度和中度的妊娠期恶心、呕吐可通过以下措施缓解：休息，以及避免可能加重症状的气味、热、潮湿及闪光等感觉刺激；少吃多餐，避免胃饱满；避免辛辣和油腻食物；晨起时吃清淡、干燥食物或高蛋白的小吃，以及吃咸饼干。

(5)采用维生素 B_6 单药治疗妊娠期恶心、呕吐，安全有效，10~25mg，口服，每天 3~4 次，可用于一线药物治疗（A 级证据）。

3. 恶心、呕吐的食疗方案

(1)山药炒肉片：①原料：鲜山药 100g，生姜丝 5g，瘦肉 50g；②制法：将山药与肉片一起炒至将熟，然后加入姜丝，熟后即可食用；③功效：健脾和胃，温中止吐。

(2)姜汁甘蔗露：①原料：甘蔗榨汁 250ml，姜一块；②制法：姜去皮洗净，刨成姜片，榨出姜汁，姜汁加入甘蔗汁拌匀，隔水炖热后即可食用；③功效：姜汁能驱寒、健胃、止呕，甘蔗汁则能清热生津、下气润燥，可治反胃呕吐。

(3)姜汁牛奶：①原料：鲜牛奶 200ml，生姜汁 10ml；②制法：牛奶中加入姜汁，加热，加白糖少许服用，应趁温热饮服；③功效：温中散寒，和胃止吐，主要针对脾胃虚寒引起的妊娠呕吐。

（二）胃食管反流病

胃食管反流病（gastroesophageal reflux disease，GERD）指的

是胃和 / 或十二指肠内容物反方向进入食管引起临床症状和病理损害的一组疾病。其典型症状为泛酸、烧心、嗳气、腹胀等消化道症状。孕妇是患胃食管反流病的高发人群。约 25% 的孕妇都有烧心和反酸的症状。特别在孕早期,孕激素的产生会使胃肠道平滑肌松弛、蠕动无力,食管下段括约肌的紧张度降低,容易让酸性的胃内容物反流至食管下方;胃排空及食物滞留肠道时间延长,食物在细菌作用下腐败与发酵,产生大量气体,使孕妇产生饱胀感。孕早期的活动量通常会较孕前减少,胃肠蠕动减弱,孕妇易发生便秘,使腹胀感更加严重,胃食管反流病的概率随之增大。

1. 胃食管反流病的生活应对措施

(1)每天适当运动:适当增加每天的活动量,饭后散步是最佳的活动方式。但不能做过度激烈的运动。

(2)适度缓和的按摩:如腹胀难受时,可采取简单的按摩方法舒缓。温热手掌后,按顺时针方向从右上腹部开始,以左上、左下、右下、右上的顺序循环按摩腹部 10~20 圈,每天可进行 2~3 次。按摩时力度不能过大,避开腹部中央的子宫位置。进食后也不适宜立刻按摩。

(3)睡前 2 小时不要进食,饭后半小时至 1 小时内避免卧床。

(4)睡觉时,尽量以枕头垫高头部 15cm,以防止发生逆流。

(5)避免吸入二手烟,烟雾中的有害成分会加速胃酸的分泌。

(6)保持心情舒畅:要劳逸结合,不宜劳累,更不能生气,压力过大或情绪低落也会造成孕妇体内血液循环不佳。

2. 胃食管反流病的营养应对措施

(1)少量多餐:每次吃饭时不要吃太饱,把每天三餐的习惯改为每天吃 6~8 餐,减少每餐的进食量,以减少胃内压力。

(2)细嚼慢咽:吃东西时要细嚼慢咽,进食时不要说话,避免用吸管吸吮饮料,不要常含着酸梅或咀嚼口香糖等。

(3)避免刺激胃酸分泌的食物:如酸性食物和醋、油腻荤汤、油炸食物、甜食及糯米类黏食、红薯、豆浆、辛辣刺激食物等。

（4）食用中和胃酸或吸附胃酸的食物：如小苏打水或苏打饼干、牛奶、烤馒头片、烤面包片等。

（5）多喝温开水：每天至少要喝1 500ml水，每天早上起床后先喝一大杯温开水，以促进排便。避免喝冰水、碳酸饮料、咖啡、浓茶等。

（6）肥胖易诱发胃食管反流病，因此肥胖或体重增重过快的孕妇应控制体重增加幅度。

（7）必要时在医生指导下短期服用铝碳酸镁片，其具有保护胃黏膜作用及中和胃酸的特性。

3. 胃食管反流病的食疗方案

（1）生花生米：①原料：生花生米若干；②用法：每次空腹食用12~15粒，充分咀嚼至稀糊状再吞咽，每日3次，连续2~3周；③功效：保护胃黏膜，吸附胃酸。

（2）荠菜豆腐汤：①原料：荠菜150g，嫩豆腐100g；②制法：荠菜切末，豆腐切成小丁，锅中放沸水，下荠菜末、豆腐丁烧开，加少许芡粉勾薄芡，盐、味精少量调味；③功效：清香鲜嫩、清热和胃，吐酸、口苦咽干、心烦易怒、尿黄便秘、舌苔黄腻的孕妇可经常食用。

（3）白扁豆山药粥：①原料：山药30g，白扁豆15g，大米50g；②制法：山药切片，白扁豆提前泡软，一同煮粥至熟烂，加少量白糖调味；③功效：作早餐或点心食用，健脾和胃，吐酸、大便稀溏、神倦乏力、面色不华、舌淡苔薄、脉细无力的孕妇可经常食用。

（4）胡萝卜陈皮肉丝汤：①原料：胡萝卜100g、干陈皮10g（浸泡至软）、瘦肉25g；②制法：胡萝卜、陈皮、瘦肉均切丝，加水及少许盐煮汤；③功效：作菜肴用，疏肝理气和胃，胸脘灼热或疼痛、痛连两胁、吐酸嘈杂、便秘心烦易怒的孕妇可经常食用。

二、妊娠剧吐

妊娠剧吐指妊娠早期孕妇出现严重持续的恶心、呕吐引起脱水、酮症,甚至酸中毒,需要住院治疗。有恶心、呕吐的孕妇中通常只有 0.3%~1.0% 发展为妊娠剧吐,是否需要住院治疗常作为临床上判断妊娠剧吐的重要依据之一。

妊娠剧吐是妊娠呕吐最严重的阶段,往往因医患对早孕期用药安全性的顾虑而延误就诊或治疗不足导致孕妇严重并发症,甚至危及母亲生命,被迫终止妊娠。

(一)妊娠剧吐的病因

妊娠剧吐的病因至今尚不明确:

1. **可能与 hCG 升高有关** 妊娠剧吐与血 β-hCG 上升和下降时间相吻合,多胎妊娠和滋养细胞疾病血 β-hCG 异常增高,而其妊娠剧吐发病率显著增高,这个事实与该学说相符。但症状的轻重和血 β-hCG 高低不一定成正比,难以解释。

2. **幽门螺杆菌感染因素** 幽门螺杆菌是引起慢性胃炎的主要病因,近年发现妊娠剧吐与幽门螺杆菌感染关系密切;Yoins 曾报道两例孕早期妊娠剧吐病人因不相干因素口服红霉素,结果意外地发现妊娠剧吐很快得到改善,所有症状全部消失。而这两位孕妇幽门螺杆菌血清学试验阳性。后来的许多研究都证明幽门螺杆菌是迁延性妊娠剧吐的重要原因。

3. **免疫因素** 有科学家认为孕吐是一种排斥反应,孕期女性体内免疫系统也的确发生了巨大的变化,身体的免疫力总体上下降了很多。目的都是减轻自身对胎儿的排斥。

4. **遗传因素** 遗传学说临床研究发现,妊娠剧吐有遗传性,即母亲若患妊娠剧吐,其女儿患病危险性相对较高。挪威科学家曾发表过文章,他们分析了 1967—2006 年的挪威 230 多万份出生记录和相应的医疗记录。经过比较发现,如母亲曾患妊娠剧吐,其女儿患妊娠剧吐的概率是其他人的 3 倍,不过也不能排除这种情况是相同的生活习惯而非遗传因素造成的。

5. **营养不良** 目前认为微量元素及维生素的缺乏可能是妊娠剧吐的原因之一。许多研究证实,剧吐孕妇体内缺乏维生素 B_6,由于妊娠期蛋白代谢改变,磷酸吡多胺辅酶的需要量增加,导致孕妇体内缺乏维生素 B_6。

6. 精神心理因素 现在已基本确认心理因素是妊娠剧吐发病的因素之一。临床上观察到,有些神经功能不稳定、精神紧张的孕妇,妊娠剧吐多见,说明本病可能与大脑皮质和皮质下中枢功能失调致使自主神经功能紊乱有关。临床治疗若介入心理治疗、疏导,比单一用药物治疗效果更好。

(二)妊娠剧吐临床表现

1. 多见于年轻初孕妇,停经 6 周左右出现早孕反应,逐渐加重,直至频繁呕吐不能进食,呕吐物中有咖啡样物质。

2. 严重呕吐引起失水及电解质紊乱,动用体内脂肪,其中间产物酮体聚积,引起代谢性酸中毒。

3. 患者体重明显减轻 ≥ 5%,面色苍白,皮肤干燥,脉搏细数,尿量减少,严重时出现血压下降,引起急性肾衰竭。

4. 部分可出现短暂肝功能异常,孕妇出血倾向增加,可发生骨膜下出血,甚至视网膜出血。

5. 继续发展,可出现嗜睡、意识模糊、谵妄,甚至昏迷。

(三)妊娠剧吐的诊断

1. **病史** 妊娠剧吐为排除性诊断,应仔细询问病史,排除可能引起呕吐的其他疾病,如胃肠道感染(伴腹泻)、胆囊炎、胆道蛔虫、胰腺炎(伴腹痛、血浆淀粉酶水平升高)、尿路感染(伴排尿困难或腰部疼痛)、病毒性肝炎(肝炎病毒学阳性,转氨酶水平升高达 1 000U/L 以上)或孕前疾病(如糖尿病、原发性慢性肾上腺皮质功能减退症)。应特别询问是否伴有上腹部疼痛及呕血或其他病变(如胃溃疡)引起的症状。

2. **症状** 几乎所有的妊娠剧吐均发生于孕 9 周以前,这对鉴别诊断尤为重要。典型表现为孕 6 周左右出现恶心、呕吐并随妊娠进展逐渐加重(每日呕吐 > 3 次),至孕 8 周左右发展为持续性呕吐,不能进食,极为严重者出现嗜睡、意识模糊、谵妄,甚至昏迷、死亡。

3. **体征** 孕妇体重下降,下降幅度 ≥ 5%,出现明显消瘦、极度疲乏、口唇干裂、皮肤干燥、眼球凹陷及尿量减少等体征。

4. **辅助检查** 尿酮体检测阳性;血红蛋白水平升高,可达

150g/L 以上。

5. **眼底检查** 妊娠剧吐严重者可出现视神经炎及视网膜出血。

(四)妊娠剧吐的营养代谢变化和危害

1. **酮症酸中毒** 妊娠剧吐患者在饥饿状态下,机体动员脂肪组织供给能量,使脂肪代谢的中间产物酮体聚积,血液中酮体水平升高,尿酮体检测阳性,严重者表现为酮症酸中毒。

2. **代谢性低氯性碱中毒** 剧烈呕吐导致大量酸性胃液丢失,加之摄食量减少或严重不足,血清钾、钠、氯水平降低,低钾又加重呕吐,形成恶性循环。呈代谢性低氯性碱中毒。

3. **肝肾功能受损** 67% 的妊娠剧吐孕妇转氨酶水平升高,但通常不超过正常上限值的 4 倍或 300U/L;血清胆红素水平升高,但不超过 4mg/dl(1mg/dl=17.1μmol/L);血浆淀粉酶和脂肪酶水平升高可达正常值 5 倍;若肾功能不全则出现尿素氮、肌酐水平升高。

4. **血细胞比容升高** 血常规因血液浓缩致血红蛋白水平升高,可达 150g/L 以上,血细胞比容达 45% 以上。

5. **动脉血气分析** 二氧化碳结合力下降至<22mmol/L。上述异常指标通常在纠正脱水、恢复进食后迅速恢复正常。

6. **呼吸性碱中毒** 剧吐的孕妇往往情绪异常紧张,希望得到家人及医生的关注,所以常过度通气导致呼吸性碱中毒的发生。

7. **甲状腺功能亢进** 60%~70% 的妊娠剧吐孕妇可出现短暂的甲状腺功能亢进,这种情况局限于妊娠的前半期(孕 20 周前)。其特点为游离的 T_4 升高(高于正常上限),以及血清促甲状腺激素(thyroid stimulating hormone,TSH)水平的抑制(低于0.4mU/L),多数并不严重,一般无须使用抗甲状腺药物。原发性甲状腺功能亢进患者很少出现呕吐,而妊娠剧吐孕妇没有甲状腺功能亢进的临床表现(如甲状腺肿大)或甲状腺抗体,已证实 hCG 是孕期甲状腺的刺激物,因为 hCG 的 α 亚基结构与 TSH 化学结构相似,妊娠后 hCG 水平升高,刺激甲状腺分泌甲状腺素,继而反馈性抑制 TSH 水平。原发性甲状腺功能亢进患者很少出现呕吐,而妊娠剧吐孕妇也没有甲状腺功能亢进的临床表现。

8. 妊娠剧吐可致两种严重的维生素缺乏症

(1)维生素 B_1:缺乏可致韦尼克综合征,一般在妊娠剧吐持续 3 周后发病,由严重呕吐引起维生素 B_1 严重缺乏所致。约 10% 的妊娠剧吐患者并发该病,主要特征为眼肌麻痹、躯干共济失调和遗忘性精神症状。临床表现为眼球震颤、视力障碍、步态和站立姿势受影响,个别可发生木僵或昏迷。患者经治疗后死亡率仍为 10%,未治疗者的死亡率高达 50%。

(2)维生素 K:缺乏可致凝血功能障碍,常伴血浆蛋白及纤维蛋白原减少,孕妇出血倾向增加,可发生鼻出血、骨膜下出血,甚至视网膜出血。

(五)妊娠剧吐的营养治疗

1. 常规营养治疗(见恶心、呕吐的营养应对措施) 除常规营养治疗外,医务人员和家属应给予患者心理疏导,告知妊娠剧吐经积极治疗 2~3 天后,病情多迅速好转,仅少数孕妇出院后症状复发,需再次入院治疗。

2. 肠内营养支持 营养支持的目的是消除酮症、维持水电解质酸碱平衡、保证能量供应、维持体重适宜增长、避免母婴不良妊娠结局出现。美国妇产科医师学会"妊娠期恶心呕吐指南 2018 版"中指出,对药物治疗无效,而且不能维持体重的患者,肠内营养(鼻胃管或鼻十二指肠管)应该被作为提供营养的一线治疗方案(C 级证据)。

根据孕妇需要量的特点,强化乳清蛋白粉、维生素组件、微量元素组件等,补充孕妇日常生理功能所需的能量及营养成分,添加应激状态下肠道必需氨基酸谷氨酰胺颗粒,保护和修复由于妊娠剧吐引起的胃黏膜损伤。

3. 肠外营养支持 每天静脉滴注葡萄糖液、葡萄糖盐水、生理盐水及平衡液共 3 000ml 左右,其中加入维生素 B_6 100mg、维生素 B_1 100mg、维生素 C 2~3g,连续输液至少 3 天(视呕吐缓解程度和进食情况而定),维持每天尿量 ≥ 1 000ml。可按照葡萄糖 4~5g + 胰岛素 1U+10% KCl 溶液 1.0~1.5g 配成极化液输注补充能量,但应注意先补充维生素 B_1 后再输注葡萄糖,以防止发生韦尼克脑病。

一般补钾 3~4g/d,严重低钾血症时可补钾至 6~8g/d。注意观察尿量,原则上每 500ml 尿量补钾 1g 较为安全,同时监测血清钾水平和心电图,酌情调整剂量。根据血二氧化碳水平适当补充碳酸氢钠或乳酸钠溶液纠正代谢性酸中毒,常用量为每次 125~250ml。

补液量应根据脱水的严重程度给予:①轻度脱水:稍感口渴,皮肤弹性略差,尿量正常,体液丢失占体重的 2%~3%,补液量为 30ml/(kg·d);②中度脱水:口渴明显,皮肤弹性差尿量减少,体液丢失占体重的 4%~8%,补液量为 60ml/(kg·d);③重度脱水:可神志不清、嗜睡、昏迷血压下降,尿量极少甚至无尿,体液丢失占体重的 10%~13% 以上,补液量约 80ml/(kg·d)。失水纠正良好者,24 小时尿量不少于 600ml,尿比重不低于 1.018。

妊娠剧吐患者不应常规使用经外周静脉中心静脉置管(peripherally inserted central catheter,PICC)。因其严重的母体发病率,PICC 应该被用于最后一种治疗手段(C 级证据)。

第四节 孕早期一日膳食食谱推荐

孕早期一日食谱推荐是按该时期孕妇能量及各种营养素需要水平设计(表 4-2),该份食谱提供总能量 7 545kJ(1 805kcal),其中碳水化合物 260g、蛋白质 73g、脂肪 58g、钙 856mg、铁 27mg,碳水化合物、蛋白质和脂肪分别提供能量占 55%、16% 及 29%。该套食谱主要针对没有任何孕早期并发症的标准人。对不同身高、孕前体重和目前体重增长情况,以及有无孕期并发症,需要咨询产科医生及营养师,判断是否需要调整能量摄入和食谱。

表 4-2 孕早期一日膳食食谱推荐

餐次	食物名称及主要原料重量
早餐	茶叶蛋：鸡蛋 50g
	小米粥：小米 50g
	菜肉包：小麦粉 30g　猪肉 25g　小白菜 25g
	酱黄瓜：酱黄瓜 10g
加餐	甘蔗生姜汁：甘蔗汁 200g
	姜（干）：3g
午餐	米饭：稻米 75g
	糖醋小排：猪小排 50g
	蒜泥菠菜：菠菜 200g
	菜秧虾皮汤：菜秧 150g　虾皮 2g
加餐	饼干：饼干 25g
	橙子：150g
晚餐	虾仁水饺：小麦粉 50g　鲜虾 30g
	山药番茄汤：山药 50g　番茄 100g
加餐	牛奶：牛奶 200ml
全天	烹调用油：25g
	盐：5g

因中国妇女孕早期热量需求与孕前持平，中国孕早期妇女平衡膳食宝塔等同于中国备孕妇女平衡膳食宝塔（见附图 2-1）。

（戴永梅）

第五章
孕中晚期营养

>>>

第一节　孕中晚期营养需要特点及推荐

一、孕中晚期营养需要特点

妊娠中晚期,胎儿生长、母体组织增长、脂肪及蛋白质蓄积过程加速,母体在雌孕激素、胎盘激素、甲状腺素等激素作用下,合成代谢及分解代谢活动均明显增强,总的来说合成代谢大于分解代谢。孕妇的基础代谢率自孕中期时逐渐提高,孕晚期比非孕期增加 15%~20%,基础代谢耗能约增加 0.63MJ/d(150kcal/d),需要更多的能量提供。母体需合成大量蛋白质构成胎儿组织、胎盘、羊水,以及自体血浆蛋白、子宫、乳腺增殖;此外孕妇还要为分娩消耗和产后乳汁分泌储备足量蛋白质及脂肪。在合成代谢增加的同时,母体通过分解代谢,动员自身的脂肪,使血液中游离脂肪酸浓度增高作为能源供母体利用,因为孕中晚期血脂明显升高,主要表现为甘油三酯的升高。

孕中期(妊娠 14~27 周末)是胎儿迅速发育的时期,13 周始胎儿身长 9cm,体重 20g,外生殖器已发育,B 型超声可见胎儿四肢活动;16 周末胎儿身长 16cm,体重 110g,器官已形成,经产妇能自觉胎动;20 周末胎儿身长 25cm,体重 300g,开始出现吞咽、排尿功能,用听诊器可听到胎心音;24 周末:胎儿身长

30cm,体重 630g,出现眉毛,皮下脂肪开始沉积。由于早孕反应消失,处于孕中期的孕妇胃口较好,体重迅速增加。

孕晚期(妊娠 28~40 周末)胎儿生长速度再次加速,大脑发育达到高峰,肺部迅速发育;妊娠 28 周身长约 35cm,体重可达 1 000g,已有呼吸运动,生后能啼哭。妊娠 32 周身长约 45cm,体重 1 900g,脑沟已完全形成;妊娠 37 周胎儿身长 50cm,体重约 2 800g 左右;妊娠 40 周胎儿体重约 3 200g,身长约 51~53cm。孕晚期胎儿发育速度最快,皮下脂肪大量堆积并开始在体内储存营养,对各种营养素的需求也达到高峰;因此,孕妇此期最易出现缺铁性贫血、钙缺乏等营养缺乏并发症。

二、孕中晚期营养素推荐

(一)孕中晚期对能量和宏量营养素的推荐

1. 能量

(1)《中国居民膳食营养素参考摄入量(2013)》推荐(以下简称 2013 版推荐)孕中期每日能量在孕早期基础上增加 1 256kJ(300kcal),达到 8 778kJ(2 100kcal),孕晚期每日能量在早期基础上增加 1 881kJ(450kcal),达到 9 405kJ(2 250kcal)。

(2)进入孕中晚期,大部分孕妇孕吐反应消失,食欲增大,因此需要定期称重,并根据孕前身高体重、孕期增重及活动量来及时调整能量摄入。孕期多数微量营养素的需要量增加幅度大于能量需要量的增幅,体重增长不足者,可适当增加高能量食物的摄入;对于体重增重过快的孕妇,减少摄食量需要慎重,应在围产营养门诊工作人员的指导下,合理选择食物,改善膳食结构、质量,以及适当增加活动锻炼来维持适宜增重。

2. 碳水化合物
孕中晚期,随着能量需求的增加,碳水化合物的需要量也相应提高,孕中期应达到 260~340g/d,其中《中国孕期妇女平衡膳食宝塔》(2016 版)推荐孕中期谷薯类约 275~325g/d,水果 200~400g/d,蔬菜 300~500g/d,奶制品 300~500g/d。以上各类食物大类都可提供碳水化合物,谷薯类约 220~260g,水果类约 20~40g,蔬菜类约 9~17g,奶制品约

12~18g。孕晚期在孕中期基础上增加约20g碳水化合物,达到280~360g/d;主要来源于谷薯类的贡献,其余副食推荐量不变,孕晚期谷薯类推荐值比中期增加25g,达到300~350g/d。

另外,孕妇应摄入适量的膳食纤维,推荐的膳食纤维AI为25g/d。因近年来饮食结构的改变,孕妇在孕中晚期发生糖脂代谢异常的比例逐年升高,因此建议碳水化合物来源中有1/5~1/3来源于全谷类、杂豆及薯类,如燕麦、红豆、山药等,其中含有较多的膳食纤维,可增加饱腹感,辅助调节血糖血脂,防止便秘的出现。

3. **蛋白质** 妊娠中晚期母胎对蛋白质的需要量增加,是蛋白质储备的高峰时期,整个孕期母胎一共储备约930g蛋白质,包括胎儿440g,胎盘100g,羊水3g,子宫增大166g,乳腺组织发育增加80g,血液扩容增加135g。孕中、晚期日均需要储存1.9g和7.4g。2013版推荐孕中期在早期的基础上增加15g/d,达到70g/d,占总热能的13.0%;孕晚期在中期的基础上再增加15g/d,达到85g/d,占总热能的15.1%。因此,孕中、晚期一定要足量摄入优质蛋白质,如孕中期鱼禽蛋肉应达到150~200g/d,奶制品300~500g/d,大豆20g/d,坚果10g/d;孕晚期的鱼禽蛋肉在孕中期基础上再增加50g/d。应当注意的是,进食过多蛋白质会增加肾脏负担,肥胖孕妇体内嘌呤代谢容易出现异常,过多蛋白质尤其是动物蛋白,容易增加血浆尿酸含量,诱发痛风及高血压的发生,胎儿吸收过多蛋白质容易刺激其胰岛细胞分泌过量胰岛素,促进自身脂肪、蛋白质合成,导致巨大儿出生。因此,蛋白质并不是多多益善。

4. **脂类** 孕中晚期孕妇平均增重3~4kg的脂肪,以满足母乳喂养的需要;胎儿储备的脂肪约为胎儿体重的5%~15%。

脂类也是保证胎儿脑和神经系统生长发育的重要物质基础。人体必需脂肪酸(essential fatty acids,EFA)包括亚油酸(linoleic acid,LA)和α-亚麻酸(linolenic acid,LNA)。二十二碳六烯酸(docosahexaenoic acid,DHA)是α-亚麻酸在体内的衍生物,属n-3系长链多不饱和脂肪酸(long chain polyunsaturated fatty acid,LCPUFA),是胎儿、婴儿脑、视网膜及其他组织发育的必需物质。从怀孕 20 周开始,胎儿脑细胞分裂加速,脑细胞体积也不断增大,胎儿发育所需的 DHA 主要来源于母体内的贮备、孕期膳食直接供给,以及由膳食中 α- 亚麻酸在体内的合成。研究表明,DHA 比其前体优先由母体转运至胎儿,要想使胎儿获得充足的 DHA,必须依靠从母体的直接转运,这种运转主要取决于母体的 DHA 营养状况。

DHA 主要来源于膳食,鱼类脂肪(尤其是海鱼)中的 DHA 很丰富,海产品是摄取 DHA 的首选食品。有研究发现,调查对象每日海产品摄入量与血浆磷脂脂肪酸中 DHA 和 n-3 系总脂肪酸浓度存在显著的正相关。

孕中、晚期要吃适当的植物性、动物性脂肪以满足胎儿和自身需要,如坚果、烹调植物油、海鱼等,但脂肪总量不宜过多,以免诱发妊娠期病理性高血脂、急性胰腺炎或妊娠高血压综合征等并发症。

(二)孕中晚期对微量营养素的推荐

1. 矿物质

(1)钙:由于胎儿需要及孕妇自身贮存,孕期需要钙 30g,几乎全部存在于胎儿骨骼中,孕中晚期胎儿骨骼牙床快速发育,对钙的累积量逐渐增加,80% 的钙积累在孕中晚期完成。孕妇钙吸收率相应提高,孕中期为 56%,孕晚期为 62%。孕中晚期增加的钙吸收量分别为 162mg/d 和 210mg/d。孕中晚期吸收增加钙积累 13.25g。

有多项研究提示,低钙摄入(<600mg/d)孕妇孕期补钙有助于增加产后骨密度,减少骨转化和骨吸收,也可显著增加胎儿骨盐含量,但是达到普通成人钙摄入推荐量后,增加钙摄入量并不显著改善骨密度。因此,2013 版推荐孕中晚期钙的 RNI 比非孕期及孕早期增加 200mg/d,达到 1 000mg/d,比 2000 版《中国居民膳食营养素参考摄入量》对于孕中晚期的钙推荐量有所下降。

孕期补钙还有非骨骼健康效应,孕期补钙 1~2g/d 可显著降低妊娠期收缩压、舒张压和子痫的发生率,并可轻微增加新生儿体重,降低孕期母体血铅浓度及产后母乳中铅含量。

(2)铁:进入孕中晚期,胎儿要在体内储备约 300mg 的铁,以满足胎儿出生后 4~6 个月内对铁的需要,其余储存在胎盘及母体组织中,以代偿分娩时失血造成的铁损失。2013 版推荐孕中、晚期在非孕育龄妇女基础上分别增加 4mg/d 及 9mg/d,孕中期摄铁量 RNI 为 24mg/d,孕晚期摄铁量 RNI 为 29mg/d,UL 为 42mg/d。

妊娠中晚期,如果存在孕妇铁摄取不足或吸收不良均可引起贫血。当孕妇患贫血时,可导致胎盘氧气供给不足,增加胎儿宫内生长受限、低体重儿及早产儿的风险,新生儿发病率和死亡率增高,胎儿宫内死亡的风险增加 6 倍;临产后胎儿窘迫发生率高达 35.6%,新生儿窒息、缺血缺氧性脑病增多,严重者甚至造成死胎。多项研究结果显示,铁缺乏与后代智力发育障碍(包括工作记忆、抑制控制、精细运动等)有关功能相关。

孕中期开始应进食富含铁的食物,如动物肝脏、红色肉类及血液,此外,芝麻、黑木耳、豆制品、紫菜、红枣等植物性食物也能提供部分铁。其中动物性食物为血红素铁,生物利用度高,铁的吸收率可达 15%~35%,植物性铁为非血红素铁,需要被还原为二价铁才能被吸收,吸收率仅为 5%~10%,选择含草酸低、富含维生素 C 的新鲜蔬菜和水果,有助于铁的吸收。维生素 B_2 和维生素 A 也有促进铁吸收的作用。应当适当补充相应食物。

(3)锌:妊娠期储存在母体和胎儿组织中的总锌量约为 100mg,约 50% 储存在胎儿体内。孕妇血锌水平从孕早期开始持续下降,至产前约下降 35%,降至最低点,有学者推测,其与血容量增加有关。母体与胎儿之间锌的转运方式以逆浓度差的主动转运为主,脐血锌高于母体孕中晚期锌水平。

美国新泽西州的研究显示,孕期锌摄入量低的女性早产的风险增加了 3 倍;中国安徽 3 081 对母婴的出生队列研究显示,与血清锌高水平组相比,血清锌低水平组和中水平组发生早产的风险 OR 值分别为 2.41 和 1.97;母亲锌水平低,分娩体重小于 2 000g 婴儿的风险较正常者高 2.5 倍；孕期锌水平还和新生儿皮炎皮疹、坏死性小肠结肠炎及神经系统损害有关。2013 版推荐孕中晚期膳食锌 RNI 为 9.5mg/d，比孕前提高 2mg/d，UL 为 40mg/d。海产品如牡蛎、扇贝、动物肝脏、牛肉、蛋类、豆类和坚果类为含锌量高的食物。

(4) 碘：孕期碘的需求量比非孕时约增加 1 倍，除了胎儿生长发育及孕妇自身需要之外，还包括孕妇本身血容量的增加和尿排泄量增加，孕妇肾碘清除率增高。2013 版推荐非孕女性摄碘量为 120μg/d，孕期为 230μg/d（包括孕中晚期），UL 为 600μg/d。如每天食用 6g 碘盐仅仅可达到推荐量的 50% 左右，即 120μg。我国大部分地区天然食品及水中含碘较低，为满足孕期对碘的需要，建议孕妇每周食用 1~2 次富含碘的海产品。海带（鲜，100g）、紫菜（干，2.5g）、裙带菜（干，0.7g）或海鱼（40g）均可补充 120μg 的碘。

近年来孕期的甲状腺疾病发病率显著提高，研究显示碘摄入量与甲状腺疾病的关系呈"U"形，碘摄入量过低或过高都会导致甲状腺疾病增加，因此孕妇应保持适宜的碘摄入水平。

2. **维生素**

(1) 维生素 B_1（硫胺素）：维生素 B_1 在人体新陈代谢过程中，对糖代谢和维持神经系统正常功能方面起到重要作用。孕中晚期，母体和胎儿的新陈代谢均增快，维生素 B_1 也应在孕前基础上适当增加，2013 版推荐孕中晚期妇女维生素 B_1 的 RNI 在非孕育龄妇女基础上分别增加 0.2mg/d 和 0.3mg/d，分别达到 1.4mg/d 和 1.5mg/d。

孕期维生素 B_1 缺乏时，糖代谢障碍，糖氧化受阻形成丙酮酸及乳酸堆积，影响机体能量供应，临床上会出现消化系统、心血管系统、神经系统等症状。维生素 B_1 不足的孕妇常出现腹胀、食欲下降、便秘等症状，心血管系统表现为心动过速、水肿、心脏扩张等；神经系统表现为疲乏、记忆力减退、失眠及肌肉酸痛、腓肠肌压痛、指／趾端麻木等；严重者可致新生儿先天性脚气病，表现为青紫、吮吸无力、嗜睡等。孕妇如进食精白米面，又缺乏豆类、肉类等富含维生素 B_1 的食物时容易引起维生素 B_1 缺乏,应适当食用糙米、带麸皮面粉、豆类及坚果、瘦肉等富含维生素 B_1 的食品。

(2)维生素 B_2(核黄素):孕中晚期母体代谢旺盛,维生素 B_2 需要增大,如果孕妇缺乏维生素 B_2 易出现口角炎、唇炎、舌炎;孕期缺铁性贫血也与维生素 B_2 缺乏有关;还易出现胎儿生长发育受限的问题。2013 版推荐孕中晚期妇女维生素 B_2 的 RNI 在非孕育龄妇女基础上分别增加 0.2mg/d 和 0.3mg/d,分别达到 1.4mg/d 和 1.5mg/d。

(3)维生素 B_6:维生素 B_6、维生素 B_{12} 和叶酸为体内甲硫氨酸循环所必需,充足的维生素 B_6 有利于降低高同型半胱氨酸血症的风险。近年来研究发现,同型半胱氨酸与妊娠并发症如子痫前期、胎儿宫内发育受限;不良妊娠结局如出生缺陷、低出生体重、胎盘早剥等密切相关;因此临床上也常将维生素 B_6 维生素 B_{12} 和叶酸联用预防妊娠高血压综合征。

一般来说,维生素 B_6 的需要量随蛋白质摄入量的增加而增加,2013 版推荐孕中晚期维生素 B_6 的 RNI 比非孕女性高 0.8mg/d,达到 2.2mg/d,UL 为 60mg/d。维生素 B_6 食物来源很广泛,动物性来源的维生素 B_6 生物利用率优于植物来源的食物。含量最高的食物为白色肉类(如鸡肉和鱼肉),其次为肝脏、豆类、坚果类、蛋黄等,奶类含量较少。

(4)叶酸:2013 版推荐孕妇叶酸整个孕期(包括中晚期)RNI 在非孕基础上增加 200μg DFE/d,达到 600μg DFE/d,UL 为 1 000μg/d。在孕中晚期补充叶酸可以预防巨幼红细胞贫血、预防早产及胎儿宫内发育受限的作用。WHO 推荐育龄妇女及孕期妇女同时增补铁和叶酸。中国兰州的孕妇队列研究中发现,在孕期服用叶酸增补剂和饮食叶酸均可降低孕妇子痫前期的风险,叶酸增补剂对轻度子痫前期的保护效应较好,而饮食叶酸对重度子痫前期具有保护性效应。孕期较低的饮食叶酸(<149.88μg/d)能够增加新生儿先天性心脏病的风险。

孕中晚期仍然需要通过多摄入叶酸含量丰富的食物,如新鲜蔬菜及水果补充足量的叶酸,如饮食中蔬菜水果摄入量不足,建议孕中晚期补充小剂量叶酸($400\mu g/d$)直至分娩。

(5)维生素C:维生素C是一种很强的水溶性抗氧化剂,可与脂溶性抗氧化剂协同作用,在体内清除自由基,防止脂质过氧化反应。孕中晚期维生素C的补充有较大意义,包括:维生素C可将不易吸收的三价铁还原为易吸收的二价铁,促进铁的吸收;将无活性的叶酸还原为有活性的四氢叶酸,防治巨幼红细胞贫血;抵御低密度脂蛋白胆固醇的氧化,防止氧化性低密度脂蛋白胆固醇和泡沫细胞形成,防止动脉粥样硬化发生;促进骨骼有机质形成,防止骨质疏松,减少关节疼痛和骨骼变形。

研究显示,低维生素C水平与胎膜早破发生有关,维生素C摄入的不足引起血浆和储备的维生素C下降,导致胎膜发育缺陷,降低胎膜的抗张力而引起胎膜早破。但是维生素C摄入量并不是多多益善,大量摄入会增加其代谢产物草酸盐的排出,从而增加泌尿系结石风险。孕期过量补充维生素C还会引起婴儿对维生素C的依赖,一旦戒断,会出现"条件性维生素C缺乏病"。

2013版推荐孕中晚期维生素C的RNI为$115mg/d$,UL为$2\,000mg/d$。各种新鲜蔬菜水果是维生素C的最好来源,应保证足量摄入。

(6)维生素A:维生素A有促进视觉细胞内感光物质合成,维持正常视觉作用,也可促进蛋白质的合成和骨细胞分化,促进机体增长和骨骼发育;并可通过维持皮肤和黏膜细胞完整,增强呼吸系统和消化系统抗病能力;研究证实,维生素A在孕中后期缺乏易致胎儿早产、产后感染机会增加。维生素A对宫内胎儿肺的正常发育非常重要,营养不良的孕妇在孕中晚期补充维生素A,对孩子出生时的肺功能有益,这种益处一直持续到青春期。

孕妇血清维生素A水平与脐带血维生素A水平呈正相关,如孕妇存在维生素A缺乏,将继发胎儿维生素A缺乏,与婴幼儿期的动作发育受损有关,需要干预。2013 版推荐孕中晚期每日维生素 A 的 RNI 为 770μg RAE,比非孕育龄妇女增加 70μg RAE。

(7) 维生素 D:我国孕期妇女维生素 D 营养现状不容乐观,维生素 D 缺乏在孕妇中非常普遍,妊娠 23~28 周测定的 11 151 例孕妇血清 25-(OH)-D 浓度平均值为 37.7nmol/L。对江苏省 19 851 名孕妇检测维生素 D 水平,61.6% 的孕妇血清 25-(OH)-D<50nmol/L,冬春季不足占 82.4%,夏秋季不足为 46.5%。维生素 D 缺乏在冬春季节、高纬度、缺乏日照的北方地区、高龄(>35 岁)及怀孕晚期孕妇中更为严重。这与现代生活方式的改变,室内活动时间增加、日光暴露减少、各种防晒产品使用,以及食物中维生素 D 来源较少均相关。

妊娠期间母体 25-(OH)-D 能通过胎盘转运至胎儿,胎儿血中 25-(OH)-D 浓度与母体血液中相同,是新生儿维生素 D 的储备来源,因此孕妇维生素 D 缺乏不仅影响孕妇自身健康,还会对其后代健康造成长远不良影响。

孕期缺乏维生素 D 可致孕妇骨质软化、骨盆畸形;美国波士顿医学中心研究发现,25-(OH)-D 水平在 37.5nmol/L 以下的孕妇较此水平以上的孕妇剖宫产概率增加 3.84 倍。骨盆畸形是导致孕妇采取剖宫产的一个重要原因,维生素 D 缺乏,血钙下降,而钙离子参与肌肉的收缩与舒张;维生素 D 缺乏导致肌肉组织中的 2 型肌肉纤维的面积减少,孕妇可出现肌无力,影响分娩能力。

母体维生素 D 缺乏与新生儿低钙血症相关,可表现为胎儿骨矿化不足、牙釉质发育不良或惊厥,严重维生素 D 缺乏可引起先天性佝偻病。中国的研究显示,孕妇维生素 D 缺乏可增加小于胎龄儿(small for gestational age,SGA)和低出生体重(low birth weight,LBW)风险,孕期维生素 D 缺乏<50nmol/L 时,早产的风险显著提高。

2013 版推荐孕中晚期维生素 D 的 RNI 与孕前相同,整个孕期为 10μg/d(400IU),UL 为 50μg/d(2 000IU);过量补充可导致婴儿发生高钙血症,甚至维生素 D 中毒。有文献报道,血中 25-(OH)-D$_3$ 的浓度>400nmol/L 可视为中毒。预防维生素 D 中毒最有效的办法是在推荐的 UL 水平范围内使用。

(8)维生素 E:妊娠期间,孕妇血浆维生素 E 是体内重要的抗氧化剂。维生素 E 对细胞膜,尤其是红细胞膜上长链多不饱和脂肪酸稳定性具有保护作用,孕期维生素 E 的补充可能有利于预防新生儿溶血性贫血。2013 版推荐的孕中晚期维生素 E 的 AI 值与非孕期相同,α-TE/d 为 14mg,UL 为 700mg/d。

(9)维生素 K:维生素 K 对新生儿有重要意义,因为胎盘转运脂质相对不足,作为脂溶性维生素 K 不易通过,使得胎儿肝脏内储备较少;早产儿储备更少。母乳维生素 K 含量少(仅含2.5mg/L),新生儿出生时肠道菌群尚未建立,不能自行合成维生素 K,以上因素使得新生儿成为维生素 K 缺乏的高危人群,容易发生维生素 K 缺乏性出血。因此孕晚期,尤其是妊娠最后数周,如果适量补充维生素 K,或新生儿补充维生素 K,可有效预防维生素 K 的缺乏。2013 版推荐的孕妇维生素 K 的 AI 为80μg/d,与非孕育龄妇女相同。

第二节 孕中晚期营养指导

一、孕中晚期膳食指导原则

孕中期开始,胎儿生长发育逐渐加速,母体的生殖器官如乳腺组织的发育也加速了,孕后期母体和胎儿均要储备足够的营养素,为成功母乳喂养及出生后的营养提供做物质准备;但是孕中晚期的饮食也不是越多越好,仍是由多样化食物组成的营养均衡的膳食;目前我国孕期妇女能量摄入过多、日常工作量和活动量明显下降的现象很普遍,使得孕期体重增重过多、妊娠糖尿病及巨大儿发生率显著增加,从而危害母婴两代人的健康。此外,孕中晚期孕妇对钙、铁的需求量逐渐上升,如饮食补充不足,易出现缺钙、贫血等孕期常见营养不良性并发症。因此,需要制订合理的饮食原则和饮食计划,保证这一时期营养全面而不过量。

(一)孕中晚期适当增加、鱼、禽、蛋、瘦肉的摄入

孕中晚期胎儿发育速度加快,需要更多的能量、蛋白质和钙、铁等微量营养素。所以在孕前平衡膳食的基础上,孕中期可以每天增加 200g 牛奶或酸奶,使总摄入量了达到 500g/d,可提供约 6g 优质蛋白质、200mg 钙、501.6kJ(120kcal)的能量;再增加鱼、禽、蛋、瘦肉共计 50g,可以提供优质蛋白质约 10g,能量 334.4~627.0kJ(80~150kcal)。孕晚期在孕中期的基础上再增加鱼、禽、肉、蛋 50~75g,基本可以满足孕晚期的营养需求。

同样重量的鱼虾类与畜禽类食物相比,蛋白质含量相差不多,但是脂肪和热量明显低于畜禽类。因此当孕妇体重增加较多时,可以优先选择鱼虾类,畜禽类应该去皮和肥肉,畜肉类可优先选择牛肉。此外,鱼类尤其是深海鱼类如三文鱼、鳕鱼等含有较多 n-3 多不饱和脂肪酸,其中的 DHA 对胎儿大脑和视网膜功能发育有益,每周最好食用 2~3 次。

(二)通过膳食增加铁的储备

孕中期开始,铁的需求量逐渐上升;之前的孕早期,尽管铁的推荐摄入量与孕前持平,但是因为大部分孕妇存在孕吐反应,普遍存在挑食偏食问题,血红蛋白虽然没有明显下降,但体内储备铁水平逐渐降低,一旦进入孕中晚期,缺铁性贫血发生率显著上升。

所以孕中期开始应该常吃含铁丰富的食物,如红色肉类、动物肝脏等,这类食物所含的铁为血红素铁,生物利用率高,如每天补充 20~50g 红肉,可提供铁 1~2.5mg,每周摄入 1~2 次动物血和肝脏,可提供铁 7~15mg。对于孕中晚期仍然存在孕吐反应或挑食、偏食,不能进食红肉、肝脏等食材的孕妇,应多选择豆制品、黑芝麻等含铁高的植物性食物,同时补充维生素 C、维生素 A、维生素 B_2 含量高的食物促进铁的吸收。如果已经出现铁蛋白<30μg/L 时或缺铁性贫血,可在医生指导下适当补铁剂及维生素 C 制剂。

（三）适量身体活动，维持孕期适宜增重

孕妇体重增长的监测是一种反映母亲营养状况、胎儿发育情况简单又非常重要的方法。有研究表明孕期体重增长与新生儿出生体重成正相关，孕期体重增加过快会导致巨大儿、妊娠期高血压的发生率增加，还会增加难产率和剖宫产率、胎儿窘迫和新生儿窒息，以及新生儿死亡风险；而孕期体重增长过慢，又会导致早产儿、胎儿生长受限及低体重儿的出生。所以孕期体重管理是孕期营养管理的重要一环。由于不同孕妇妊娠期体重增重的适宜值不同，因此，不可能简单地推荐同一个体重增加值给不同情况的孕妇，目前国内外尚缺乏大样本的研究资料，现多参照美国医学研究院（American Institute of Medicine, IOM）2009年推荐的孕妇整个妊娠期的总增重推荐值范围（参见第二章表 2-2 及表 2-3）。

能量摄入和体力活动是控制孕期体重增长的两个关键要素。孕早期体重变化不大，可每月称重一次。孕中晚期则需要每周称量一次，并根据体重增长水平及时调整饮食及运动，如体重增长不足，需要增加能量密度高的食物，如坚果、肉类、米面等；如体重增加过快，则需要在保证营养素供应的前提下，适当减少高热量食物的摄入，选择营养密度高而热量密度低的食物，并适当增加身体活动。称量体重最好用校正准确的体重秤，孕妇最好在清晨排空大小便着单衣称量，最为准确。并养成记录体重的习惯，便于产科医师及营养师进行有效的体重管理。

孕期进行适宜的规律运动除了增加能量的消耗，预防体重过度增加，还有利于预防妊娠糖尿病的发生；活动和运动使肌肉收缩能力增强，有利于自然分娩，此外身体活动有助于愉悦心情；只要没有医学禁忌，孕期进行常规活动和运动都是安全的，而且对孕妇和胎儿均有益处。

孕妇应首先由产科医生评估运动指征，排除具有不能运动的医学原因，运动的绝对禁忌证，如严重心肺功能异常、前置胎盘、胎膜早破；以及运动的相对禁忌证，如控制欠佳的 1 型糖尿病和妊娠期高血压疾病等。并综合孕前运动习惯指导孕期运

动,推荐每天进行30分钟或更长时间的中等强度运动,避免参与对孕妇或胎儿有潜在的受伤风险或者增加关节负荷的活动,如仰卧起坐、滑雪、慢跑、网球等活动,并根据运动情况及体重增长情况调整运动频率、强度和时间。孕前久坐的孕妇应逐渐增加运动时间和频率;常见运动类型可以采取步行、孕妇瑜伽、游泳、固定自行车和有氧健身操及各种家务劳动等。

中等运动强度的评定:

(1) 任何会造成稍有出汗,或是适度增加呼吸或心搏的运动。

(2) 简单计算为快走的活动量(4~6km/h)。

(3) 孕期运动强度达到最大心率的60%~70%(最大心率 = 220- 年龄)。

(4) 代谢当量(metabolic equivalent,MET)在3~4之间(MET指一个人在安静状态下没有任何活动时每分钟氧气消耗量,大致相当于每千克体重每小时消耗1kcal)。

(四) 禁烟酒,愉快孕育新生命,积极准备母乳喂养

烟草、酒精对胚胎发育各个阶段都有明显毒性作用,容易引起流产、早产及胎儿畸形。我国在孕期主动吸烟的孕妇比例很低,但要注意避免被动吸烟的影响,尽量避免身处于通风不良和人群聚集的环境中。

怀孕期间身体的各种变化及不适都有可能影响孕妇的情绪,而不良情绪可能导致消化液分泌减少,易出现消化不良、营养素吸收下降的情况;因此孕妇要积极了解孕期的生理变化特点,学习孕育知识,定期进行产检,出现不适时能正确处理和及时就医,家人也应该多给孕妇一些精神上的支持和安慰,适当进行户外运动,向专业人员咨询等均有助于释放压力,愉悦心情。

成功的母乳喂养对子代的健康成长和母亲的产后恢复都很重要,进入孕中晚期,孕妇要为母乳喂养做好营养、心理及行动准备。营养方面,多样化的均衡饮食及必要的营养素补充剂合理使用,保证身体有合适的脂肪蓄积和营养储备,有利于产后泌乳;心理方面,应该尽早了解母乳喂养的益处,加强母乳喂养的意愿,树立母乳喂养的信心;行动方面,做好乳房的护理,学习母乳喂养的方法和技巧,有利于产后尽早开奶和顺利哺乳,可以大大提高母乳喂养的成功率。

二、孕中晚期膳食推荐

建议参考 2016 版中国孕期妇女平衡膳食宝塔(附图 2-1,附图 2-2)指导孕中晚期妇女,谷薯类、蔬果类、鱼禽蛋肉类、奶豆坚果、油盐等五大类食物按照适合的比例进行搭配,在摄入食物的同时,保证能量及各类营养素的供给。

(一)宝塔最底层

谷薯类,包括米、面、全谷物、杂豆、薯类等主食,薯类指马铃薯、红薯、白薯、紫薯、山药、芋头等;杂豆指除了大豆之外的绿豆、红豆、芸豆、花豆等;全谷物如小米、燕麦、玉米、全麦粉等。因为精加工后的白米、白面丢失了大量 B 族维生素、矿物质、膳食纤维和植物化学物,因此把全谷物、杂豆类及薯类作为组成部分,推荐每日摄入量应当达到主食量的 30% 左右。

孕中期建议每日谷类 275~325g,其中全谷物和杂豆每日 75~100g,薯类每日 75~100g;孕晚期建议每日谷类 300~350g,其中全谷物和杂豆每日 75~150g,薯类每日 75~100g。杂豆、薯类、全谷物可与精白米面搭配食用,比如八宝粥、豆饭、二米饭等,这样粗细搭配既增加食物品种,又可以提高和均衡膳食营养。另外,日常饮食中还可以采用各种烹饪加工方法,丰富谷类食物的选择,比如煮饺子、蒸包子、杂粮面饼、杂粮粥等。全谷物口感粗糙,食用初期可能不太适应,可以利用现代厨房炊具如豆浆机、电饭煲、高压锅等来烹煮帮助改善口感。

(二)宝塔第二层

蔬果类,蔬菜属于低热量、高营养密度的食物,体积较大、膳食纤维较多,富含维生素、矿物质,可以达到 300~500g/d,应做到餐餐有蔬菜,每餐的蔬菜量应占整体膳食餐盘的一半。选择蔬菜时应注重新鲜,品种多样,多选颜色深的。

1. 新鲜的应季蔬菜 外观上颜色鲜亮,味道清新,营养价值也高。应尽量买应季蔬菜,而且不要放置时间过长。放置时间过长,不但口感不好,水分丢失,腐烂后还会产生对人体不利的亚硝酸盐。另外,腌菜和酱菜虽然风味独特,但是在加工的过程中会损失很多的维生素,而且要使用大量的食盐。一般传统的腌菜20天后才可以安全食用。因为在腌制几天到十几天之内,亚硝酸盐会达到高峰,在经过2~5周后会慢慢回落,一定要警惕"暴腌菜"。

2. 蔬菜颜色搭配　绿叶蔬菜和红黄色等深色蔬菜应占每日蔬菜的2/3以上。深色蔬菜在营养价值上比浅色蔬菜更高,尤其是β-胡萝卜素。紫色菜如紫甘蓝、红苋菜等;红黄色菜如南瓜、胡萝卜、彩椒、西红柿等;绿色菜更为常见,如青菜、韭菜、西蓝花、茼蒿、菠菜、空心菜等。

3. 蔬菜的品种多样　每种蔬菜的特点都不同,为了保证营养的均衡,最好不断更换品种。叶菜如油菜;十字花科蔬菜如西蓝花;鲜豆类如豆角、豇豆、豌豆、蚕豆、菜豆;菌类如香菇、茶树菇、杏鲍菇、平菇;藻类如海带、紫菜富含碘,每周应该至少食用1次。购买和挑选的时候多变换,建议每天至少达到5种以上。

蔬菜在制作过程中尽量做到先洗后切、急火快炒、开汤下菜、炒好即食,这样能最大程度保留蔬菜的营养。黄瓜、西红柿等可生吃的蔬菜可洗干净后直接食用,作为两餐之间的"零食"。

水果是孕妇特别喜爱的食物,建议200~400g/d(一个中等大小的苹果约200g)。不推荐用水果替代蔬菜,也不建议拿水果当饭吃。水果过量会导致糖分摄入过多,导致体重过度增加,诱发妊娠糖尿病的发生。水果种类很多,大致可以分为五类:浆果如葡萄;瓜果如西瓜、哈密瓜;仁果如梨、苹果;核果如桃子、李子、枣;柑橘类如柳橙、橘子。选水果时应选择新鲜应季水果,并不断变换种类,可以在上午、下午两餐之间食用。

(三) 宝塔第三层

鱼禽蛋肉类,此层食物提供优质蛋白质、脂类、矿物质、B族维生素及脂溶性维生素,孕中期达到150~200g/d(平均瘦畜禽肉50~75g,鱼虾类50~75g,蛋类50g);孕晚期200~250g/d(平均瘦畜禽肉75~100g,鱼虾类75~100g,蛋类50g)。

每天保证一个鸡蛋非常重要,鸡蛋的营养价值很高,可以吃煮全蛋、鸡蛋汤、蒸蛋羹,这样营养素损失不大,而煎鸡蛋在高温下,维生素B$_2$容易损失,热量也相对过高,所以不宜常吃。食用畜肉、禽肉的时候尽量剔除肥肉和皮,可多选用高蛋白、低脂肪的水产品及海产品,如鱼、虾、贝类等,同等重量的鱼虾类比其他畜禽类相比,优质蛋白质的含量相差无几,但是脂肪和能量远远低于畜禽类。鱼肉肉质松软细嫩,容易被咀嚼、消化和吸收。此外,如三文鱼、凤尾鱼这些深海鱼还含有促进胎儿大脑和视网膜发育的二十二碳六烯酸(docosahexaenoic acid,DHA),每星期可以选择2~3次。一周建议食用1~2次动物血或动物肝脏,以补充血红素铁,防止贫血。

(四)宝塔第四层

奶类、大豆及坚果,此层食物可以提供优质蛋白质、钙质及必需脂肪酸等营养物质,孕中晚期可以摄入牛奶300~500g/d,大豆20g/d(相当于每天食用豆浆400~500ml,或者北豆腐100g、南豆腐150g、豆腐干50g),坚果10g/d(核桃、腰果、花生、葵花子、南瓜子等)。

奶类是营养成分齐全、容易消化吸收的天然食物,是钙的最好食物来源。孕中晚期如每天能喝到约500ml的奶,就可以满足身体每日需要钙的一半量。可以选择液态奶、酸奶,也可用奶粉冲调。但是乳饮料中乳含量很少,不能替代奶,所以不建议选择,也不建议用豆浆代替奶,因为豆浆的含钙量远低于奶。奶可以在三餐或加餐时饮用。孕前不习惯喝奶的孕妇应养成喝奶的习惯,每天从少量开始,逐渐增加奶量。有些孕妇在饮用牛奶后出现腹痛、腹泻、腹胀的情况,这种称之为乳糖不耐受,可选用舒化奶或酸奶。如果发现体重增长过快,血糖、血压、血脂偏高时也可选用低脂奶或者脱脂奶,以减少能量摄入。如果不习惯喝常温奶,也可以将奶稍微加热后饮用。

大豆包括黄豆、黑豆和青豆。大豆吃多了容易胀气,但是经过加工后不易胀气,而且更利于人体消化吸收。我国的豆制品分为非发酵豆制品和发酵豆制品。非发酵豆制品有豆浆、豆腐脑、豆腐皮、豆腐干、豆腐丝、香干等,发酵豆制品有豆腐乳、豆豉等。大豆水发后成豆芽,既保留了原来的营养,还含有较多的维生素 C。每周可以选择不同的豆制品食用,比如早餐可以吃豆浆或豆腐脑,午餐、晚餐可以用豆腐干、豆腐丝等做菜,可热炒也可凉拌。孕期喝豆浆还有增加羊水量的作用,出现羊水偏少时可多喝些豆浆,既可补充营养,又可增加羊水量,一举两得。

孕中晚期摄入坚果可以提供胎儿大脑发育必需的亚油酸及亚麻酸,坚果每日建议 10g 左右,相当于每天核桃 2 个,或者带壳葵花子 25g。尽量选择原味的坚果。作为零食或者以正餐烹饪入菜。坚果属于高能量食物,孕期不宜过量食用。

(五) 宝塔第五层

油、盐等调味品。孕妇应该控制好用盐量,每天摄入量应小于 6g,为保证碘的摄入,应该使用加碘盐,注意尽量不吃含盐量多的腌制、烧烤食品,否则容易引起肾脏负担加重,诱发水肿及妊娠期高血压疾病的发生。烹调油的用量每天应该控制在 25~30g,宜选用大豆油、橄榄油、山茶油等烹调食物,避免油煎炸食物。尽量减少精致白糖、蜂蜜、红糖等调料的使用。

除了以上食物之外,中晚期孕妇还应保证足够的饮水量,每天达到 1 700ml,以满足代谢的需要及血容量增加的需要。少量多次饮用为佳,以白开水、矿泉水为佳,不要用果汁、饮料、奶茶等代替,后者含糖分及热量较多,容易引起体重过度增加。

第三节　常见营养问题及应对

一、母体增重异常(过多或过少)

参见第十六章、第十七章相关部分。

二、妊娠便秘

(一)妊娠便秘的病因、临床表现和诊断

妊娠对于大部分女性来说充满着惊喜,但是对一部分孕妇来说也充满着困扰,孕期便秘是妊娠期常见的并发症。妊娠期女性功能性便秘的患病率为 16.18%,高于国内一般人群患病率。至 28 周以后的孕晚期,增大子宫压迫肠管等多方面的原因,便秘的发生率可高达 24%;便秘可增加孕妇心理负担及影响其生活质量,严重者甚至可影响胎儿生长发育及难产等围产期母儿严重并发症。

1. 妊娠便秘病因

妊娠期便秘发病的原因众多,大致可分为:

(1)内分泌激素变化:孕激素分泌增多,使胃动素及胃酸分泌减少,导致胃肠道平滑肌张力减低,蠕动能力减弱,胃排空推迟,结肠传输延长。

(2)子宫增大导致压迫肠管,肠道运动障碍:膈肌、腹肌运动首先导致排便缺乏动力,延长食糜在胃肠道的停留时间,增加了水分的吸收。

(3)肾素 - 血管紧张素 - 醛固酮分泌增加:肠道蠕动减慢,导致结肠水分吸收、大便秘结。

(4)运动饮食:膳食纤维摄入量不足,运动量减少。

(5)妊娠后紧张、焦虑等:不良的心理反应,导致交感神经兴奋,减弱了胃肠蠕动。

2. 临床表现

便秘表现为排便次数减少;粪便干硬和 / 或排便困难;排便次数减少指每周排便<3 次;排便困难包括排便费力、排出困难、排便不尽感;排便费时和需用手法辅助排便。

3. 诊断

妊娠便秘的诊断采用罗马Ⅲ标准,即至少有下列两项或两项以上,可以是不连续的:

(1)大于 1/4 的排便中需攒力,排便困难。

(2)大于 1/4 的排便有硬块或坚硬。

(3)大于 1/4 的排便有排便不尽感。

(4) 大于 1/4 的排便有肛门直肠梗阻感。

(5) 大于 1/4 的排便需用手协助排便。

(6) 每周排便小于 3 次。

（二）营养治疗

1. **补充高膳食纤维饮食**　充足的膳食纤维可增加粪便容积,刺激肠蠕动,改善便秘。普通成人每日摄入膳食纤维应达 25~30g,应指导孕妇多吃粗粮、带皮水果、新鲜蔬菜等,有研究表明,膳食中增加海带、豆类、香蕉、火龙果的摄入可改善孕妇便秘。

2. **多饮水**　有研究发现,摄入充足的水分(2 000~3 000ml/d)可刺激胃 - 结肠反射而达到缓解便秘的目的。

3. **多补充 B 族维生素**　含有 B 族维生素的食物,可促进消化液的分泌,维持和促进肠蠕动,有利于排便。如粗粮、酵母、豆类及制品等。必要时可补充维生素 B_1 制剂 15mg/d。

4. **多食产气食物**　以促进肠蠕动,如洋葱、萝卜、蒜苗等。

5. **适当增加高脂肪饮食**　植物油能润滑肠道,分解的脂肪酸有刺激肠蠕动作用,可选用花生、芝麻、核桃油等,拌入蔬菜或者空腹口服。

6. **选用含有益生菌的食物**　如酸奶、乳酸菌饮料等。

7. **禁忌烟酒和辛辣刺激食物**　如火锅、热性香料等,因这些食物容易导致肠道痉挛,对通便不利。

（三）其他治疗方式

1. **生活方式干预**

(1) 适当增加运动时间,如每天坚持一定时间的散步,对促进肠胃蠕动,改善便秘有一定作用。此外便秘的孕妇需要增加的是腹部胃肠的运动,该部位如果运动强度过大,容易导致流产,可以增加床上静力性运动练习,仰卧举手、仰卧抬臀、仰卧屈膝、斜靠抱颈,每种姿势保持 10 秒,休息 10 秒,重复 10 次,每天做 2 组,每组持续 20 分钟;静力性运动结合呼吸训练,既能增强胃肠运动,又能避免宫缩、防止早产。

(2) 建立规律的生活方式,孕妇早餐不应缺少,且最好在

6~7点间,以顺应大肠的生理节律,早餐后半小时是排便的最佳时间,因早餐后1小时以内胃肠蠕动最强,较容易形成排便反射。排便时应集中精力,勿看报或玩手机。

(3)加强心理疏导,减少或消除孕妇紧张、焦虑、抑郁的情绪,有利于副交感神经兴奋,促进肠蠕动。

2. 药物治疗 妊娠妇女可选用容积性泻药,如欧车前、小麦纤维素、乳果糖、聚乙二醇安全性好,可选用。比沙可啶尚少见致畸的报道,但会引起肠麻痹。应避免使用蒽醌类泻药和蓖麻油。

3. 特殊医用食品

(1)可溶性膳食纤维:如低聚果糖、低聚半乳糖和菊粉制品。便秘患者常伴有肠道菌群的改变,如乳酸菌减少,产甲烷菌、条件致病菌和真菌增多等。这类可溶性膳食纤维能促进益生菌的生长繁殖,从而改善肠道功能,恢复肠道微生态平衡。

(2)益生菌制剂:益生菌是一类能对宿主产生有利影响的微生物,常见的有乳酸菌和双歧杆菌,益生菌定植在肠道内,其代谢产物乳酸、乙酸、短链脂肪酸等可以降低肠道 pH 值,增加肠蠕动,缩短结肠通过时间,从而对便秘有一定治疗效果。

三、妊娠期钙缺乏

钙是矿物质中需要量最多的微量营养素,我国孕妇因为膳食结构主要以植物性食物为主,奶类摄入量不足,导致妊娠期钙营养缺乏的情况非常多见,孕期缺钙,会引起孕妇体内多种生理功能变化,低钙状态母胎均有不良影响。

(一)妊娠期钙缺乏的临床表现及危害

1. 腓肠肌痉挛 俗称"小腿痉挛",是我国妇女妊娠期一种常见症状,孕中晚期最明显。主要是由于血钙过低,神经过度兴奋,引起腓肠肌或其他部位肌肉的痉挛。2010—2012 年中国居民营养与健康状况监测结果,我国孕妇腓肠肌痉挛发生率为32.9%,其中孕早期、中期和晚期发生率分别为 11.3%、28.2% 及50.2%,尽管腓肠肌痉挛还有其他的原因,例如血供不足和疲劳等;这与孕妇人群钙营养状况及维生素 D 没有得到显著改善有直接的关系。

2. **骨密度下降**　孕期钙营养缺乏,母体会动用自身骨骼中的钙来维持血钙浓度,满足胎儿骨骼和牙齿生长发育的需要。因此钙营养不足对母体的危害更加明显。当母体的骨钙被动员后,骨转换处于亢进状态,骨吸收大于骨形成,进行性骨丢失导致骨量减少,甚至骨质疏松。表现为疲乏无力、腰腿痛或全身性骨痛,有些孕妇出现孕晚期髋关节疼痛,活动受限;严重者可出现身高变矮、骨盆和下肢变形。研究显示,孕期饮食不含奶类的中国妇女产后骨密度比同龄非孕妇女下降 16%。

3. **胎、婴儿钙营养不足**　当母体钙摄入严重不足时,即使母体主动转运钙至胎儿,仍可能造成胎儿钙吸收不足,导致胎儿骨骼及牙齿发育不良、宫内发育迟缓;可能出现新生儿先天性佝偻病、新生儿低钙惊厥,使婴儿出牙晚、牙齿排列不齐;还可能导致婴儿喉喘鸣、免疫功能下降等。

4. **增加妊娠期高血压疾病的发病风险**　妊娠期高血压疾病是妊娠期间最常见的并发症,目前仍是威胁孕产妇及围生儿生命的重要原因。包括慢性高血压、妊娠期高血压综合征、子痫前期、子痫、慢性高血压并发子痫前期等一组常见病,发病率我国为 9.4%~10%,国外为 7%~12%。流行病学调查发现钙摄入量低的地区妊娠期高血压疾病的发病率高,而钙摄入量多的地区该病的发病率低。可能机制为血清钙离子浓度降低导致细胞膜对钙的通透性增加,钙离子大量内流,使细胞内钙离子升高;另外低钙时,甲状旁腺激素分泌增加,激活腺苷环化酶,导致细胞内环磷酸腺苷增高,使线粒体中的钙释放到细胞质中;甲状旁腺激素还可降低钠泵活性,导致钠离子与钙离子交换减少,细胞内钙离子相应升高;通过上述因素使细胞内钙离子浓度明显升高,呈现一种"超载状态",引起血管平滑肌过度收缩,使血压升高,且与血压呈正相关。

关于钙降低妊娠高血压的机制需要进一步的研究,现有证据支持,如果饮食中钙摄入量不足,补钙可以减少孕妇先兆子痫的发生风险。世界卫生组织（World Health Organization，WHO）、欧洲心脏病协会（European Heart Association，ESC）、美国妇产科医师协会（American Association of Obstetricians and Gynecologists，ACOG）等各大国际权威机构一致推荐，孕妇足量补钙能够有效预防妊娠期高血压及子痫前期发生风险。WHO 建议，实施补钙策略之前，应密切观察孕妇全天的钙摄入量（饮食、营养补充和抗酸剂）。每日钙摄入总量不应超过相应地区的规定上限。中国妊娠期高血压指南推荐对于钙摄入低的人群（<600mg/d），口服钙补充量至少为 1g/d，以预防子痫前期。

（二）妊娠期钙缺乏的营养管理措施

一旦出现妊娠期钙缺乏，需尽快给予膳食钙和 / 或钙制剂的补充。在补充时需要注意：

1. **增加膳食中富含钙的食品**　首先奶类，奶中的钙含量为（100~110）mg/100g，且吸收利用率高，约为 30%；孕妇每天喝 500g 牛奶可获得约 500mg 的钙；大豆及豆制品也是钙的良好来源，如豆腐含钙量为（110~140）mg/100g，吸收率约为 15%；其他如水产品、虾皮、黑芝麻及部分绿叶蔬菜含钙量也较丰富。孕中晚期钙的推荐摄入量为 1 000mg/d，可通过以下食物组合达到（表 5-1）。

表 5-1　获得 1 000mg 钙的食物组合举例

组合一		组合二	
食物种类及数量 /g	含钙量 /mg	食物种类及数量 /g	含钙量 /mg
牛奶 500	540	牛奶 300	324
豆腐 100	127	豆腐干 60	185
虾皮 5	50	芝麻酱 10	117
蛋类 50	30	蛋类 50	30
小白菜 200	180	小白菜 250	270
鱼类（鲫鱼）100	79	鱼类（鲫鱼）100	79
合计	1 005	合计	1 005

2. **增加钙的吸收**

（1）保证适量维生素 D 的摄入是肠道钙吸收的强有力的因素。

（2）乳糖、寡糖、适量的蛋白质和一些氨基酸可与钙结合成可溶性的络合物而有利于钙的吸收。

（3）注意烹调方法，如使用醋和柠檬，使食物的钙得以释放出来。

（4）经常户外活动，增加日照都是促进肠钙吸收的因素。

3. **避免或减少影响钙吸收的因素**

（1）膳食中的草酸、植酸可与钙形成沉淀而降低钙吸收，因此高草酸蔬菜应该先焯水再烹调；面粉经过发酵可以减少植酸含量。

（2）膳食纤维中的糖醛酸残基、脂肪酸尤其是饱和脂肪酸可与钙结合形成不溶性复合物，从而降低钙的吸收。因此补充蔬菜及杂粮不宜过量，膳食纤维<30g/d，尽量减少摄入高脂肪的油腻荤汤及油煎、油炸等食物。

（3）高盐、过高蛋白饮食均可促进钙在尿中的丢失，饮用咖啡、茶、碳酸型饮料会促进尿中钙的排出量。

（4）长期酗酒可加速骨的丢失；抽烟过多（包括二手烟）、吸入大量燃烧不完的烟雾，使骨骼代谢异常导致骨钙丢失。

4. **合理使用钙补充剂**　目前一般碳酸钙的元素钙含量为39%，乳酸钙为13%，葡萄糖酸钙为9.3%、柠檬酸钙21%；其中碳酸钙含钙量高，品种较为丰富，每天在膳食补充的基础上可以补充300~600mg。但是碳酸钙的消化需要胃酸，有部分孕妇服用后出现便秘、嗳气等不良反应，所以对缺乏胃酸、消化功能差的人可以考虑补充有机钙，如葡萄糖酸钙、柠檬酸钙等，口感较好，且不消耗胃酸，缺点是价格较贵，每片钙含量较低，每天服用的量多。

尽量不要服用来源于动物骨骼、牡蛎壳、扇贝壳和珍珠等的钙剂，因草场和海水的污染，可能使铅和其他一些重金属的含量升高，长期服用容易引起孕妇血液中重金属超标，通过胎盘转运给胎儿。此外,还要注意补充维生素 D(多晒太阳或服用鱼肝油等),以促进钙的吸收与利用。

等量的钙,以少量多次的方式摄入可增加钙吸收率和吸收总量。补钙最佳时间应是在睡觉前或两餐之间。注意要距离睡觉有一段的时间,最好是临睡前 1~2 小时补充,因为血钙浓度在后半夜和早晨最低,晚间最适合补钙。

注意膳食补钙及钙补充剂的总量一般不要超过钙的 UL 值,即 2 000mg/d。

四、素食

素食主要包括谷物、水果、蔬菜、豆类和坚果类,不包括肉、家禽、海鲜等动物性食品,按照所含食物种类不同,可分为蛋奶素食(包含蛋类、奶类和乳制品,但不摄入肉类)、乳素食(包含奶类和乳制品,但不包含蛋类和肉类)及全素食(膳食中排除包括蛋类、奶类和乳制品在内的一切动物性食品)。

近几年,素食主义变得越来越流行,有不少人基于环保、健康等原因吃素。一些女性为了严格奉行素食主义,即使怀孕依旧坚持素食。孕期各种营养素需求量上升,而素食的孕妇如果饮食结构不合理,容易造成蛋白质、钙、铁、维生素 D 及维生素 B_{12} 等营养素的缺乏,对于不是因为信仰等问题必须坚持素食的孕妇,最好还是保持荤素搭配,保证孩子获得更全面的营养。

(一)素食孕妇容易缺乏的营养素

1. **维生素 B_{12}**　维生素 B_{12} 主要存在于肉类及水产类,少部分存在于蛋类和发酵食品中,植物性食物中基本不含。维生素 B_{12} 长期摄入不足会导致血液系统和神经系统疾病的发生,主要表现为巨幼红细胞贫血、高同型半胱氨酸血症及神经系统损害,出现疲劳、感觉异常、心功能降低,以及记忆力下降、精神抑郁、四肢震颤等神经症状。

2. **优质蛋白质**　蛋奶素的孕妇一般通过足量的奶制品及蛋类、优质蛋白质的摄入量尚可满足身体需要,但是严格的全素食孕妇因为饮食的限制,优质蛋白质的来源只有豆类及豆制品,豆类蛋白质相比较于蛋、奶、鱼、禽等动物性蛋白质,生物价还是较低。

3. 血红素铁和锌 素食孕妇的饮食来源中的铁基本来源于植物中的铁,于三价铁,需要在胃酸等酸类和维生素 C 的帮助下才能消化吸收,吸收率比较低,很容易造成铁缺乏。而生物利用度高的血红素铁几乎都存在于红肉、肝脏、血制品中,无法通过饮食摄入。

微量元素锌的主要食物来源也是肝脏、肉类及海产品,坚果、小麦胚芽中含有一定量的锌,但是生物利用度不高。

(二)给素食孕妇的营养建议

素食是一种文化,应给予尊重,建议素食孕妇最好由纯素食转变为蛋奶素食,因为鸡蛋、牛奶中含有优质蛋白及丰富钙质,同时也含有一定量的维生素 B_{12}。另外素食孕妇也需要规划孕期的膳食及营养素补充,以确保孕期的营养需要及母婴健康。

1. 谷类为主,适当增加全谷物或杂豆类 谷类食物含有丰富的碳水化合物等多种营养成分,是提供人体能量、B 族维生素和矿物质、膳食纤维等的主要来源。全谷类是指未经精细化加工或虽经碾磨 / 粉碎 / 压片等处理仍然保留了完整谷粒所具备的胚乳、胚芽、麸皮及天然营养成分的谷物,保留了谷类营养精华,含有更多的 B 族维生素和矿物质;杂豆指除了大豆之外的红豆、绿豆、芸豆等,杂豆蛋白质含量达到 20% 以上,且杂豆富含谷类蛋白质中缺乏的赖氨酸,谷类与豆类食物搭配,可通过蛋白质的互补作用提高蛋白质被机体的利用率;素食孕妇应适当增加全谷类食物的摄入比例,达到 30%~50%,每日三餐应保证至少一次有全谷类或杂豆类。

建议孕中晚期的纯素孕妇每日摄入谷薯类 275~350g,其中包括全谷类和杂豆类 100~175g,薯类 75~150g。奶蛋素孕妇每日摄入全谷类和杂豆类 100~150g,薯类 75~125g。

2. 食物多样,合理烹调 素食孕妇更应注意食物多样化。每日的膳食应包括谷薯杂豆类、蔬菜水果类、大豆类制品、坚果种子类等食物。平均每日摄入 12 种以上食物,每周 25 种以上。选择新鲜卫生的食物和适宜的烹调方式。

富含植酸的全谷杂豆类应浸泡后去除部分植酸再蒸煮。粗粮和豆类也可以用发酵的方式来去除植酸,把粗粮和豆类磨成粉,按照一定比例混合,经过发酵,能制成美味的发糕。例如:把黄豆粉、玉米粉和白面按照 1 : 2 : 4 的比例混合,经过发酵后,做成营养美味的发糕。对于保存完好的豆粒来说,发芽是最好的去除植酸的方法。在豆子发芽的过程中,豆粒中的植酸被分解破坏,蛋白质、维生素和矿物质的吸收率都有所提高。而且豆芽味道鲜美,没有所谓的"豆腥味",适合炒菜、煲汤、凉拌等烹饪方式。富含草酸的蔬菜(菠菜、苋菜、甜菜、竹笋、茭白、蕹菜等)应焯水,可去除大部分草酸。

3. **增加大豆及其制品,选用发酵豆制品** 大豆富含植物优质蛋白质、不饱和脂肪酸、B 族维生素和矿物质,以及多种有益健康的生物活性物质,如大豆异黄酮、大豆甾醇及大豆卵磷脂等,是素食人群的重要食物,应保证每日摄入量。发酵豆制品是以大豆为主要原料,在制作过程中,由于微生物生长繁殖,可合成少量的维生素 B_{12},且矿物质更容易吸收。是素食人群的优质食物来源,包括纳豆、腐乳、豆豉、臭豆腐、豆瓣酱等,可以选择在炒菜的时候不放盐而是用发酵豆豉、发酵酱代替。

建议纯素孕妇每日摄入大豆类 60~90g 或等量的豆制品,其中包括发酵豆制品 10~15g;蛋奶素孕妇每日摄入大豆类 30~70g。建议蛋奶素孕妇每日摄入相当于液态奶 300~500g 的奶制品,蛋类 50~60g(约一个鸡蛋或鸭蛋),不弃蛋黄。10g 大豆(干)相当于其他豆制品的量见表 5-2。

表 5-2　10g 大豆(干)的相当量

豆制品	重量 /g	豆制品	重量 /g
豆腐	52	千张	19
豆腐脑	272	豆腐干	26
豆浆	249	素鸡	25
豆腐丝	22	腐乳	28

4. **足量摄入蔬菜、水果**　新鲜蔬菜水果对素食孕妇尤为重要,其富含各种营养成分,供给应充足。做到餐餐有蔬菜,保证每日摄入 300~500g 蔬菜,深色蔬菜应占 2/3。土豆、藕等根茎类富含淀粉的蔬菜可以替代部分主食,增加食物多样性。天天吃水果,保证每日摄入 200~400g 新鲜水果,鲜枣、橙子等维生素 C 含量高的水果可促进铁的吸收,果汁不能代替鲜果。

5. **常吃坚果、菌菇和海藻**　坚果不仅可作为素食孕妇蛋白质的补充来源,还可作为不饱和脂肪酸、维生素和矿物质的良好补充来源。坚果的脂肪含量较高,应适量食用,纯素孕妇每日摄入 20~30g,蛋奶素孕妇 15~25g。

菌菇类富含蛋白质、B 族维生素、矿物质及多种有益健康的菌菇多糖,可作为素食孕妇维生素(B_{12})和矿物质(铁、锌)的重要来源。菌菇每日可摄入 5~10g(干重),或者 50~100g(鲜重);海藻富含微量元素的能力极强,富含 DHA 及 EPA,还可作为素食孕妇 n-3 多不饱和脂肪酸的来源之一,每周可食用 1~2 次,每次 5~10g(干重),或者 50~100g(鲜重)。

6. **科学选用烹调油**　素食孕妇易缺乏 n-3 多不饱和脂肪酸,建议在选择食用油时注意选择富含 n-3 多不饱和脂肪酸的食用油,如紫苏油、亚麻籽油等,适合凉拌,或在菜肴出锅前淋入。日常烹调应选用双低菜籽油 / 芥花籽油、山茶油、橄榄油(初榨橄榄油不适合高温烹调),以及花生油、米糠油,或椰子油、棕榈油(富含健康的“中链脂肪酸”,最适合煎炸)。

(三)加强营养监测

孕中晚期各种营养素需求增加,如素食的孕妇存在挑食、偏食或食欲下降的情况,则极易出现营养素缺乏问题,应定期孕检,加强相关营养的监测,如定期监测血红蛋白及铁蛋白、监测血清维生素 B_{12} 及同型半胱氨酸水平。根据具体缺乏情况服用适量营养补充剂,如铁、锌补充剂或维生素 B_{12}、叶酸或复合维生素等。如膳食优质蛋白质不足,可以适量补充蛋白粉。

第四节　一日膳食食谱推荐

孕中期一日食谱推荐是按该时期孕妇能量及各种营养素需要水平设计(表 5-3)。该套食谱提供总能量 8 753kJ(2 094kcal),其中碳水化合物 304g、蛋白质 90g、脂肪 65g。碳水化合物、蛋白质和脂肪分别提供能量占 54%、18% 及 28%,钙 1 225mg,铁30mg。该套食谱主要针对没有任何并发症的孕中期标准人。对不同身高、孕前体重和目前体重增长情况,以及有无孕期并发症,需要咨询产科医生及营养师,判断是否需要调整能量摄入和食谱。

表 5-3　孕中期一日食谱推荐

餐次	食物名称及主要原料重量
早餐	水煮蛋:鸡蛋 50g 燕麦片粥:燕麦片 50g 切片面包:面包 25g 凉拌萝卜:青萝卜 100g
加餐	牛奶:200ml 香蕉:100g
午餐	杂豆饭:花豆 20g　稻米 80g 牛腩番茄:牛腩 50g　番茄 100g 金针菇炒海带丝:金针菇 100g　海带(干)5g 虾皮菜秧汤:菜秧 100g　虾皮 50g
加餐	饼干:25g 草莓:100g
晚餐	玉米渣饭:玉米渣 50g　稻米 50g 虾仁炒豌豆:鲜虾 50g　豌豆 50g 炒苋菜:苋菜 150g 大白菜番茄汤:大白菜 150g　番茄 100g
加餐	牛奶:200ml 鸡蛋糕:35g
全天	烹调油:25g 盐:5g

孕晚期一日食谱推荐是按该时期孕妇能量及各种营养素需要水平设计（表5-4）。该套食谱提供总能量9 330kJ（2 232kcal），其中碳水化合物330g、蛋白质94g、脂肪70g。碳水化合物、蛋白质和脂肪分别提供能量占55%、17%及28%，钙1 165mg，铁32mg。该套食谱主要针对没有任何并发症的孕晚期孕妇。对不同身高、孕前体重和目前体重增长情况，以及有无孕期并发症，需要咨询产科医生及营养师，判断是否需要调整能量摄入和食谱。

表5-4 孕晚期一日食谱推荐

餐次	食物名称及主要原料重量
早餐	豆浆：200ml 荞麦面馒头：荞麦10g 小麦粉40g 核桃仁：核桃10g
加餐	酸奶：200ml 小餐包：50g
午餐	杂粮饭：稻米50g 红豆50g 百叶烧肉：千张40g 猪里脊50g 木耳白菜：大白菜150g 木耳（干）5g 菜秧鱼圆汤：菜秧100g 青鱼50g
加餐	饼干：25g 苹果：200g
晚餐	米饭：稻米75g 山芋：100g 芹菜炒鳝丝：黄鳝50g 水芹100g 花菜炒胡萝卜：花菜100g 胡萝卜50g 丝瓜鸡蛋汤：丝瓜100g 鸡蛋50g
加餐	牛奶：200ml
全天	烹饪油：25g 盐：5g

（戴永梅）

第六章
分娩期能量管理

　　　　　　　　　　　　　　　　　　　　　　　 >>>

第一节　膳食营养需要特点

　　"十月怀胎，一朝分娩"。"分娩"是一个医学名词，指胎儿及胎儿附属物从母体排出的过程。英文译文为"delivery"或"labor"，其中含有非常强大的体力付出的寓意。分娩方式分为经阴道分娩，以及经子宫下段剖宫产术分娩。产程分为第一产程、第二产程和第三产程。第一产程初产妇一般不超过 20 小时，经产妇一般不超过 14 小时。第二产程初产妇最长不应超过 4 小时，经产妇不应超过 3 小时。第三产程一般约 5~15 分钟，不超过 30 分钟。阴道分娩的成功取决于产力（子宫收缩）、产道、胎儿大小及产妇的心理因素。综上所述，一般总产程一般在十几小时，在此过程中，在产妇自身生理代谢消耗能量的基础上，规律的、强烈的子宫收缩大幅度增加了产妇的能量消耗。故产程中能量的补给是非常重要的。

一、分娩期能量代谢

　　产程中能量的来源不仅是产程中及时补给部分，也来源于产妇在孕期的能量的蓄积，包括蛋白质、脂肪等，在妊娠期孕妇各个器官系统均发生了相应性代偿变化，一方面是为了保证孕期的母胎的需求，另一方面是为了保障分娩期和产褥期的需求。

孕期适当的脂肪、蛋白质、糖原的蓄积,都是非常重要的能量储备。尽管分娩发动的机制尚未研究明确,但却与神经内分泌系统密切相关,目前研究表明分娩过程需消耗能量,其受到了复杂的神经系统及内分泌系统调节。产程的动力来自子宫的收缩,以及腹肌和盆底肌的配合,将胎儿"逼迫"至母亲体外。经研究表明子宫平滑肌的收缩所利用的能量主要来源于葡萄糖,其次是脂肪酸。分娩的过程会导致耗氧量及葡萄糖利用率的明显增加。肝脏是人体最大的消化器官,其内有大量的糖原储存。在分娩期间,肝脏通过葡萄糖异生作用,增加葡萄糖的生成。血液内的儿茶酚胺、皮质醇及交感神经系统的刺激也会增加内源性葡萄糖的产生。同时子宫平滑肌和骨骼肌的收缩也是葡萄糖利用的刺激物。此外,母体内葡萄糖生成和儿茶酚胺的改变对于健康新生儿的生理性适应有积极的影响。

另一方面,在正常情况下肝脏可将脂肪代谢为能量,当肝脏中存储的糖原不足或耗尽时,就会释放出游离脂肪酸到血液和组织中,最终脂肪酸被氧化为酮类,脂肪衍生的能量被输送到其他器官。酮类物质的过量产生(酮症)可能在尿液中排泄(酮尿症)。临床上应该注意酮症不应与酮症酸中毒相混淆,酮症酸中毒是一种严重的代谢失衡状态。

二、分娩期"酮症"

值得注意的是,孕期由于胎儿的需求增加、脂肪利用率的提高和妊娠引起的激素变化,产妇非常容易发生酮症。在分娩过程中,如果长时间禁食,会造成酮类物质产出量的增加,尤其是 β- 羟基丁酸盐和乙酰乙酸,尿中被检出酮体阳性的概率就明显增加。

但是,分娩过程中酮症的产生大多数与母体和胎儿酸碱平衡无明确关系。既往研究显示为试图纠正酮症而大量静脉注射葡萄糖反而会引起胎儿乳酸中毒、新生儿黄疸及低血糖。目前尚无证据支持产程中是否需要干预酮症和干预的方法,而且在产程中检测和治疗酮症的临床价值也尚不清楚。但是临床上,出现尿酮体,首先应考虑是能量不足的生理反应,应增加热量的摄入,再复查尿酮体,不用过度的输液干预。

第二节 分娩期能量补给过程中的相关问题

有研究表明产程每24小时需要多消耗2 480kcal,即需要604g葡萄糖来提供能量。但是分娩过程属于机体的一种应激反应阶段,在这种情况下能量消耗的增加是一种正常的生理变化,产程中的劳累、疲倦及疼痛,都会导致产妇食欲下降、进食量减少,同时,会喜好一些易消化、不油腻的液体食物。如果过度补充可能导致血糖等内环境的紊乱;分娩疼痛所带来的各种应激反应会极大地消耗孕妇的精力与体力,一旦产力消耗过度且无法及时补充能量,反而会给孕妇和胎儿带来极大的危害。产程中因能量缺乏所导致的产程延长与剖宫产、绒毛膜羊膜炎、产后出血及新生儿不良结局相关。因此,目前也有一些相关研究,试图去探讨产程中是否进食与母婴围产结局之间的利弊关系。

由于产程的顺利完成受到许多因素的影响,比如产力(子宫收缩)、胎先露下降的速度、子宫颈口扩张的速度、胎儿大小、胎儿适应产道的扭转过程,以及产妇(包括周围人员)的心理因素。所以,虽然决定阴道分娩或者已经进入产程,但仍然存在因为产程进展不佳、胎儿窘迫、感染或产妇因其他不能耐受产程的因素改为剖宫产分娩。由此,就带来了麻醉方式的选择和风险,尤其是遇有严重疾病,不能实施脊髓区域性麻醉,只能选择全身麻醉时。如果产程中过度进食造成胃部胀满,麻醉中和麻醉后非常容易发生食物反流,从而导致误吸,轻者感染、重者危及生命。因此,一般腹部手术的麻醉需要术前禁食水6小时以上。

由于产程中手术的指征一般都是急诊适应证,为抢救母儿生命,紧急麻醉必不可少,但是如果让产妇在产程中禁食,又可能造成能量不足。这一矛盾一直是业内争论的焦点问题,但其各方的最终目的均是期盼母子的平安。反流误吸由来是因为在1946 年，美国产科医师 Mendelson 总结了纽约产科医院 1932—1945 年间 44 016 例分娩资料，其中 66 例接受全身麻醉的产妇发生了反流误吸，据此推测产妇麻醉后发生的肺不张、肺炎、肺水肿等并发症是由于胃内容物误吸入肺所致。值得注意的是，当时的全身麻醉是无气管插管的吸入麻醉。现在随着产科麻醉水平的提高，已经减少麻醉后吸入性肺炎的发生，同时，出于医学伦理学的限制，也很难再进行随机对照试验来确定分娩期间饮水及进食与产妇死亡率之间的关系。从而禁食水的"政策"出现变化，更多的产妇在分娩期保持饮水或进食。目前产程中进食现状国内外不一，比如美国麻醉专业主体主张产程中完全禁食；90% 英国助产机构存在进食情况，其中 67.2% 为液体，32.8% 为液体加食物；在澳大利亚则 60.5% 存在自主决定的现状；在芬兰 67% 的助产士和 73% 的产科医生主张进食（液体加或不加食物）；在国内，尚缺少准确的调研结果，但绝大多数的助产机构中，产妇进食的情况还是比较普遍的。

第三节　分娩期营养指导

一、膳食指导原则

分娩期的能量需求可能类似于持续、中等及间歇性运动。在运动医学中已证实，碳水化合物的摄入在剧烈、中等和间歇运动中可提高执行能力、减轻疲劳、减少脂类分解和酮症，并减少蛋白质分解。美国运动医学学院建议运动时间超过 1 小时的运动员在运动过程中摄入碳水化合物。所以，我们会看到在马拉松比赛或长时间对抗型比赛过程中，运动员补充的都是能量型饮料。从生理角度上讲，产程中完全禁止能量的摄入是不对的。产程中补给的能量应该能够满足日常生理代谢、子宫收缩耗能、疼痛耗能等因素的需求。

目前国际上有关产程中是否进食的这一焦点问题，有若干指南或共识。WHO 于 2015 年修订了《妊娠、分娩、产后和新生儿护理：基本实践指南》，其中基于为分娩者提供支持的宗旨，制订了关于产程中饮食的几点建议，其中包括鼓励产妇在产程中按照其意愿饮食。即使是在产程后期营养丰富的液体饮料也很重要，如果产妇在产程中出现严重的消耗或疲劳，应确保产妇能饮食。

美国麻醉医师协会（American Society of Anesthesiologists，ASA）则主张限制产妇饮食。其于 2016 年修订了《产科麻醉实践指南》，在预防反流误吸的建议中详细谈到了产妇的饮食管理，指出无并发症的产妇可以饮用适量的"清亮"液体；存在误吸高风险性者（如病态肥胖、糖尿病、困难气道）及中转剖宫产可能性大（如胎儿情况不稳定等）的产妇，需进一步限制饮用"清亮"液体；产妇禁食固体食物。

2017 年，中国分娩镇痛专家共识中指出，当产妇分娩发动时，应禁止吃固体食物，可以喝无渣饮料。在"即刻剖宫产"选择全身麻醉诱导插管或拔管时，饱胃状态往往易发生呕吐反流误吸。特别是应用静脉全麻未插管时，存在产科医生取胎儿按压腹部等情况，均增加了呕吐误吸的风险。

2020 年中华医学会妇产科学分会产科学组和中华医学会围产医学分会颁布了《正常分娩指南》，其中在第一产程的处理和照护中提到，饮用碳水化合物饮品并不能改善母婴结局，可根据孕妇需求选择产程中的饮品。故推荐孕妇在产程中按意愿进食和饮水，除非其存在全身麻醉的风险，重视产程中能量的供给。

因此，我们需要平衡"给予产妇营养及液体支持"和"预防反流误吸"的利弊，在预防反流误吸的基础上，给予产妇适当的自由饮食。美国妇产科学院建议产程中孕妇的血糖水平应该严格控制在 110mg/dl。

二、膳食推荐

是否可以尝试分层管理的模式，是值得多学科联合共识的一个焦点问题。其实最主要的目的是识别"误吸"的高危人群，减少严重并发症的发生，又能及时有效地救治。导致误吸的高危因素包括胃排空延迟（由于疼痛、分娩、情绪异常、压力、阿片类麻醉剂造成的）及胃内压力的增高（由于多胎妊娠、羊水多、肥胖、截石位、宫底加压、近期进食等导致）。

误吸的高危人群包括：上消化道疾病（食管裂孔疝、气管食管瘘、贲门失迟缓症、食管狭窄或肿瘤、严重的胃食管反流、咽食管憩室、肠梗阻、胃造口术、气管造口术、鼻胃管等）、神经系统疾病（多发性硬化、脑血管意外、帕金森病、重症肌无力、慢性吞咽障碍、胃轻瘫、头部损伤、格林-巴利综合征、声带麻痹、意识水平改变等）、产科因素（胎盘早剥、子痫前期、瘢痕子宫、宫内感染、重度血小板减少等）、麻醉因素（插管困难或严重气道病史，或目前存在与之相关的病症）、产妇因素［重度肥胖（身体质量指数 $\geq 40kg/m^2$）、活动性癫痫］，以及胎儿因素（胎儿情况不稳定、胎儿生长受限等）。

2019 年美国妇产科医师学会（American College of Obstetricians and Gynecologists, ACOG）在《减少产程和分娩干预》中提出在自然临产的产妇处于活跃期时，可能不需要常规的持续静脉输液。静脉补液虽然安全，但限制了活动的自由度，许多学者认为常规静脉补液可能没有必要。可以鼓励口服补液以满足水分和热量的需要。目前的指南支持没有并发症的分娩女性口服适量的清亮液体。

一般情况下，对于中转剖宫产可能性低及全身麻醉误吸风险小的产妇，可以进食水、等渗饮料，以及清淡、易消化、少渣的食物，如粥、面条或纯水、运动饮料、果汁、热巧克力等，其中等渗饮料优于纯水，过量饮用纯水可能导致产妇低钠血症。

存在全身麻醉误吸危险因素的产妇，应避免吃固体食物，可饮用高能量无渣饮料，如清澈果汁、碳水化合物饮料、运动饮料等。值得注意的是，酸奶、含果粒果汁、米汤等不是无渣饮料，应避免饮用。

对于食欲差或者高风险［如剖宫产术后阴道试产（trial of

labor after cesarean，TOLAC）、腰椎麻醉禁忌等〕的产妇，应避免固体食物，可饮用无渣饮料；或考虑静脉补液，但目前主张输液的种类和速度要因人而异，以 250ml/h 的速率静脉注射含 5%葡萄糖氯化钠注射液或林格液进行能量补给。争议在于既往研究发现选用含糖的静脉输液会增加新生儿低血糖的发生，而近期的临床随机对照研究（randomized controlled trial，RCT）显示并未发现连续使用 5% 葡萄糖氯化钠注射液后脐带 pH 值降低或新生儿低血糖发生率增加。此外，评估尿量和有无酮症可有助于监测补液。如果相关指标异常，可根据需要进行静脉输液。如果需要静脉输液，则溶液和输液速度应根据个人的临床需要和预期的分娩时间来确定。

三、运动指导

分娩已经是一个体能巨大消耗的过程，尽管如此，从专业角度上讲，也建议产妇采取自由体位，而不是将自己"禁锢"在待产床上，如果胎先露已经固定入盆，适当的行走、变化体位，将有助于产程的进展。目前有许多分娩镇痛的方法，包括药物性和非药物性的。即使是采取椎管麻醉的方法，鉴于使用的麻醉药物种类和剂量的特殊性——其抑制感觉神经，不抑制运动神经，故称之为"行走中的麻醉"，使用镇痛分娩的产妇，也可以采取自由体位及下床行走。同时非药物镇痛的方法中，产妇也可以采用按摩球、拉玛兹呼吸法等。所以，在产程中，只要没有运动的禁忌证，是可以适当活动的。

四、对于误吸的防范

产房是一处病情变化快、突发事件多、紧急处置多的医疗单元，阴道分娩观察过程中防范误吸也是非常重要的。产房应该具备完善的设施设备，包括多功能可倾斜产床、吸引器、喉镜、处于功能状态的麻醉机、气管导管等；建立健全包括产科医师、麻醉医师、助产士和新生儿科医师在内的产房快速反应的医疗团队；建立有效的沟通机制和风险评估、防控与处置流程。在发现产妇有误吸的危险因素后,医疗团队能通过迅速沟通、协商,制订合理的饮食、镇痛、分娩及麻醉方案;在发生误吸时,应该果断有效地进行多学科救治,以确保母婴安全。

（陈 倩）

第七章
哺乳期女性营养

>>>

世界卫生组织建议出生后 6 个月内婴儿纯母乳喂养。母乳营养丰富,包含宝宝出生后头 6 个月所需的绝大部分营养成分。母乳喂养对母亲和婴儿具有多种好处,母乳喂养时哺乳期母亲的健康饮食至关重要。因此,哺乳期的母亲对大多数对营养素的需求会增加,须通过合理膳食,满足增加的营养需求。健康的饮食还为乳母提供自身及照顾婴儿所需的能量,更重要的是,摄入膳食搭配合理、健康的食物有助于乳母更快地减轻怀孕增加的体重,促进体重恢复。

第一节　乳母膳食营养需要的特点

一般来说,大量证据证实哺乳期妇女能够产生充足的母乳满足并促进婴儿的生长发育,母亲从怀孕开始就为哺乳做准备,孕期合适的体重增加用于分娩时营养能量消耗及泌乳的需要。研究发现,荷兰 1944—1945 年饥荒期间,孕妇孕期胚胎、胎盘及羊水重量下降;且发现出生体重下降 10%,但母体体重下降 4%,说明母体在饥荒条件下也为哺乳做准备。如果膳食摄入不足,其需要动员体内的营养贮存用以泌乳的需要,如图 7-1。

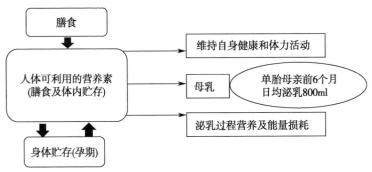

图 7-1　母亲膳食与母乳的关系

哺乳期营养需要是健康女性一生中能量和营养素需要最高的阶段。母乳喂养的母亲通常在母乳喂养时需要更多的能量和营养素来满足其营养需求。母乳喂养对于母亲自身健康、营养平衡、体重恢复非常重要。产后一段时间可能是长期体重增加和肥胖症发展的关键窗口，与生命周期其他阶段的体重增加相比，分娩后保留的多余体重似乎对未来健康风险较大，有证据表明该阶段体重增加的脂肪优先堆积在中央腹部而不是全身其他位置。产后体重滞留（post-partum weight retention，PPWR）定义为分娩后某时的体重与怀孕前体重之差。有研究表明，产后 12 个月的平均体重滞留约为 0.5~1kg，该阶段女性体重变化范围较大，既有减轻 10kg 者，也有增重 20kg 者。据报道，产后 6~12 个月体重滞留 5kg 及以上体重的女性比例为 14%~25%。

其次母乳喂养可以满足 6 月龄以内婴儿的除维生素 D 以外的全部营养需要，泌乳过程可以消耗能量及营养素，同时乳母的健康状况及营养摄入也影响了母乳中部分营养素的营养质量。

新生儿出生后，产后母亲若不哺喂婴儿母乳，其与同年龄段女性一样保证均衡饮食即可。对于哺喂母乳的产后母亲，理论计算如产 1L 母乳需消耗 940kcal。由于绝大多数女性孕期体内组织额外储存 2~4kg 体重用于哺乳期泌乳的生理需要，因而除了已知高代谢率的女性需要增加较高的能量摄入，一般健康哺乳期女性每天仅需在饮食中添加500kcal能量。对于营养充足的母乳喂养母亲，中国营养学会建议每天增加500kcal能量的食物摄入，与孕前其所消耗的能量1 800~2 100kcal/d相比，哺乳期喂养妇女每天约需要2 300~2 600kcal。当然，母乳喂养妇女所需额外增加的能量因其年龄、BMI、活动水平及母乳喂养程度（单纯母乳喂养或母乳和配方粉混合喂养）不同而存在个体差异。

健康女性从孕期伊始就为哺乳期进行的准备，孕中期开始增加300kcal/d能量、15g蛋白质，除叶酸需增加一倍外，所有维生素和矿物质均需增加20%；钙、镁的摄入量需增加30mg/d。比较哺乳期妇女和非哺乳期成年女性的DRIs时，推荐的营养素及能量增加应能保证为哺乳期母亲提供充足的营养并能替代体内储存。

第二节　影响乳汁分泌及母乳中营养组成的因素

目前收集的很多母乳研究数据因母乳样本收集及检测方法不同而不一致，如估计婴儿每日的必要摄入量是通过以瓶装处理的母乳样本喂养给婴儿计算的，与母乳喂养的生理过程不同。比如将全部母乳放入一个收集容器，消除了从进食开始（前乳）到自然结束（后乳）过程中脂肪含量的变化。

母乳的泌乳量、蛋白质和钙含量几乎不受母体营养状况和膳食的影响；营养状况良好的哺乳期母亲的母乳中蛋白质含量为0.8~0.9g/dl，母乳氨基酸中的赖氨酸和蛋氨酸随母体膳食摄入量而发生变化。牛磺酸是人类大脑中蛋白质含量最高的氨基酸，主要存在于绝大部分动物性（牛奶不含牛磺酸）食品，人类可以自身合成牛磺酸，但研究发现与摄入动物性食品的母亲相比，素食母亲母乳中牛磺酸含量较低。牛磺酸是母乳中含量位居第二位的游离氨基酸。

母乳中脂肪占母乳全部能量的50%，脂肪对于婴儿的整体发育及大脑、视网膜、其他脏器组织的结构发育非常重要。ω-6和ω-3脂肪酸是细胞膜磷脂的必要成分,对细胞膜的流动性、通透性及细胞膜结合酶和受体活性至关重要,出生后的前4~6个月,婴儿体内积累1 300~1 600g脂类成分。母乳中甘油三酯占脂类成分的98%以上,膳食的脂类成分、脂肪及脂肪酸占全部能量的构成比例影响母乳的脂肪成分。研究发现,膳食中长链多不饱和脂肪酸(long chain polyunsaturated fatty acid,LCPUFA)含量增加可使母乳中的亚油酸含量增加,但母乳中的中链饱和脂肪酸如月桂酸(12:0)、肉豆蔻酸(14:0)及胆固醇几乎不受膳食影响。同时研究发现母乳中的胆固醇至少稳定16周,且不与血浆胆固醇水平一致,即母乳中的胆固醇至少有一部分来源于乳腺自身合成。

研究证实,水溶性维生素极易从母体血清进入到母乳,其从母体膳食向母乳流动的趋势非常明显,母乳中水溶性维生素的含量随母体膳食摄入量的增高或降低而发生变化。人体应激及泌乳均增加了维生素C的需要,新生儿体内维生素C水平处于一生中最高峰。有学者对25位营养良好的母亲补充维生素C,剂量分别为0~1 000mg/d,母乳中维生素C水平为44~158mg/L,不因母体膳食增加而等比增加,且母亲膳食补充维生素C不影响泌乳量。哺乳期母亲应多摄入富含维生素C的水果蔬菜,因为也有报道发现6%的营养良好母亲的母乳中维生素C含量较低。

母乳中可溶性的B族维生素均受母亲膳食影响。必须注意的是,素食的母亲母乳中维生素B$_{12}$含量极低,其母乳喂养婴儿的血清维生素B$_{12}$的含量很低,有报道显示严格素食母亲的婴儿容易发生巨幼红细胞贫血。因而建议严格素食母亲选择强化维生素B$_{12}$的植物性加工食品,或者每天补充2.5μg维生素B$_{12}$。

脂溶性维生素及钙分别贮存在体内的脂肪、骨骼等组织,营养良好母亲的母乳中的维生素A、维生素E、钙几乎不受膳食的影响。必须注意的是,母体内的贮存钙、矿物质和脂溶性维生素在哺乳期乳汁分泌丢失,需要通过膳食补充以利于母亲的健康。

母乳提供的维生素 D 非常有限,因而儿科学会等组织建议给出生后的婴儿补充维生素 D。

第三节　哺乳期妇女的膳食建议

早期哺乳期女性营养需要的研究多关注营养不良问题,多考虑母亲营养不良和营养素缺乏对母体自身健康及母乳成分的影响。近些年来,随着慢性非传染疾病发病率增高及有研究发现成年疾病发病与生命早期营养不良密切相关,有学者对多个国家和组织的"关于哺乳期母亲营养建议"进行评估,重点考虑了对母婴健康的长远影响,形成了一些共识:

(1)母乳喂养的妇女应均衡饮食,提供足够的营养摄入并促进减少产后体重滞留。

(2)不应鼓励母乳喂养的妇女为减少婴儿未来的超重或肥胖的风险,而改变饮食或通过营养素补充剂额外补充。

母乳喂养前后的哺乳期母亲,营养均衡的膳食有助于母体良好的营养状况和维持健康体重,并通过母乳供给婴儿的营养需要。很多研究聚焦于哺乳期母亲的饮食对母乳喂养婴儿健康的影响,但关于哺乳期妇女营养摄入对婴儿成年后的健康影响文献很少。很多关于母体 LCPUFA 供应的研究发现,摄入海鱼与母乳中较高的 DHA 之间存在关联,但尚未有确凿的证据说明对婴儿生长、成年后的身体组成或其他健康结局的影响。

哺乳期可以多种方式来满足营养需求。可按照以下建议:

(1)不通过节食和药物干预以快速减肥。

(2)食物要多样,每天摄入多种食物,如谷类、水果、蔬菜、奶制品及肉类或肉类替代品。

(3)每天食用乳类和乳制品。

(4)经常吃富含维生素 A 的蔬菜或水果。富含维生素 A 的食物包括胡萝卜、菠菜、地瓜和哈密瓜等。

(5)口渴时需饮水,哺乳期女性比一般健康女性液体需要量增加。

（6）咖啡因可以进入母乳，建议节制饮用含咖啡因的咖啡或可乐等饮料，有研究显示每天喝两次对婴儿无害。

第四节 母乳喂养现状

20世纪90年代我国开展"爱婴运动"，创建和通过评审的爱婴医院至今超过7 000余家，提高6个月内婴儿纯母乳喂养率是爱婴医院的重要工作和目标之一。2017年WHO《准则：在提供产妇和新生儿服务的机构保护、促进和支持母乳喂养》建议中仍然强调：纯母乳喂养6个月，此后在添加辅食的情况下继续母乳喂养至2岁或2岁以上。母乳是婴幼儿最佳食物，这一点得到国内外的公认。但是年代、地域、教育水平、年龄等不同，影响了0~6个月内的纯母乳喂养率和喂养方式。

经过20余年的发展，2008年第四次卫生服务调查显示：我国6个月内纯母乳喂养率为27.6%。2010年中国12个中西部省市区6个月内纯母乳喂养率为18.9%，同期美国为49%。联合国儿童基金会（United Nations Children's Emergency Fund, UNICEF）报告显示，2012—2014年中国6月龄内婴儿纯母乳喂养率仅为28%，且在3年内没有增加。与《中国儿童发展纲要（2011—2020）》"2020年0~6个月婴儿纯母乳喂养率达到50%"的目标仍有差距。纯母乳喂养率低，与乳母的身体因素（妊娠合并症/并发症，如妊娠糖尿病、高血压等）、心理因素（产后抑郁、围产期抑郁症等）、饮食因素、社会支持力度等有关。

第五节 哺乳期膳食营养

哺乳期是母亲用乳汁哺育新生子代，使其获得最佳生长发育，并奠定一生健康基础的特殊生理阶段。

一、膳食指导

乳母的营养状况是泌乳的基础，如果哺乳期营养不足，将会减少乳汁分泌量,降低乳汁质量,影响母体健康。此外,产后情绪、心理、睡眠等会影响乳汁分泌。鉴于此,哺乳期妇女膳食在一般人群膳食指南基础上增加以下 5 条内容。

（一）增加富含优质蛋白质及维生素 A 的动物性食物和海产品,选用碘盐

乳母的营养是泌乳的基础,尤其蛋白质营养状况对泌乳有明显影响。动物性食物如鱼、禽、蛋、瘦肉等可提供丰富的优质蛋白质和一些重要的矿物质和维生素,乳母每天应比孕前增加约 80~100g 的鱼、禽、蛋、瘦肉(每天总量为 220g)。如条件限制,可用富含优质蛋白质的大豆及其制品替代。为保证乳汁中碘、n-3 长链多不饱和脂肪酸[如二十二碳六烯酸(docosahexaenoic acid, DHA)]和维生素 A 的含量,乳母应选用碘盐烹调食物,至少每周摄入一次海带、紫菜、鱼、贝类等富含碘或 DHA 的海产品,适量增加富含维生素 A 的动物性食物,如动物肝脏、蛋黄等的摄入(1 周总量达 85g 猪肝,或总量 40g 鸡肝)。奶类是钙的最好食物来源,乳母每天应增饮 200ml 的牛奶,使总奶量达到 400~500ml,以满足其对钙的需要。

（二）重视整个哺乳期营养,产褥期食物多样不过量

乳母的膳食营养状况是影响乳汁质与量的重要因素,保证哺乳期营养充足均衡非常必要。产褥期"坐月子"是中国的传统习俗,期间饮食常被过分地重视,往往过量摄入动物性食物,以致能量和宏量营养素摄入过剩,或习惯诸多的忌口,不吃或少吃蔬菜和水果,以致微量营养素摄入不足或缺乏。"满月"之后即刻恢复一般饮食,也会影响到母乳喂养的持续。应纠正这种饮食误区,做到产褥期食物多样但不过量,重视整个哺乳阶段的营养,以保证乳汁的质与量,为持续进行母乳喂养提供保障。

正常分娩后,产妇第一餐可进食适量、易消化的半流质食物,第二餐可以用正常膳食。有些产妇在分娩后的最初 1~2 天感到疲劳无力或肠胃功能较差,可选择较清淡、稀软、易消化的食物,如面片、挂面、馄饨、粥、蒸或煮的鸡蛋及煮烂的肉菜,之后再过渡到正常膳食。

分娩时若有会阴Ⅰ度或Ⅱ度会阴撕伤并及时缝合者,可给普通饮食;Ⅲ度撕伤缝合以后,应给无渣或少渣膳食1周左右,因为撕裂伤,肛门括约肌也会有断裂,成形大便通过肛门时会使缝合的肛门括约肌再次撕裂,不仅给产妇带来痛苦,还会影响伤口愈合。

对于剖宫产妇女,由于剖宫手术一般采用局部麻醉,对胃肠道的影响比较轻,术后一般给予流食,但忌用牛奶、豆浆、含大量蔗糖等胀气食物,肛门排气后可恢复正常饮食。对于采用全身麻醉或手术情况较为复杂的剖宫产术后妇女,其饮食需遵医嘱。

产褥期膳食应是由多样化食物构成的平衡膳食,无特殊食物禁忌。产褥期每天可吃肉、禽、鱼、蛋、奶等动物性食品,但不应过量。吃各种各样蔬菜、水果,保证每天摄入蔬菜500g。保证整个哺乳期的营养充足和均衡以持续进行母乳喂养。

乳母一天食物建议量:谷类225~275g,其中全谷物及杂豆不少于1/3;薯类75g、大豆类25g、坚果10g;蔬菜类400~500g,其中绿叶蔬菜和红黄色等有色蔬菜占2/3以上;水果类200~350g;鱼、禽、蛋、肉类(含动物内脏)每天总量为175~225g;牛奶300~500ml;烹调油25g,食盐不超过5g。为保证维生素A的供给,建议每周吃1~2次动物肝脏,总量达85g猪肝,或总量40g鸡肝。

中国营养学会妇幼营养分会发布的《中国哺乳期妇女平衡膳食宝塔》见附图2-3。

(三)愉悦心情,充足睡眠,促进乳汁分泌

乳汁分泌包括泌乳和排乳两个环节,分别受催乳素和催产素调控。乳母的情绪、心理及精神状态可直接兴奋或抑制大脑皮质来刺激或抑制催乳素及催产素的释放,从而影响乳汁分泌。因此,应关注产妇心理变化,及时消除不良情绪,帮助乳母调整心态,舒缓压力,树立母乳喂养的自信心;乳母应生活规律,每日保证8小时以上睡眠时间,保持愉悦心情,以确保母乳喂养的成功。此外,食物宜采用煮或煨的烹调方法,鼓励乳母多饮汤水,每日需水量应比一般人增加 500~1 000ml(即每日汤水量达到 2 500~3 000ml),每餐应保证有带汤水的食物,以增加乳汁分泌量。

(四)坚持哺乳,适度运动,逐渐恢复适宜体重

孕期体重过度增加及产后体重滞留,是女性肥胖发生的重要原因之一。因此,乳母除注意合理膳食外,还应适当运动和做产后健身操,这样可促使产妇机体复原,逐步恢复适宜体重,且有利于预防远期糖尿病、心血管疾病、乳腺癌等慢性非传染性疾病的发生。产后 2 天开始做产褥期保健操。产后 6 周开始规律有氧运动,如散步、慢跑等。有氧运动从每天 15 分钟逐渐增加至每天 45 分钟,每周坚持 4~5 次。

(五)忌烟、酒,避免浓茶和咖啡

乳母吸烟、饮酒会影响乳汁分泌,酒精和烟草中的尼古丁也可通过乳汁进入婴儿体内,影响婴儿睡眠及精神运动发育。此外,茶和咖啡中的咖啡因有可能造成婴儿兴奋,乳母应避免饮用浓茶和大量咖啡。

尽管乳腺不存储酒精,但乳汁中的酒精含量与母亲血液酒精含量呈正相关。研究证明,母亲饮酒后 3~4 小时,其泌乳量可减少约 20%。除了降低泌乳量外,饮酒还可改变乳汁的气味,进而减少婴儿对乳汁的摄取。母亲饮酒对婴儿睡眠亦有影响,国外有报道,母亲饮酒后 3.5 小时,婴儿睡眠时间显著减少。在一项前瞻性的队列研究中,研究者发现母亲饮酒可对婴儿粗大运动发育产生不利影响。浓茶和咖啡中含有较多的咖啡因,研究显示乳母摄入咖啡因可引起婴儿烦躁及影响婴儿睡眠质量,长期摄入可影响婴儿神经系统发育。因此,哺乳期间,母亲应忌烟酒,避免饮用浓茶和咖啡。

二、体重监测及指导

女性在围产期经历一系列体重变化,大多数妇女生育后,体重都会较孕前有不同程度增加。美国一项 21 年的追踪调查研究证明,孕期和哺乳期体重变化和女性远期肥胖的发生密切相

关。孕期体重过度增加及产后体重滞留,是女性肥胖发生的重要原因之一。肥胖是许多慢性病的重要诱因,这些疾病会影响女性的终身健康。因此,乳母除了注意合理膳食外,还应适当运动和做产后健身操,这样可促使产妇机体康复,适当减重,逐步恢复适宜体重,且有利于预防远期糖尿病、心血管疾病、乳腺癌等慢性非传染性疾病的发生。

产后体重滞留是指产后不同时点的体重与孕前体重的差值,反映了分娩后体重的恢复情况。2015 年美国的一项队列研究表明:约 75% 的女性产后 1 年的体重未能恢复到孕前体重,约 1/3 的孕前体重正常的女性,产后 1 年发展为超重肥胖。目前我国产后 0~<3 个月、3~<6 个月、6~<9 个月、9~<12 个月的平均产后体重滞留分别为 5.3kg、4.5kg、3.8kg 及 2.8kg。且城市妇女显著高于农村妇女,产后 2 年的超重肥胖率分别是孕前的 2.9 倍和 1.92 倍。故产后仍应监测体重,避免坐月子体重滞留或体重增长的情况发生。

产后体重滞留受多种因素的影响,国内外研究发现,孕期增重是其主要影响因素,还与产次、喂养方式、分娩方式、文化程度、经济水平、产后抑郁、年龄及孕前体质量指数等有关。其中哺乳(包括哺乳的时间、频次等)、体力劳动、睡眠时间、营养膳食因素等与其密切相关。乳汁分泌可消耗孕期储存的脂肪,有利于乳母的体重尽快恢复。来自丹麦的全国出生队列研究显示,随着体力活动增加,体重滞留会逐渐降低。坚持哺乳和体力活动是减轻体重,预防产后肥胖的两个最重要措施。避免月子期体重过度增长、产后体重滞留的发生。

产褥期的运动方式可采用产褥期保健操。根据产妇的分娩情况和身体状况循序渐进的做保健操。自然分娩产妇一般在产后第二天开始做操,每 1~2 天增加 1 节动作,每节做 8~16 次(图 7-2);产后 6 周可以选择新的锻炼方式——有氧运动,如散步、慢跑。一般从每天 15 分钟,逐渐增加到每天 45 分钟,每周坚持 4~5 次。剖宫产的产妇,应根据自己的状况,如贫血、伤口恢复情况、心肺功能等,缓慢增加有氧运动及力量训练。

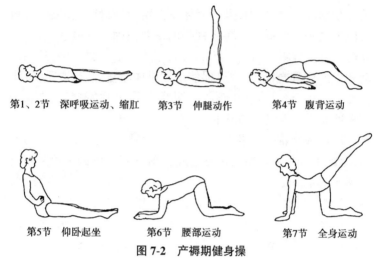

第1、2节 深呼吸运动、缩肛　　第3节 伸腿动作　　第4节 腹背运动

第5节 仰卧起坐　　　第6节 腰部运动　　　第7节 全身运动

图7-2 产褥期健身操

第1节，仰卧，深吸气，收腹部，然后呼气；第2节，仰卧，两臂直放于身旁，进行缩肛与放松运动；第3节，仰卧，两臂直放于身旁，双腿轮流上举和并举，与身体呈直角；第4节，仰卧，髋与腿放松，分开稍屈，脚底放在床上，尽力抬高臀部及背部；第5节，仰卧起坐；第6节，跪姿，双膝分开，肩肘垂直，双手平放床上，腰部进行左右旋转动作；第7节，全身运动，跪姿，双臂支撑在床上，左右腿交替向背后高举。

有研究报道，产后6~8周每周进行4~5次有氧运动不会影响乳汁分泌，并且可促进乳母心血管健康。合理的膳食结合适当的运动促进乳母心肺功能，防止脂肪沉积。国外有学者推荐，除适当限制能量摄入外，乳母应进行每周5次、每次45分钟中等强度的有氧运动，争取每周减重0.5kg。

三、营养素补充剂的合理应用

当乳母缺乏维生素、碘元素时，母乳中的含量将明显降低，乳母补充相应营养元素后，乳汁中的含量将升高。相反，叶酸、钙、铁、铜、锌等元素在母乳中的含量很少受到母亲饮食或其他营养状况的影响，乳母通过饮食摄入并不能直接增加乳汁中的含量，若乳母缺乏这些营养元素，补充营养素对其自身健康是有利的。

(一) 叶酸

母乳中的叶酸来源于母体的储备,因此除非乳母严重缺乏叶酸,否则母乳喂养的婴儿一般不会出现叶酸缺乏。对于计划再次妊娠的女性,建议每日补充 400μg 叶酸。

(二) 维生素 B_6

婴儿的生长和体重增加,与从母乳中获得的维生素 B_6 相关,但母乳中维生素 B_6 的含量受乳母饮食的影响。维生素 B_6 摄入不足会增加婴儿癫痫的发生风险。若乳母的饮食结构合理,一般不需要额外补充维生素 B_6。对于维生素 B_6 摄入不足者,建议其每日至少补充 2.5mg 盐酸维生素 B_6。

(三) 维生素 B_{12}

母乳中的维生素 B_{12} 含量与乳母摄入动物性食物(肉、鱼)有关,素食乳母应额外补充,以保证母乳中有充足的维生素 B_{12},或者可以直接给予婴儿维生素 B_{12} 制剂。

(四) 维生素 D

母乳中维生素 D 含量低,母乳喂养儿不能通过母乳获得足量的维生素 D。适宜的阳光照射会促进皮肤中维生素 D 的合成,但鉴于养育方式的限制,阳光照射可能不是 6 月龄内婴儿获得维生素 D 的最方便途径。中国营养学会推荐,婴儿出生后数日就应开始每日补充维生素 D 10μg(400IU)。美国内分泌协会建议哺乳期女性应服用更大剂量的维生素 D(≥1 000U/d),但是国际上对此观点存在争议。

(五) 维生素 A

母乳中的维生素 A 大多数来自孕产妇的脂肪储存,但同时受乳母饮食摄入的影响。母乳喂养的婴儿对维生素 A 的需求远大于胎儿。因此,对于富含视黄醇、视黄酸的食物摄入不足的女性,在哺乳期体内维生素 A 的储备将可能耗竭。建议哺乳期女性多吃富含维生素 A 的食物,如富含胡萝卜素的蔬菜、肝脏及乳制品等,每日补充维生素 A 500~1 000μg。

(六) 铁

非贫血产妇对铁元素的需求降低,因为乳母体内的铁元素只有很少的一部分会转移到母乳中。对于妊娠前铁元素储备不足或妊娠期缺铁性贫血的女性,建议哺乳期继续补充铁元素,从而在产后更好的重建体内的储备铁。虽然从母乳中获取的铁元素很少,但是胎儿在妊娠晚期储备的铁元素可支持其出生后最初 4~6 个月的需求。建议延迟结扎脐带(产后 1 分钟后结扎脐带)。早产儿、低出生体重儿或糖尿病及肥胖女性的子代出生后铁缺乏的风险较高,所以需要额外补充铁元素。

(七)碘

母乳中足量的碘元素对婴儿甲状腺功能及神经系统发育有利。与锌元素一样,母乳中的碘元素来自母亲体内的储存,所以美国医学会建议哺乳期女性在妊娠期碘元素需求量(200~220μg/d)的基础上每日额外补充 50~70μg。中国营养学会推荐,乳母摄入碘元素 240μg/d。2019 年发布的《妊娠和产后甲状腺疾病诊治指南》(第 2 版)中提出,哺乳期妇女每天保证摄碘至少 250μg。地域特征及是否服用加碘盐可以影响女性体内碘元素的含量。常规食用加碘盐的乳母体内碘元素水平可满足哺乳期的需求量。不食用含碘盐者,每天需额外补碘 150μg。证据显示,在中重度碘元素缺乏的地区,乳母补充碘元素比婴儿直接补充碘剂更加有效。

(八)钙

哺乳期女性血钙的浓度受自身稳态机制的调节,与饮食无关。母亲血钙水平不能反映体内钙元素总量,因为必要时骨骼中的钙元素可被动员入血。除非体内钙元素储存过低,停止哺乳后,乳母骨骼系统的钙元素动员可快速恢复到正常。如果是青少年母亲,其自身的生长发育同样需要钙元素,所以停止哺乳后,其骨骼中的矿物质密度很难快速恢复正常。因此中国营养学会建议哺乳期女性每日补充 1 000mg 钙元素,同时指导她们健康饮食,以维持长期的骨骼健康。

(九)锌

在蛋白质食物不足的地区,常见孕产妇缺乏锌元素。锌元素缺乏增加患病风险,尤其是感染。锌元素对婴幼儿的生长发育十分重要,与 5 岁以下儿童生长迟缓的发生率相关。为保障婴儿对微量元素的高需求,母体组织中的微量营养素优先经乳汁分泌。饮食摄入与微量元素制剂补充对母乳中的锌元素含量影响很小。无论母体补充多少,哺乳期母乳中的锌元素含量都会逐渐下降。建议孕产妇通过饮食获得足量的锌元素或服用含有锌元素的多种维生素补充制剂,以获得足够的锌元素储备。

四、母乳喂养指导

(一) 做到"三早":早接触、早吸吮、早开奶

首先要保证新生儿吃的第一口奶是母乳。分娩后新生儿第一次吸吮乳头即为开奶。开奶时间越早越好,健康母亲产后 1 小时内即可开奶。最初几日,分泌少量的淡黄色乳汁,称为初乳。母亲每天分泌的初乳量为 45ml 左右,新生婴儿的胃容量约为 5ml,因此初乳完全能满足新生儿所需的全部营养。大多数母亲会在分娩 2~3 日后开始分泌更多的乳汁。最初数周,吮吸次数越多母乳分泌就越多,夜间哺喂母乳更能促进乳汁分泌。大量实践证明,新生儿尽早与母亲皮肤接触、早吸吮、早开奶,可以刺激乳汁的早分泌,延长母乳喂养的时间,帮助子宫的收缩,减少母亲产后出血,让婴儿得到第 1 剂免疫剂,减少生病,增加肠蠕动,利于胎便的排出,减轻新生儿黄疸,增进母子感情。早接触、早吸吮对新生儿保持体温也很重要。

(二) 掌握正确的母乳喂养方法

宝宝出生时应在医务人员的指导下正确的哺乳、含接乳头,不要轻易使用奶瓶或勺子喂养宝宝,否则会导致高达 85%~95% 的宝宝出现所谓的乳头错觉、乳头混淆。不当的哺乳姿势和婴儿含接乳头方式可能导致摄入母乳不足,引起乳头疼痛,甚至损伤乳房组织。

母亲的哺乳姿势,可采取摇椅式、斜倚式、橄榄球式或侧躺式,如图 7-3。

斜倚式

如果是新生儿，妈妈应托着宝宝的头、肩膀及臀部

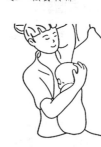

侧躺式

妈妈取侧卧位，将卧一侧的胳膊放在枕下，另一侧手臂扶住宝宝

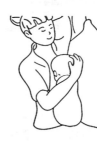

摇篮式

妈妈取坐位，将宝宝放在枕上，用臂弯支持宝宝的头部和背部，使宝宝斜卧在妈妈怀里吸乳

橄榄球式

妈妈取坐位，妈妈乳房同侧的手托住宝宝头颈部，肘部夹着宝宝身体，另一只手托住乳房

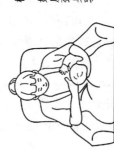

图 7-3 正确的哺乳姿势

哺乳要点：①宝宝的头和身体呈一条直线；②宝宝面向母亲并整个身体靠近母亲；③宝宝的脸贴近母亲的乳房；④宝宝的下巴触及乳房。

哺乳时母亲先用乳头触及婴儿嘴的周围，使婴儿建立觅食反射，当婴儿的嘴张得足够大时，将乳头和大部分乳晕含在婴儿口中，要求包裹乳晕 2/3 以上，宝宝的下嘴唇外翻，嘴像鱼嘴型，哺乳时乳头深入孩子口中，抵至孩子上腭，孩子面部接触乳房。孩子开始用力吸吮后，将其小嘴轻轻向外拉约 5mm，将乳腺管拉直，以利于顺利哺乳。离乳时，妈妈用手指将宝宝的小嘴轻轻往下压，使孩子松开乳头，妈妈趁机抽出乳头。

（三）按需哺乳

现在有一种错误的观念，喂养宝宝的新手妈妈常常担心宝宝会吃多了，吃撑了，常常按照自己的想象人为的设定喂奶的量和时间。其实真正的"按需哺乳"，是按照母亲和婴儿的需要哺乳。当孩子有饥饿的表现（婴儿从睡眠中醒来，转动脑袋，好像在寻找乳房，吸吮自己的手指、嘴唇或舌头，哭闹等）时，乳母应立即哺乳；乳母奶胀了就让宝宝吸吮或挤出。哺乳次数开始时 1~2 小时 1 次，以后 2~3 小时 1 次，逐渐延长至 3 小时左右 1 次，3 个月后夜间睡眠逐渐延长，可以省去 1 次夜奶，喂哺次数每天应不少于 8 次，6 个月后随着辅食添加，哺乳次数可逐步减少。每个孩子每次喂奶持续的时间可不同，例如，一些母亲可在 5 分钟内完成 1 次喂奶，但有些母亲可能需要 20~30 分钟左右。

从婴儿吸吮的动作上可以判断是否已喂饱，看见或听到婴儿吞咽的动作或发出"咕噜"声音，吸完母乳后孩子有平和满足的表情。还可以根据吃完奶后离下次吃奶的间隔时间，宝宝排尿、排便的次数及颜色，宝宝的体重增长情况等判断母乳喂养状态是否合理。如果婴儿喂养适当，则应在出生后约 3 日内排空胎便，并逐渐转为正常大便。出生 4 日后，大多数婴儿每日排便 3 次或更多，且排便时间通常与哺乳时间同步。到出生后第 5 日，大便应为浅黄色并有颗粒物。胎便排出延迟表明乳汁生成延迟或无乳汁生成、哺乳管理不佳、乳汁排出不畅，罕见情况下可能有囊性纤维化相关的肠梗阻。一般出生后第 1 个 24 小时排尿 1 次,之后 24 小时内增加至 2~3 次,第 3、4 日为 4~6 次 /d,第 5 日及之后为 6~8 次 /d。排尿次数减少,尿液呈深黄或橙色,或尿布中有砖红色尿酸盐晶体时,通常表明婴儿的液体摄入量不足,如增加液体摄入量后这种状况仍不能得到改善,应及时就医。新生儿出生后体重减轻是正常现象(生理性体重减轻),预计下降比例为出生体重的 5%~7%。正常新生儿出生后 5 日左右随着吃奶量的增加会停止体重下降,生后 1~2 周龄时体重通常会恢复其出生时的水平。一般在 3~4 月龄时达到出生体重的 2 倍,1 岁时一个母乳喂养并合理添加辅食的婴儿,体重约是出生体重的 2.5~3 倍。

如果母亲因疾病等原因不能母乳喂养婴儿,可用母乳代用品。首先要选对奶嘴,其次吃奶嘴的含接方式一定要像吃母乳那样正确,这样就可以避免出现乳头错觉或称乳头混淆。

五、便秘

产妇自胎儿及其附属物娩出,到生殖器官(除乳房)恢复到非妊娠状态一般需要 6~8 周,这段时间在医学上称为"产褥期",民间俗称"坐月子"。按我国传统"坐月子"的习俗,产妇以摄入肉、禽、鱼、蛋等动物性食物为主,禁吃或者少吃蔬菜水果。这种饮食习俗,不仅加重了产妇消化系统和肾脏负担,还可能造成能量过剩导致的肥胖;饮食中纤维素含量减少,增加了乳母便秘、痔疮等疾病的发病概率。因此,产妇在产褥期一定要做到食物均衡、多样、充足,且不过量。

一旦便秘,可调整饮食结构,多补充富含膳食纤维的食物,适当运动(如产后健身操),酌情辅助使用开塞露、乳果糖等药物缓泻剂,帮助解决便秘。

六、产后情绪管理

(一)产后抑郁的发生、临床表现和危害

产后抑郁障碍(postpartum depression/puerperal depression,

PPD 或 postnatal depression,PND）的 概 念 最 早 由 Roland M（1950）提出。随着半个多世纪以来对 PPD 认识的不断加深，目前认为 PPD 并不是一个独立的疾病，而是特发于女性产后这一特殊时段的抑郁症（major depressive disorder,MDD），有时也包括延续到产后或在产后复发的 MDD。2013 年，《美国精神疾病诊断分类手册》第 5 版中已取消 PPD 的概念，取而代之的是围产期抑郁（peripartum depression），特指从妊娠开始至产后 4 周内发生的 MDD。西方发达国家 PPD 的患病率为 7%~40%，亚洲国家患病率为 3.5%~63.3%。我国报道的患病率为 1.1%~52.1%，平均为 14.7%。首次发作后约半数以上患者会在未来的 5 年内出现再次发作，有 1/3 的患者甚至在第 1 年内再次发作。

发生产后抑郁障碍相关性最强的因素为既往精神疾病史、阳性家族史、生活事件、社会支持；相关性中等的因素为个体心理因素、婚姻关系；相关性较弱的因素有产科因素、社会经济状况；几乎无相关性的因素有产妇的年龄、文化层次、妊娠的次数、与配偶关系的时间长短。

PPD 的临床表现复杂多样，主要分为核心症候群、心理症候群和躯体症候群三个方面。核心症候群包括三个症状：情绪低落、兴趣和愉快感丧失、导致劳累感增加和活动减少的精力降低。心理症候群包含许多心理学症状，常见的有焦虑、集中注意和注意的能力降低、自我评价和自信降低、自罪观念和无价值感、认为前途暗淡悲观、自杀或伤婴的观念或行为、强迫观念及精神病性症状。躯体症候群包括：睡眠障碍、食欲及体质量下降、性欲下降、非特异性的躯体症状（头痛、腰背痛、口干、便秘、胃部烧灼感、胀气等）。主要通过询问病史、精神检查、体格检查、心理评估及其他辅助检查，并依据诊断标准做出诊断。PPD 的诊断主要建立在对症状学（横向）与病程（纵向）的分析之上，缺乏客观性的躯体、实验室或影像学检查作为依据。迄今为止，尚无针对 PPD 的特异性检查项目。大量研究表明，PPD 发生的峰值处于产后 1 个月以内，因此，最常用的爱丁堡孕产期抑郁量表（Edinburgh Postnatal Depression Scale，EPDS）筛查的最佳时间也为产后 2~6 周。

患者可以出现自伤、自杀行为，不利于产妇精力、体力恢复，增加产妇滥用药物或酒精的风险，导致共患的躯体病或产后并发症恶化或慢性化。对新生儿近远期生长、发育影响较大，新生儿易出现睡眠和喂养问题，过度啼哭，脑部发育受影响等；学龄前期易出现低自尊、自我调节能力差，认知、行为能力受损；成年后精神病发病风险增加。可能对孩子造成器质性危害、母婴连接障碍；导致孩子智力、情绪与个性发育障碍；增加青少年发生暴力行为的风险。

（二）产后抑郁与母乳喂养

研究发现产后情绪与母乳喂养之间存在联系，目前尚不能确定母乳喂养是否是减少产后抑郁的保护性因素，但产后抑郁对母乳喂养产生的不良影响已经是共识。研究还发现，计划哺乳并坚持实施母乳喂养的产妇产后抑郁的风险降低，计划哺乳但未能进行母乳喂养的产妇产后抑郁的风险增高。母乳喂养意愿对母乳喂养行为和产后抑郁均能产生影响。因此，持续深入推进母乳喂养，在孕期进行母乳喂养知识宣讲，产后针对产妇和家属均强化母乳喂养观点，逐个家庭指导母乳喂养，同时关注和重视早期终止母乳喂养/母婴分离的产妇，必要时进行产后抑郁的评估和筛查。对有抑郁症状的产妇提供母乳喂养的支持和帮助，实施个体化促进母乳喂养策略，降低产妇情绪管理失败的风险。

（三）改善产后抑郁的方法

除促进母乳喂养降低围产期抑郁外，孕产妇还可以通过运动调整情绪。应鼓励没有运动禁忌证的孕产妇进行适当的体育锻炼，进而调整情绪状态。提供团体或者个体心理干预方法，支持、陪伴孕产妇，缓解压力改善其心理状况。加强对孕产妇家人的心理健康教育，提高其支持和陪伴孕产妇技巧，促进其积极陪伴孕产妇的行为，建立良好的家庭支持系统。

（四）产后抑郁的药物治疗

一旦孕产妇出现相关精神心理疾病时，权衡治疗与不治疗对母亲和婴幼儿的风险很重要,应向患者及家属讲明治疗与不治疗的风险与获益。治疗应根据疾病的严重程度、复发的风险、尊重孕产妇和家属的意愿来调整。目前妊娠期、哺乳期使用精神类药品的安全性尚无定论。产妇服用药物后母乳中药物浓度小于母血的 10%,导致婴儿出现剂量相关不良反应可能性较小。产后仍需要药物治疗的产妇,在可行的情况下可以计划母乳喂养。母乳喂养的女性应该谨慎使用氯氮平,并在婴儿出生后的前 6 个月每周监测 1 次白细胞计数。如果使用抗惊厥药物,应做好新生儿专家咨询及密切监测婴儿生长发育状况。尽量避免对母乳喂养女性使用锂剂。

第六节 母乳喂养的相关问题及处理

一、乳汁不足

乳汁分泌包括泌乳和排乳 2 个环节,泌乳受催乳素调控,排乳受催产素调控。乳母的情绪、心理及精神状态直接兴奋或抑制大脑皮质来刺激或抑制催乳素的释放,也可通过神经 - 内分泌影响调控。泌乳不足时,建议如下:

(一)愉悦心情,树立信心

家人应充分关心乳母,经常与乳母沟通,帮助其调整心态,舒缓压力,保持愉快的心情,坚定母乳喂养的自信心。

(二)尽早开奶,频繁吸吮

分娩后立即母婴皮肤接触,开奶越早越好;坚持频繁吸吮(24 小时内至少 10 次);吸吮时将乳头和乳晕的大部分同时含入婴儿口中,让婴儿在吸吮时能充分挤压乳晕下的乳窦,既能使乳汁排出,又能有效刺激乳头上的感觉神经末梢,促进泌乳反射,使乳汁越吸越多。

(三)合理营养,多喝汤水

营养是泌乳的基础,食物多样化是充足营养的基础。注意,餐前不宜喝太多汤,可以喝半碗至一碗汤,进食八九分饱后再喝一碗汤,喝汤的同时吃肉。不宜喝多油浓汤。煲汤的材料宜选择一些脂肪含量较低的肉类,如鱼肉、瘦肉、去皮的禽类、瘦排骨等,也可以喝蛋花汤、豆腐汤、蔬菜汤、面汤及米汤等,还可加入红枣、猪肝、黄豆、花生等食材。

(四) 生活规律,保证睡眠

每天保证 8 小时以上睡眠时间,避免过度疲劳。生活习惯与新生儿尽量同步,做到按需哺乳,乳母和新生儿同步。

二、乳汁过多

乳汁过多时,在保证充分母乳喂养的情况下,可将多余的母乳挤出或吸奶器泵出,放置于专门的储奶袋中。母乳当中含有天然杀菌物质,室温 25~27℃可保存 3 小时,15~25℃可保存 8 小时。冰箱冷藏室 0~4℃的条件下,可存放 1~4 天。冰箱冷冻时,-18℃以下,可以放置 3 个月以上。一般情况下,使用规定室温保存时间内的母乳和冷藏的母乳都不要用微波炉来加热。解冻、加热从冷冻室取出的母乳时务必要缓慢,可以通过流动的水或转放冷藏室过夜来解冻,再把奶瓶放在装有温水(40℃以下)的容器里加热,给孩子喂母乳前,务必要检查其温度。

三、下奶延迟

乳汁分泌分别受催乳素和催产素调控。乳母的情绪、心理及精神状态可直接兴奋或抑制大脑皮质来刺激或抑制催乳素和催产素的释放。目前,我国多项报道显示,产后抑郁及焦虑,均可延长泌乳始动时间,使下奶延迟,又降低泌乳量。妊娠糖尿病产妇由于胰岛素相对分泌不足,启动泌乳延迟,也可导致下奶延迟。

因此,糖尿病、产后抑郁等乳母要坚持高频哺乳,每天喂奶10~12 次,直到乳汁分泌明显增多。还可以在哺乳时按摩乳房,促进乳汁通畅排出。

药用催乳剂人类生长激素(证据等级ⅠB,ⅡA)、硫化物(证据等级ⅡB)和促甲状腺激素释放激素(证据等级ⅠB)可能在某些人群中作为半乳糖促生长素起作用,但目前在大多数国家/地区尚未使用。英国的一项试验比较了每天30mg的多潘立酮和每天30mg的甲氧氯普胺的作用,并记录了51名妇女为早产儿母乳喂养的情况。在整个研究过程中,用药后产奶量几乎翻了一倍。

尽管这些催乳药物广泛使用,但仍需考虑以下重要问题:

(1)药物催乳剂确实会增加血清催乳素平均水平,并且有证据表明使用多潘立酮、甲氧氯普胺会增加产奶量。但是,仍无法确定最能从该治疗中受益的人群,因为尚不清楚是否所有泌乳不足的妇女都是催乳素水平较低,以及增加催乳素是否会增加催乳素水平低和正常的妇女的母乳供应。

(2)应仔细权衡潜在的轻微或严重副作用与任何潜在的益处。

(3)在大多数国家,用作催乳剂的处方药均为超范围用药(未经监管机构批准用于此适应证)。

(4)中草药作为催乳剂,常用的下奶中草药包括通草、路路通、丝瓜衣、王不留行等。啤酒中的大麦成分也可以增加催乳素的分泌,而酒精可能最终会减少乳汁的产生。中草药由于缺乏标准化的剂量制剂,使用中草药制剂需要谨慎对待可能的重金属污染、过敏原和药物相互作用等问题,应在专业的中医药医生指导下使用。

四、母儿分离

早产儿、低体重儿或者因母婴疾病等原因暂时母婴分离者,需要及时的挤奶。分娩后6小时就可以用吸奶器按摩刺激乳房,每3个小时1次,每侧乳房吸吮3~5分钟,两侧乳房交替进行,每次持续时间15~20分钟。

母婴分离时,还可以在有经验的护理人员或按摩师指导下乳房按摩、手工挤奶,都可以有效地去除乳腺管的堵塞或者是乳汁的淤积,缓解乳房胀痛。但需要警惕乳腺炎或乳房胀肿的发生,必要时到乳腺科就诊。

挤出来的母乳可按照"多余母乳的处理方法"来冷冻保存。挤奶一般有两种方法,手工挤奶和吸奶器吸奶。

(一)手工挤奶

是用双手拇指和示指放在乳晕后方朝向胸壁按压,然后有节律地朝乳头方向挤压,母亲也可以在婴儿吸吮母乳时采用这一节律性挤压来促进乳汁排出。

(二)吸奶器吸奶

使用手动或电动吸奶器帮助吸奶,尤其是模拟泌乳过程的电动吸奶器,乳母可根据自己的感觉调整吸奶的频率和强度,使吸奶的过程不易造成乳房损伤。

第七节 特殊人群的喂养问题

一、早产儿的喂养

早产儿是指出生胎龄满 28 周,不足 37 周的新生儿。2019年研究报告显示,全球早产儿发生率为 10.6%(9.0%~12.0%),中国早产儿发生率为 6.9%(5.8%~7.9%)。早产儿治疗及综合管理涉及诸多方面,早期营养支持是早产儿救治的重要组成部分,是早产儿存活及远期生存质量的保障和基础。母乳是婴儿的最佳食品,母乳喂养有助于早产儿尽快建立肠道营养、减少住院期间感染及坏死性小肠结肠炎(necrotizing enterocolitis,NEC)等疾病的发生,并有利于远期神经系统发育。早产儿母亲的母乳(mother own milk,MOM)是早产儿喂养的首选,而主要来源于足月儿母亲捐赠的成熟乳(捐赠人乳,donor human milk,DHM)被推荐作为无 MOM 的早产儿和极低体重儿早期喂养的选择。

与足月儿相比,早产儿往往存在着显著的营养储备不足。在其住院期间,母乳加营养强化剂或低体重儿专用配方奶有助于支持其达到或接近孕晚期的宫内生长速率,但是生理发育不成熟及一些疾病的影响仍然阻碍了这些婴儿的生长发育,导致他们在出院时身长和体重往往低于同龄足月儿,并在出院时可能存在营养缺乏甚至有发生宫外生长迟缓(extrauterine growth retardation,EUGR)的危险,EUGR 系指早产儿出院时生长发育计量指标 ≤ 相应宫内生长速率期望值的第 10 百分位(≤ 生长曲线的第 10 百分位),并可影响头围和身长。胎龄越小,出生体质量越低,发生这种危险的机会越大。这种不理想的营养状态和 EUGR 的发生将影响远期健康并将导致成人期疾病发生的风险增加。因此,对早产儿出院后营养应该予以特别重视。

临床研究证明,早产儿出院后,合理的营养如使用母乳加营养强化剂或应用出院后配方奶(post-discharge formula,PDF)喂养,可以促进早产儿出院后的生长发育。资料显示,早产儿出院后使用 PDF 至校正年龄[3 岁内使用,为出生后月龄减去提前出生的月龄,如生后 5 个月的 28 周早产儿(早产 3 个月),校正年龄为 2 个月(5 个月减 3 个月)]9 个月时,其体质量和身长增长较使用足月儿配方奶或未经强化的母乳喂养婴儿更为显著。国外有关的学术机构,如欧洲小儿胃肠、肝病和营养学会(North American Society for Pediatric Gastroenterology,Hepatology and Nutrition,ESPGHAN)和美国家庭医师协会(American Association of Family Physicians,AAFP),均强调了早产儿出院后使用 PDF 喂养的重要性并推荐了喂养至少达胎龄40 周或直到实现追赶生长或校正年龄 1 岁。

二、糖尿病患儿的喂养

2019 年加拿大妇产科协会颁布妊娠糖尿病指南中强烈推荐:无论孕前糖尿病还是妊娠糖尿病母亲,均要在分娩后立即哺乳。鼓励产妇在分娩后立即母乳喂养,可避免新生儿低血糖,并在产后至少持续母乳喂养 6 个月,以减少儿童肥胖的风险,降低母体高血糖的风险。

2019 年发表在美国医学会杂志(*JAMA Internal Medicine*)的一项长期全国性研究结果表明,母乳喂养 6 个月以上的时间,能将育龄期妇女罹患 2 型糖尿病的概率降低近一半。这项研究对象包括了 1 238 名未患糖尿病,或者说在她们怀孕之前未患糖尿病的妇女。在接下来的 30 年里,每个妇女都至少产下了一个婴儿,并对她们进行了定期糖尿病筛查。参与者还需报告她们的生活方式(如饮食和活动)以及她们用母乳喂养孩子的总时长。母乳喂养的保护作用存在几种可能的生物学机制,其中一种可能的机制是:母乳喂养通过影响胰腺胰细胞中调控血液中胰岛素水平的乳糖相关激素,进而影响血糖水平。

因此糖尿病母亲母乳喂养分为以下两种。母婴同室的糖尿病患儿应做到早接触、早吸吮。母婴接触可以维持新生儿正常体温,稳定血糖,从而自然的开始母乳喂养;早吸吮刺激产妇泌乳,稳定新生儿血糖。喂养方案:出生 1 小时内,皮肤和皮肤接触;生后 2~4 小时内每小时哺乳;生后 5~12 小时内,每 2~3 小时哺乳 1 次;随后的 24 小时内,哺乳至少 10 次以上。母婴分离的产妇,应坚持每天挤奶 8 次以上,无论母乳多少,都送到新生儿科喂养新生儿,直到母婴同室。

三、母亲感染性疾病的喂养

母乳是婴儿最理想的食物。但母亲存在感染时,因担忧将病原体传给子代,可能造成母乳喂养困惑,甚至不必要地放弃母乳喂养。母亲患有感染性疾病时,对母乳喂养能引起母婴传播的感染性疾病,采取适当的预防策略后,仍可母乳喂养。

(一)乙型肝炎

对母亲感染乙型肝炎病毒的新生儿进行联合免疫预防,除免疫预防外,目前倾向于对高病毒载量(HBV DNA $\geq 10^6$IU/ml)孕妇在孕晚期进行抗病毒治疗,以减少 HBV 母婴传播。《中国乙型肝炎病毒母婴传播防治指南(2019 年)》推荐 HBV DNA $\geq 2 \times 10^5$IU/ml 的孕妇妊娠期使用富马酸替诺福韦二吡呋酯或替比夫定抗病毒治疗,但抗病毒治疗的阈值、药物的选择、起始时间及停药时机等问题仍存在诸多争议。

【母乳喂养建议】

(1)乙型肝炎 e 抗原(HBeAg)阳性,乳头破裂、出血等情况均可母乳喂养。

(2)新生儿生后可立即开始哺乳,无须先注射乙型肝炎免疫球蛋白(hepatitis B immunoglobulin,HBIG)。

(3)对孕晚期以减少母婴传播为目的而开始抗病毒治疗的母亲,产后应立即停药,对新生儿进行母乳喂养;对于产后必须继续服药的母亲,不应放弃母乳喂养。

(二)丙型肝炎

婴儿体内可能存在某种年龄依赖的 HCV 防御机制,因此 HCV 母婴传播率相对较低,可以母乳喂养。增加 HCV 垂直传播风险的因素:①产妇高 HCV RNA($>6 \times 10^5$IU/ml);②胎儿头皮静脉监测;③破膜时间长;④生产时胎儿宫内缺氧;⑤脐血 pH 值降低;⑥羊膜腔穿刺是否增加感染风险目前尚无有效数据进行评估。

【母乳喂养建议】

(1)鼓励丙型肝炎感染母亲母乳喂养。

(2)如果乳头损伤,有明显出血,因新生儿无免疫预防能力,建议病损乳房暂停哺乳,健康乳房继续哺乳,或将病损乳房的乳汁消毒后再喂养。

(三)甲型或戊型肝炎

【母乳喂养建议】虽未有研究报道母乳喂养会引起新生儿甲型或戊型肝炎感染,但母亲病情严重时,建议暂停母乳喂养,以利于母亲病情恢复。

(四)艾滋病

【干预措施】为保护母亲,并预防 HIV 母婴传播,HIV 感染母亲孕期需要抗病毒治疗,通常采取剖宫产分娩,子代出生后也需进行抗病毒治疗。

【母乳喂养建议】

(1)有条件者建议完全人工喂养。

(2)无条件人工喂养者,最初 6 个月纯母乳喂养(最好消毒后喂养)。

(3)禁忌混合喂养。

(五) 巨细胞病毒

可以母乳喂养。

【母乳喂养建议】

(1) 对足月儿(或胎龄 ≥ 32 周,或出生体重 ≥ 1 500g 的早产儿),母乳喂养仅引起隐性感染,不引起发病,也不影响生长发育,故应鼓励母乳喂养。

(2) 对胎龄<32 周或<1 500g 的早产儿,母乳消毒后可喂养。待新生儿体重 ≥ 1 500g,或纠正胎龄 ≥ 32 周后,即可直接哺乳。

(3) 即使婴儿已经确诊巨细胞病毒感染并发病,乳汁消毒后仍可哺乳。

(六) 单纯疱疹或带状疱疹病毒

可以母乳喂养。

【母乳喂养建议】

(1) 如果乳房无疱疹,可直接哺乳,但应避免婴儿与疱疹处接触。

(2) 如果乳房或乳头出现疱疹,不能直接哺乳,应将乳汁消毒后哺乳。

(七) 水痘

【干预措施】分娩时水痘尚未结痂,或哺乳期发生水痘的,母婴需暂时隔离,新生儿注射普通人免疫球蛋白。

【母乳喂养建议】

(1) 对于孕期发生的水痘,如果在分娩前水疱已结痂脱落,产后可直接哺乳。

(2) 哺乳期发生水痘,且水痘常出现在胸部,需避免直接哺乳。乳房无疱疹时,乳汁吸出或挤出后无须消毒,可通过奶瓶哺乳;如果乳房有疱疹,应将乳汁消毒后再哺乳。

(八) 弓形虫

【干预措施】因检测特异性 IgM 容易出现假阳性,故需同时检测弓形虫 IgM 和 IgG。确诊感染者需要治疗。

【母乳喂养建议】

(1) 确诊弓形虫感染的孕妇,分娩前经正规治疗者,产后能直接哺乳。

(2)如果分娩前尚未经治疗,或者疗程未结束,或哺乳期确诊感染,则不能直接哺乳,但乳汁经消毒后可哺乳。同时这些产妇应尽快开始治疗,疗程结束后,再直接哺乳。

(九)流行性感冒

可以母乳喂养。

【母乳喂养建议】

(1)母乳喂养可减少婴儿呼吸道感染,因此鼓励患流行性感冒(简称流感)的母亲进行母乳喂养。

(2)流感起病最初 2~3 天建议母婴隔离,可将乳汁吸出或挤出,由他人通过奶瓶哺乳。乳汁无须特别处理。

(3)流感恢复期无明显喷嚏、咳嗽时,可指导母亲在哺乳前做好自身清洁,如洗脸、戴口罩等,即可直接哺乳。

(十)结核

可以母乳喂养。

【母乳喂养建议】

(1)未经正规治疗的活动性肺结核母亲必须与婴儿隔离。

(2)活动性结核经正规治疗 ≥2 周,痰结核菌阴性,可解除隔离,也可直接哺乳。

(3)母亲服用抗结核药物时,仍可以哺乳。

(4)如果母亲服用抗结核药物,可选择在母亲服药前或刚服药后进行哺乳(此时乳汁中药物浓度最低),或将此时的乳汁吸出后冷藏或冷冻保存。避免用母亲服药后 2 小时左右的乳汁哺乳。

【不能直接母乳喂养的情况】

(1)孕期确诊肺结核,分娩时尚未开始治疗。

(2)已开始治疗但痰结核菌阳性。

(3)乳腺结核。

(4)乳头或乳房存在破损。

(5)合并 HIV 感染。

【间接母乳喂养】

(1)对于上述第 1 和第 2 种情况,可将母乳吸出或挤出,由他人哺乳,乳汁无须消毒。

(2)对于第 3 和第 4 种情况,可将乳汁消毒后喂养。

(3)对于第 5 种情况,可参考 HIV 感染母亲的母乳喂养原则。

(十一)梅毒

【干预措施】应对孕妇及其配偶或性伴侣进行规范治疗。

【母乳喂养建议】

(1)分娩前已接受规范治疗的孕期梅毒患者,不管抗体滴度高低,产后均可进行母乳喂养。

(2)如果分娩前未规范治疗或临产前 1~2 周才确诊者,建议暂缓直接母乳喂养,但乳汁消毒后可哺乳,同时尽快开始治疗。疗程结束后,可直接母乳喂养。

(十二)预防接种与哺乳

接种所有的灭活疫苗(死疫苗)后均可正常哺乳。接种黄热病减毒疫苗(活疫苗),必须停止哺乳。接种其他减毒疫苗时,均可哺乳。

(十三)新型冠状病毒肺炎(COVID-19)与哺乳

COVID-19 其病原体是一种先前未在人类中发现的新型冠状病毒,即 2019 新型冠状病毒。2020 年 1 月国家将 COVID-19 纳入《中华人民共和国传染病防治法》规定的乙类传染病,并采取甲类传染病的预防、控制措施。2020 年 2 月 11 日,WHO 将其命名为 2019 冠状病毒病(Corona Virus Disease 2019, COVID-19)。

【干预措施】为保护母亲,并预防新冠病毒的母婴传播,感染的母亲孕期需要抗病毒、抗感染等治疗,通常采取剖宫产分娩,为减少新生儿暴露感染,疑似或确诊孕产妇分娩的新生儿应尽早结扎脐带,及时清洁母血及羊水,不进行脐带挤压、不延迟脐带结扎,子代出生后也需酌情抗病毒治疗。

【母乳喂养建议】

(1)有条件者建议完全人工喂养。

(2)无条件人工喂养者,最初 6 个月纯母乳喂养(最好消毒后喂养)。

（3）禁忌混合喂养。

（十四）常用的母乳消毒方法

（1）冻融法：方法为（−20~−10）℃冻存 1~3 天（可以更长），40~45 ℃融化。该方法虽对乳汁成分破坏最少，但只能抑制 CMV 的感染性，不能抑制其他微生物的感染性，因此仅适用于 CMV IgG 阳性母亲的乳汁，不能用于其他感染。

（2）巴氏消毒法：方法为 60~65 ℃消毒 30 分钟。通常建议使用该方法，因为该方法既能杀灭本文提到的所有病原体，又能最大程度保持母乳的活性成分。在家中可用市售温奶器，按说明书操作，温度达到 60 ℃开始计时，期间摇匀 1~2 次。不要延长消毒时间，以免破坏活性成分。

（3）常规加热：方法为煮沸 5~10 秒。微波炉消毒虽然操作简单，但因存在加热不均匀、对乳汁营养成分破坏严重、容易烫伤等问题，一般不建议使用。

消毒后的母乳在温度适宜时应尽快喂养。如有剩余，按照"多余母乳的处理"进行保存、解冻、加热，无须再次消毒，以最大程度保护母乳的活性成分。

（张玉梅　赵　蕾　肖　梅）

第八章

妊娠期铁缺乏及缺铁性贫血

第一节　定义及发生现状

　　妊娠合并贫血对母体、胎儿及新生儿均会造成近期和远期影响,对母体可增加妊娠期高血压疾病、胎膜早破、产褥期感染和产后抑郁的发病风险;对胎儿和新生儿可增加胎儿生长受限、胎儿缺氧、羊水减少、死胎、死产、早产、新生儿窒息、新生儿缺血缺氧性脑病的发病风险。孕妇贫血主要有营养型贫血(缺铁性贫血和巨幼红细胞贫血)、遗传因素导致贫血(地中海贫血)、再生障碍性贫血。

　　关于妊娠期贫血的诊断,世界卫生组织推荐,妊娠期血红蛋白(hemoglobin,Hb)浓度<110g/L 可诊断为妊娠合并贫血。孕期由于胎儿生长发育需要,孕妇体内血容量明显增加,孕妇对铁的需求量从妊娠早期的 0.8mg/d 逐渐增加到妊娠晚期的 7.5mg/d,甚至在妊娠 32~40 周,孕妇对铁的需求量可增加至 10mg/d,整个妊娠期,孕妇的铁总需求量高达 1 240mg。然而孕妇日常从膳食中摄取的铁量往往较低,无法达到妊娠期对铁的需求,出现铁缺乏。妊娠期由于血容量变大及造血原料摄入不足导致体内铁、叶酸或维生素 B_{12} 不足,其中铁不足可导致血红蛋白合成不足,血红蛋白减少,进而导致红细胞数量减少,各组织和细胞供氧不足的缺铁性贫血(iron deficiency anemia,IDA)。

目前,全球妊娠期 IDA 的患病率约为 42%。2000 年,我国孕妇 IDA 患病率为 19.1%,妊娠早、中、晚期 IDA 患病率分别为 9.6%、19.8% 及 33.8%。2010—2012 年中国孕妇贫血患病率调查研究结果显示,孕妇贫血检出率为 17.2%,大城市孕妇与贫困农村孕妇贫血检出率分别为 15.5%、20.2%,南方与北方孕妇贫血检出率分别为 15.5%、19.5%,城市育龄妇女贫血患病率为 15.4%。2016 年研究结果显示,我国部分城市孕妇妊娠早、中、晚期 IDA 的患病率分别为 1.96%、8.40% 及 17.82%。IDA 不仅在发展中国家的儿童和妇女中普遍存在,而且在发达国家的妇女、儿童中同样存在。研究者收集了 15 个欧洲国家的孕妇及育龄妇女的铁状态数据表明,在欧洲育龄妇女中,平均血清铁蛋白浓度估计为 26~38μg/L;铁状况因地区而异,孕期不补充铁会使情况恶化。约 40%~55% 育龄妇女缺铁,约 45%~60% 育龄妇女拥有较好的铁状态;铁缺乏症和缺铁性贫血的患病率为 10%~32%、2%~5%。孕周数与铁缺乏、贫血成正相关,约 20%~35% 的育龄妇女没有补充足够的铁以满足妊娠需求。育龄妇女补铁后拥有较高的铁水平;是否发生铁缺乏和缺铁性贫血取决于补铁的剂量和依从性。当母亲铁元素储备不足时,胎儿的铁元素需求亦不能得到保障。妊娠期铁缺乏可增加子代低出生体重、早产及远期生长迟缓的风险。铁元素是妊娠期需求量增加最明显的营养素。胎儿主要在妊娠晚期积累铁元素,所以建议妊娠晚期需较妊娠前期每日额外补充 9~12mg 铁元素,妊娠期全程为 1 000~1 240mg。

第二节 诊断及鉴别诊断

在病史询问及体格检查的基础上,选择必要的生化指标检查,结合实验室的检验结果进行诊断,再进行针对性的治疗。

一、诊断

(一)临床表现

IDA 的临床症状与贫血程度相关。疲劳是最常见的症状,贫血严重者有脸色苍白、乏力、心悸、头晕、呼吸困难及烦躁等表现,既往有月经过多等慢性失血性疾病史,或长期偏食、孕早期呕吐、胃肠功能紊乱导致的营养不良等病史。

(二)实验室检查

1. **血常规**　IDA 患者的 Hb、平均红细胞体积(mean corpuscular volume,MCV)、平均红细胞血红蛋白含量(mean corpuscular hemoglobin,MCH)和平均红细胞血红蛋白浓度(mean corpuscular hemoglobin concentration,MCHC)均降低。血涂片表现为低色素小红细胞及典型的"铅笔细胞"。

2. **贫血三项检测**　贫血三项检测项目为叶酸、维生素 B_{12} 和铁蛋白。叶酸的正常参考值为 ⩾ 3.0μg/L;维生素 B_{12} 的正常参考值为 200~1 000ng/L;血清铁蛋白:血清铁蛋白是一种稳定的糖蛋白,不受近期铁摄入影响,能较准确地反映铁储存量,是评估铁缺乏最有效和最容易获得的指标。IDA 根据铁储存水平分为 3 期:①铁减少期:体内储存铁下降,血清铁蛋白<20μg/L,转铁蛋白饱和度及 Hb 正常;②缺铁性红细胞生成期:红细胞摄入铁降低,血清铁蛋白<20μg/L,转铁蛋白饱和度<15%,Hb 水平正常;③ IDA 期:红细胞内 Hb 明显减少,血清铁蛋白<20μg/L,转铁蛋白饱和度<15%,Hb<110g/L。

3. **网织红细胞**　Hb 含量和网织红细胞计数铁缺乏导致网织红细胞 Hb 含量下降、计数减少。

4. **骨髓铁**　骨髓铁染色是评估铁储存量的金标准。该方法为有创性检查,仅适用于难以诊断贫血原因的复杂案例。

5. **铁剂治疗试验**　小细胞低色素的贫血患者,铁剂治疗试验同时具有诊断和治疗意义。如果铁剂治疗 2 周后 Hb 水平升高,提示为 IDA。

妊娠期贫血(hemoglobin,Hb)孕妇,检测血清铁蛋白水平,血清铁蛋白水平<12μg/L 诊断为妊娠合并缺铁血性贫血。

二、鉴别诊断

1. **巨幼红细胞贫血**　巨幼红细胞贫血又称营养性巨幼

红细胞贫血,是由于叶酸和 / 或维生素 B_{12} 缺乏引起细胞核 DNA 合成障碍所致的贫血。①外周血象:呈大细胞性贫血, $MCV > 100fl$, $MCH > 32pg$,大卵圆形红细胞增多、中性粒细胞核分叶过多,网织红细胞大多减少;②骨髓象:红细胞系统呈巨幼细胞增多,巨幼细胞占骨髓细胞总数的 30%~50%,核染色质疏松,可见核分裂;③叶酸和维生素 B_{12} 的测定:血清叶酸 $< 6.8nmol/L$,红细胞叶酸 $< 227nmol/L$ 提示叶酸缺乏,若叶酸正常,应测孕妇血清维生素 B_{12},若 $< 74pmol/L$ 提示维生素 B_{12} 缺乏。

2. **地中海贫血** 地中海贫血是由于珠蛋白基因缺陷或者突变造成一种或几种珠蛋白肽链合成障碍引发病症,由于基因的缺失造成 α 和 β 珠蛋白链合成速度失去平衡引发的贫血。地中海贫血的基因型和表现具有多样化特征,有 α 型、β 型、δ型和 δβ 型四种,而 α 和 β 两种类型最为普遍。根据其基因型和病情轻重分成重型、中间型和轻型。它是人类最常见的单基因遗传病之一。地中海贫血在我国长江以南地区较为常见,尤以广东、广西和海南人群携带率最高。诊断依据:①全血细胞分析:若 $MCV < 82fl$, $MCH < 27pg$,则筛查阳性,需进一步检查;②红细胞脆性一管定量法:若 $< 60%$ 可判定为地中海贫血(轻型、携带者);③地中海贫血基因检测。基因检测是诊断地中海贫血最可靠的方法。

第三节 防 治

一、饮食

通过饮食指导可增加铁摄入和铁吸收。铁吸收量取决于生理需求量、食物含铁量和生物利用度。以每毫升血液含铁 0.5mg 计算,妊娠期血容量增加需铁 650~750mg,胎儿生长发育需铁 250~350mg,故孕期需铁 1 000mg。孕中期在孕前基础上需增加 4mg 铁摄入,孕晚期则需在孕前基础增加 9mg 铁摄入。

食物中的铁有两种存在形式,其中血红素铁来源于红肉等动物性食物,吸收率可达 15%~35%;植物性食物的铁为非血红素铁,吸收率通常在 10% 以下。血红素铁比非血红素铁更容易吸收,含血红素铁的食物有动物血、肝、红色肉类、鱼类及禽类等。铁的吸收受抑制剂和促进剂的影响,富含维生素 C 的食物可促进铁吸收;谷物麸皮、谷物、高精面粉、豆类、坚果、茶、咖啡、可可等食物抑制铁的吸收。

孕妇早期富铁膳食干预可以增加孕妇铁的摄入,可以纠正妊娠期缺铁性贫血患者的贫血状态,起到预防妊娠期缺铁性贫血发生的作用,对孕妇、胎儿及新生儿都具有重要意义。

二、补充铁剂

孕妇在首次产前检查时(最好在妊娠 12 周以内)检查外周血血常规,每 8~12 周重复检查血常规。有条件者可检测血清铁蛋白。对存在曾患过贫血、多次妊娠、在 1 年内连续妊娠、多胎妊娠及素食等高危因素的孕妇,即使 Hb ≥ 110g/L 也应检查是否存在铁缺乏。孕期即使血清铁蛋白及血红蛋白结果正常,仍建议预防性口服铁剂。

仅通过食物难以补充足够的铁,通常需要补充铁剂。口服补铁有效、价廉且安全。根据《妊娠期铁缺乏和缺铁性贫血诊治指南》,诊断明确的 IDA 孕妇应补充元素铁 100~200mg/d,治疗 2 周后复查 Hb 评估疗效,通常 2 周后 Hb 水平增加 10g/L,3~4 周后增加 20g/L。非贫血孕妇如果血清铁蛋白<30μg/L,应摄入元素铁 60mg/d,治疗 8 周后评估疗效;患血红蛋白病的孕妇如果血清铁蛋白<30μg/L,可予以口服铁剂。口服铁剂:多糖铁复合物,元素铁含量 150mg/ 片,予以补充元素铁量 150~300mg/d;琥珀酸亚铁,元素铁含量 30mg/ 片,予以补充元素铁量每次 60mg,1 天 3 次。为了避免食物抑制非血红素铁的吸收,建议进食前 1 小时口服铁剂,与维生素 C 共同服用,以增加吸收率。口服铁剂避免与其他药物同时服用。不能耐受口服铁剂、依从性不确定或口服铁剂无效者,可选择注射铁剂。注射

铁剂可更快地恢复铁储存,升高 Hb 水平。在注射用铁剂的产品中,目前认为蔗糖铁最安全,右旋糖酐铁可能出现严重不良反应。注射铁剂的禁忌证包括注射铁过敏史、妊娠早期、急慢性感染和慢性肝病。

三、输血

Hb<70g/L 者建议输血;Hb 在 70~100g/L 之间,根据患者手术与否和心脏功能等因素,决定是否需要输血。有出血高危因素者应在产前备血。

四、地中海贫血

由于本病为遗传性疾病,尚无法根治,有学者认为由于存在长期慢性溶血、铁利用障碍、肠道铁吸收增加等原因导致地中海贫血孕妇机体铁负荷增加,故妊娠合并地中海贫血不需补铁治疗。更多观点认为地中海贫血孕妇体内储存铁是否过量因不同类型差别较大,需区别对待。重型及部分中间型地中海贫血患者确因反复输血及红细胞破坏程度重存在铁过载;但轻型地中海贫血患者多未经输血治疗,溶血程度较轻,红细胞破坏释放的铁较少,不一定存在铁负荷增加,在铁缺乏早期(血清铁蛋白<30μg/L)适时补铁治疗。

第四节　补铁效果不理想应考虑的问题及处理

孕期 ID 及 IDA 是不容忽视的重要问题,越早诊断 ID 及 IDA,则给予补铁及营养治疗后至分娩期的治疗效果越好;孕期预防性口服铁剂,增加孕期血清铁蛋白检测次数并进行相应的干预,对防治孕期 ID 及 IDA 有重要现实意义。法国 2013—2014 年的研究结果(包括 25 个中心 1 506 例孕妇)显示,随着妊娠期进展,孕妇贫血的发生率逐渐升高,妊娠早期为 8.8%,妊娠中期为 13.7%,妊娠晚期为 26.0%。整个妊娠期仅 2.9% 的孕妇没有 ID 或 IDA 的风险,17.3% 的孕妇有轻度 ID 或 IDA 的风险,而 56.4% 的孕妇有明显 ID 或 IDA 的风险。当孕期补铁效果不理想时,建议考虑是否存在以下问题:

1. **是否合并轻型地中海贫血** 该类患者孕期不需常规补充铁剂,建议有条件的医疗机构应定期监测血清铁蛋白水平,在铁缺乏早期(血清铁蛋白<30μg/L)适时补铁治疗,以减少因贫血导致的不良妊娠结局发生。

2. **是否合并巨幼细胞贫血** 结合 MCV、MCH、血清叶酸、血清维生素 B_{12} 可明确诊断,对确诊为巨幼细胞贫血的孕妇,口服叶酸 15mg/d,维生素 B_{12} 100~200μg/d 肌内注射。

3. **是否准确判断病情** 对于合并重度贫血的地贫孕妇,应予以输血,使得 Hb 达到或接近 100g/L。

4. **是否存在影响铁吸收的因素** 部分 IDA 孕妇在口服铁剂过程中没有加服维生素 C,机体对铁的吸收率明显降低。维生素 C 能通过与铁螯合形成螯合铁利于铁吸收,还在肠道中作为还原剂将 Fe^{3+} 还原为 Fe^{2+},进一步促进铁的吸收。孕妇按医嘱坚持口服铁剂 4~8 周,但 IDA 纠正效果仍不理想,改用另一种铁剂后疗效有改善,提示不同孕妇对不同铁剂的吸收利用率存在差异。合理膳食,增加富含微量营养素的摄入,管理和控制抑制剂和促进剂。食物中如茶叶成分中的鞣酸在肠道内与铁结合为难溶性复合物,进而降低铁的吸收率。钙剂、咖啡等均能影响铁的吸收,应避免同用。如果存在营养素缺乏、感染、慢性肾炎等情况,也影响疗效。也有研究表明,幽门螺杆菌感染程度与 IDA 严重程度成正相关,对中重度贫血或补铁效果不好的孕妇需要对内外科慢性疾病先进行治疗,根除原发病因,然后再进行补铁。补铁也需慎重,过量补铁会加重肝脏负担。

(李 萍 游一平)

第九章
妊娠期高血糖的营养治疗及管理

一、妊娠糖尿病定义及分类

妊娠期高血糖是指妊娠期发生的不同类型糖代谢异常，包括孕前糖尿病合并妊娠（pre-gesrational diabetes mellitus，PGDM）、糖尿病前期和妊娠糖尿病（gestational diabetes mellitus，GDM）。目前不同的学术机构或组织对妊娠糖尿病的定义尚不一致，下面介绍几个有代表性指南对 GDM 的定义：

（一）《妊娠期高血糖诊治指南（2022）》定义

《妊娠期高血糖诊治指南（2022）》推荐若妊娠期首次发现且血糖升高已近孕前糖尿病标准，应将其诊断为孕前糖尿病而非 GDM。GDM 指妊娠期发生的糖代谢异常，不包括孕前已经存在的 1 型糖尿病或 2 型糖尿病。GDM 筛查及诊断标准如下：

1. 口服糖耐量试验　推荐医疗机构对所有尚未被诊断为 PGDM 的孕妇，在妊娠 24~28 周以及 28 周后首次就诊时行口服糖耐量试验（oral glucose tolerance test，OGTT）。75g OGTT 方法：OGTT 前禁食至少 8 小时，试验前连续 3 天正常饮食，即每日进食碳水化合物不少于 150g，检查期间静坐、禁烟。检查时，5 分钟内口服含 75g 葡萄糖的液体 300ml，分别抽取孕妇服糖前及服糖后 1 小时、2 小时的静脉血（从开始饮用葡萄糖水计算时间），放入含有氟化钠的试管中，采用葡萄糖氧化酶法测定血糖水平。

2. **75g OGTT 的诊断标准** 服糖前及服糖后 1 小时、2 小时、3 小时,血糖值应分别低于 5.1mmol/L、10.0mmol/L、8.5mmol/L(92mg/dl、180mg/dl、153mg/dl)。任何一项血糖值达到或超过上述标准即诊断 GDM。

(二) 2013 年 WHO 定义

2013 年 WHO 公布了对于妊娠期高血糖最新定义,其认为妊娠期间首次发现的高血糖包含两种状况:GDM 和妊娠期间的糖尿病(diabetes mellitus in pregnancy,DIP),这一定义是为了避免既往妊娠糖尿病定义无法区分妊娠前已存在的糖尿病和妊娠时的糖耐量异常的情况。

同时,WHO 推荐国际糖尿病和妊娠研究组(International Association of Diabetes and Pregnancy Research Groups,IADPSG)新诊断标准 2 小时 -75g-OGTT 一步法对 GDM 进行筛查。

WHO 推荐 GDM 的诊断标准:孕期任何时间血糖值满足以下任何一项或多项:①空腹血糖(fasting plasma glucose,FPG):5.1~6.9mmol/L(92~125mg/dl);② 75g OGTT 1 小时血糖 ≥10.0mmol/L(180mg/dl);③ 75g OGTT 2 小时血糖:8.5~11.0mmol/L(153~199mg/dl)。DIP 诊断标准:FPG ≥7.0mmol/L(126mg/dl);OGTT 2 小时血糖≥11.1mmol/L(200mg/dl);随机血糖≥11.1mmol/L(200mg/dl)伴典型的高血糖症状。

(三) 2015 年国际妇产科联盟指南定义

2015 年国际妇产科联盟(The International Federation of Gynecology and Obstetrics,FIGO)指南采纳了 WHO 的标准,标准见上。

二、妊娠糖尿病对孕妇及胎儿的影响

我国孕妇 GDM 发生率为 14.8%,GDM 对母子影响的程度与病情程度及血糖控制等因素密切相关。

(一) GDM 对孕妇的影响

1. **子痫前期发生率高** GDM 孕妇子痫前期发生率高,机制不清,可能与胰岛素抵抗和高胰岛素血症有关。有研究报道妊娠期空腹血糖越高越容易发生子痫前期,FPG≥5.8mmol/L与FPG<5.8mmol/L的孕妇比较,子痫前期发生率明显增高。

2. **感染** GDM患者由于抵抗力低下,易合并细菌或真菌性的泌尿系感染,且由于血糖的增高,影响白细胞的趋化和吞噬功能,从而导致抗感染能力减弱,感染不易控制。

3. **羊水过多** 妊娠糖尿病血糖控制不好,过多的母体血糖经过胎盘扩散进入胎儿体内,导致胎儿血糖升高发生高渗性利尿,使羊水过多。

4. **早产** GDM孕妇早产发生危险高于非GDM孕妇。其原因可能与羊水过多有关,高血糖并发严重产科并发症如重度子痫前期、酮症酸中毒、胎儿宫内窘迫等并发症需要提前终止妊娠,也增加了医源性早产的发生率。

5. **酮症酸中毒** GDM患者若血糖控制不理想容易出现酮症,严重可导致酮症酸中毒,对母体和胎儿产生严重的影响,甚至可引起胎死宫内。

6. **手术产及产伤增加** GDM患者产程中容易出现宫缩乏力,且由于巨大儿发生率增高,使产伤及剖宫产率显著增加。

7. **复发率高** 再次妊娠,GDM复发率可高达30%~50%。母体产后2型糖尿病的发生危险增加。有研究显示,GDM患者产后多年发生2型糖尿病的危险是非GDM孕妇的7.5倍。

(二)妊娠糖尿病对胎儿的影响

1. **巨大儿发生率增高** 由于母体高血糖可引起胎儿高血糖,至胎儿胰岛细胞分泌胰岛素增加,促进胎儿新陈代谢,器官增生肥大,体重增加。除了高血糖,糖尿病孕妇的血氨基酸、脂肪均增高,氨基酸和脂肪也可通过胎盘刺激胎儿胰岛细胞分泌胰岛素量增加,进而加速胎儿宫内发育。

2. **胎儿宫内窘迫** 严重的妊娠糖尿病伴有微血管病变,子宫、胎盘血流量减少,胎儿缺氧,甚至可导致胎死宫内的发生。

3. **新生儿低血糖** 母亲血糖控制不佳,高血糖经过胎盘进入胎儿体内,刺激胎儿的胰岛细胞增生、肥大,胰岛素分泌增多。

当胎儿出生离开母体后,来自母体的糖原中断,而高胰岛素血症仍存在。此外,新生儿出生最初几小时内肝糖原分解作用较低,糖原异生功能不完善,若不及时补充糖,出生后 6 小时内容易出现低血糖。葡萄糖作为新生儿脑细胞代谢的主要能源来源,其缺乏可引起低血糖脑病,严重影响新生儿的远期预后。新生儿低血糖常无症状,在新生儿出生后 6 小时内尤其需要加强血糖监测,以便及早发现低血糖并处理。

4. **新生儿呼吸窘迫综合征**(neonatal distress syndrome, NRDS) 主要发生在早产儿,由肺表面活性物质缺乏引起,临床以进行性呼吸困难为主要表现,是导致早产儿死亡的主要原因。糖尿病母亲新生儿的高胰岛素血症可能导致胎儿肺成熟延迟,新生儿容易发生 NRDS。

5. **对后代的代谢影响** 研究显示,GDM 患者后代青少年肥胖、糖耐量异常发生率明显增加,容易发生成年期代谢综合征,使得糖尿病、高血压、冠心病等代谢性疾病发生率增高。糖尿病孕妇的子代,在其生育年龄也易发生 GDM,对其胎儿产生不良影响,进而形成代际效应。

三、妊娠糖尿病的综合管理

(一) GDM 医学营养治疗

GDM 医学营养治疗(medical nutrition therapy,MNT)目的是使糖尿病孕妇的血糖控制在正常范围,保证孕妇和胎儿的合理营养摄入,减少母儿并发症的发生。MNT 是各种类型糖尿病治疗的基石,一经诊断即应启动,对患者进行医学营养治疗和运动指导,并指导进行血糖监测。研究显示,MNT 可使大约 90% 的 GDM 患者血糖达到稳定,若医学营养治疗和运动指导后,血糖仍不达标,应及时应用胰岛素。

GDM 患者就诊流程见附图 8-2。

1. GDM 医学营养治疗的主要内容建议

(1)合理控制总能量,维持体重适宜增长:应根据孕前 BMI、孕期增重及胎儿生长发育情况给予能量推荐。适当控制

总能量,但应避免限制过度,妊娠早期应保证不低于1 500kcal/d
(1kcal=4.184kJ),妊娠晚期不低于1 600~1 800kcal/d。碳水化合物
摄入不足可能导致酮症的发生,可能对胎儿中枢神经发育产生
不利影响。

在孕早期,正常体重者增重推荐0~2kg;在孕中晚期孕前体
重正常者平均每周增重大约0.37kg,体重过低者大约每周增重
0.46kg,超重孕妇平均每周增重大约0.3kg,肥胖孕妇要根据个
体情况决定,一般不建议减重。

(2)碳水化合物:碳水化合物是能量的重要来源,是影响餐
后血糖的主要营养素。《中国糖尿病营养治疗指南》及《妊娠合
并糖尿病诊治指南(2014)》均建议:碳水化合物所提供的能量
应占膳食总热能的50%~60%。严格限制单糖及双糖的使用量。
血糖生成指数(glycemic index,GI)的膳食有利于GDM孕妇的
血糖控制,膳食纤维尤其是可溶性膳食纤维可降低食物GI值。
荞麦、黑米、黑麦、大麦、全麦及其制品、樱桃、李子、桃、柚子和苹
果等食物GI值较低,而大米、糯米、精白面制品、柑、猕猴桃、葡
萄、菠萝和香瓜等GI值相对高,尤其是糯米饭、去筋的白小麦
面包、白小麦馒头、大米粥、熟香蕉、西瓜等GI值很高,对血糖
控制不利,要小心选用。无论采用碳水化合物计算法、食品交换
份法或经验估算法,监测碳水化合物的摄入量是血糖控制达标
的关键策略。当仅考虑碳水化合物总量时,血糖指数和血糖负
荷可能更有助于血糖控制。

(3)蛋白质:充足的蛋白质对胎儿的发育至关重要,适当增
加蛋白质的摄入,蛋白质供热应占总能量的15%~20%,其中动
物性蛋白至少占1/3。

(4)脂肪:脂肪摄入量应控制在总能量的25%~30%。适
当限制饱和脂肪酸含量高的食物,饱和脂肪酸摄入量不应
超过总摄入能量的7%,单不饱和脂肪酸宜大于总能量的
12%,减少反式脂肪酸的摄入量。建议糖尿病患者在营养
充足时,饱和脂肪酸、反式脂肪酸和胆固醇的摄入应尽可能
少,同时每周两次以上进食能提供n-3多不饱和脂肪酸的鱼

类。烹调油选用不饱和脂肪酸含量较高的橄榄油、大豆油或玉米油为主。

(5)维生素及矿物质：美国膳食学会"基于循证的GDM营养实践指南"推荐：孕妇（包括GDM孕妇）若平日膳食摄入不能满足DRIs的推荐，应该鼓励维生素和矿物质的补充。美国糖尿病学会（American Diabetes Association，ADA）糖尿病诊疗标准：没有明确的证据显示维生素、矿物质、草药或香料可以改善糖尿病，不建议常规补充抗氧化剂如维生素E、维生素C及胡萝卜素，因为缺乏长期安全性的证据。

(6)膳食纤维：膳食纤维能降低食物的血糖指数，具有降血糖的作用，尤其是可溶性纤维果胶，延长食物在胃肠道的排空时间，减轻饥饿感，又可延缓葡萄糖的吸收，降低餐后血糖。妊娠糖尿病孕妇应多选用粗杂粮类为主食，适当多吃新鲜的蔬菜。中国营养学会建议正常成年人每日摄入膳食纤维25~30g，糖尿病孕妇膳食纤维摄入量不应该低于普通成人。

(7)非营养性甜味剂的使用：ADA建议只有美国食品药品监督管理局（Food And Drug Administration，FDA）批准的非营养性甜味剂孕妇才可以使用，并适度推荐。目前，相关研究非常有限（E级证据）。美国FDA批准的5种非营养性甜味剂分别是乙酰磺胺酸钾、阿斯巴甜、纽甜、食用糖精及三氯蔗糖。

2. 妊娠期高血糖MNT治疗的常用方法

(1)食物交换份法

食品交换法是目前国际上通用的糖尿病饮食控制方法，是将食物按照来源、性质分成几大类。同类食物在一定重量内，所含的蛋白质、脂肪、碳水化合物及能量相似，不同类食物间所提供的能量大致相等。

食品交换份的饮食分配国内外食品分类不完全一样，但大同小异，一般将食物分成四大类（细分可分成八小类），每份食物所含热量大致相仿，约90kcal，同类食物可以任意互换。具体食物的"分量"如下（表9-1）：谷薯类：每份重量25g，能量90kcal；

蔬菜类：每份重量 500g，能量 90kcal；水果类：每份重量 200g（约一个中等大小苹果量），能量 90kcal；大豆类：每份重量 25g，能量 90kcal；奶制品：每份重量 160g，能量 90kcal；肉类：每份重量 50g，能量 90kcal；蛋类：每份重量 60g（1 个中等大小鸡蛋量），能量 90kcal；坚果类：每份重量 15g，能量 90kcal；油脂类：每份重量 10g（约 1 汤匙），能量 90kcal。

表 9-1　食品交换份法四大类（八小类）内容和营养价值

类别	每份重量/g	热量/kcal	蛋白质/g	脂肪/g	碳水化合物/g	主要营养素
谷薯类	25	90	2.0	—	20.0	碳水化合物
蔬菜类	500	90	5.0	—	17.0	膳食纤维
水果类	200	90	1.0	—	21.0	无机盐
大豆类	25	90	9.0	4.0	4.0	维生素
奶制品	160	90	5.0	5.0	6.0	膳食纤维
肉蛋类	50	90	9.0	6.0	—	蛋白质
坚果类	15	90	4.0	7.0	2.0	脂肪
油脂类	10	90	—	10.0	—	脂肪

各类食物交换份见附录三食物交换份。食物交换份法的优、缺点。优点：①易于达到平衡。只要每日膳食包括四大类八小类食品，即可构成平衡膳食。②便于控制总热量。主食和副食同时控制，对总能量可以做到心中有数。③便于计算总热量。四大类八小类食品中每份所含热量均为 90kcal，这样便于快速估算每日摄取多少能量。④能够做到食品多样化。同类食品可以任意选择，避免饮食单调。⑤利于灵活掌握。患者掌握了糖尿病营养治疗知识，即可根据病情，在原则范围内灵活运用。缺点：仅注意到化学上的碳水化合物和能量相当，而没有考虑到碳水化合物的类型和其他成分对血糖

的影响。

（2）血糖指数和血糖负荷

为了衡量食物对血糖的影响，20 世纪 80 年代加拿大的 David Jenkins 博士提出血糖指数（glycemic index，GI）的概念，能够初步解释食品交换份无法解释的问题，是衡量食物引起餐后血糖反应的一项有效生理学指数，大量研究显示低 GI 膳食有利于妊娠期高血糖孕妇的血糖控制。

GI 为 50g 碳水化合物试验食物的血糖应答曲线下面积与等量碳水化合物标准参考物的血糖应答之比。若以葡萄糖作为参考（GI），某一食物与其相比的百分数就是食物的 GI。它是一个相对数值，反映了食物与葡萄糖相比升高血糖的速度和能力，通常把葡萄糖的血糖指数定为 100。一般而言，GI>70 为高 GI 食物；GI 为 55~70 为中 GI 食物；GI<55 为低 GI 食物。妊娠糖尿病孕妇在制订自己的饮食计划时，可选择低 GI 的食物。常见的低、中、高 GI 的食物。各种食物的 GI 数值见附录四常见高、低 GI 食物。

血糖负荷（glycemic load，GL）是指食物的 GI 乘以摄入食物的实际碳水化合物的量，碳水化合物需减去膳食纤维的量。GL 表示单位食物中可利用碳水化合物的数量与 GI 的乘积，将摄入碳水化合物的数量与质量相结合，能够对实际提供的食物或总体模式的血糖效应进行定量测定，因此更加符合人们的理解，也更加便于饮食治疗计划的实施。对于 GL 的判断 GL>20 为高，GL 11~19 为中，GL<10 为低。推荐 GDM 患者在控制每日总能量的前提下，参考 GI/GL 数据进行食物的选择。

3. GDM 患者 MNT 处方的制订

（1）标准体重的计算：

标准体重（kg）=［身高（cm）−100］×0.9。

标准体重（kg）=身高（cm）−105。

（2）BMI 的计算：BMI= 体重（kg）/ 身高（m）²（表 9-2）。

表 9-2 BMI 计算结果评价 单位:kg/m²

体重	BMI
过低	<18.5
正常	18.5~23.9
超重	24.0~27.9
肥胖	≥28.0

(3)评价体力活动情况:

每日膳食能量供给标准(表 9-3,表 9-4)。

表 9-3 糖尿病成人每日能量供给量 单位:kcal/kg

劳动(活动)强度	消瘦	理想	肥胖
重体力劳动 (如搬运工)	45~50	40	35
中体力劳动 (如电工安装)	40	35	30
轻体力劳动 (如坐式工作)	35	30	20~25
休息状态 (如卧床)	25~30	20~25	15~20

表 9-4 每日热能供给量

孕前身体质量指数 /(kg·m⁻²)	能量系数
<18.5	35~40
18.5~23.9	30~35
≥24	25~30

注意:根据体重和体力活动情况算出的数值是孕前的日需要量,孕早期同孕前,孕中、晚期要增加 200~300kcal

（4）三大产能营养素分配比例（表9-5）

表 9-5　营养素分配比例

碳水化合物	50%~60%
蛋白质	15%~20%
脂肪	25%~30%

（5）餐次及量的合理分配：少量多餐、定时定量进餐对血糖控制非常重要。一般建议每日 6 餐，即 3 次正餐 3 次加餐，使血糖尽可能波动少。早餐宜占总能量的 10%~15%，中餐占 30%，晚餐占 30%，上午 9~10 点、下午 3~4 点及睡前各加餐一次占总热量的 5%~10%，防止低血糖的发生。只有当出现早期妊娠呕吐、恶心及 7~9 个月时出现胃肠功能障碍时，可考虑增加正餐及加餐的次数。总之，膳食计划必须实现个体化，要根据文化背景、生活方式、经济条件及教育程度进行合理的膳食安排和相应营养教育。

4. GDM 患者 MNT 方案应用举例

患者，27 岁，确诊为 GDM，职员，身高 160cm，孕前体重 55kg，现孕 27 周，目前体重 61kg，超声报告提示胎儿大于相应孕周 1 周。

制订食谱步骤如下：

（1）第一步：计算标准体重：160-105=55kg，为标准体重，职员属轻体力劳动。

（2）第二步：计算每日所需总热量：55 × 30+200=1 850kal。

（3）第三步：计算食品交换份数：1 850 ÷ 90=20.56 份。

（4）第四步：按食品交换份法进行食物分配（表9-6）。

表 9-6　1 890kcal 热量及营养素分配

食物	份数	重量/g	碳水化合物/g	蛋白质/g	脂肪/g	能量/kcal	交换表
谷类	10	250	200	20	—	900	表 1
奶类	3	500	18	15	15	270	表 2

续表

食物	份数	重量/g	碳水化合物/g	蛋白质/g	脂肪/g	能量/kcal	交换表
肉蛋	3	150	—	27	18	270	表 3
豆类	1	25	4	9	4	90	表 4
蔬菜	1	500	17	5	—	90	表 5
水果	1	200	21	1		90	表 6
油脂	2	20	—	—	20	180	表 7
总计	21	1645	260	77	57	1 890	
生重比			55.0%	16.30%	27%		

（5）第五步：使用等值食品交换份表分配食物，根据自己的习惯和嗜好选择并交换食物，要学会生熟食物互换（表 9-7）。

表 9-7　生熟互换

食物	生重	熟重
大米	50g	约 130g（米饭）
面粉	50g	约 75g（馒头）
肉	50g	约 35g

（6）第六步：餐次及量的合理分配：少量多餐、定时定量进餐对血糖控制非常重要。通常早餐占总热量的 10%~15%；9~10 点间加餐 1 次占总能量的 5%~10%；中餐占 20%~30%；下午 3~4 点加餐 1 次占总能量的 5%~10%；晚餐占 30%；睡前加餐 1 次占总能量的 5%~10%（表 9-8）。

表 9-8　1 890kcal 热量各餐分配情况

餐次	谷类/份	奶类/份	肉蛋/份	豆制品/份	蔬菜/份	水果/份	油脂/份	坚果/份
早餐	1	1.5	1	0	0.2	0	0	0
早加	1	0	0	0	0	0	0	1

续表

餐次	谷类/份	奶类/份	肉蛋/份	豆制品/份	蔬菜/份	水果/份	油脂/份	坚果/份
中餐	3	0	1	0	0.4	0	1	0
中加	1	0	0	0		1	0	0
晚餐	2	0	1	1	0.4	0	1	0
晚加	1	1.5	0	0	0	0	0	0
合计	9	3	3	1	1	1	2	1

(7)第七步：根据 GI/GL 概念在控制每日总能量前提下，合理选择碳水化合物食物。

5. **GDM 膳食食谱举例**

1 890kcal/d 食谱：

(1)早餐：一个小花卷(熟重约 35g)，一杯低脂奶(250g)，煮鸡蛋 1 个，八宝菜少许。

(2)加餐：全麦面包一片(约 35g)，核桃 2 个。

(3)午餐：杂豆饭一碗(约 200g)，鸡丁炒柿椒(鸡肉 50g，柿子椒 100g)，素炒油麦(150g)，烹调油 10g，食盐<3g。

(4)加餐：饼干 25g，橙子 1 个(约 200g)。

(5)晚餐：花卷 1 个(熟重约 75g)，砂锅豆腐(对虾 80g，豆腐 5g，白菜 150g，香菇少许)，麻酱拌豇豆(麻酱 5g，豇豆 100g)，烹调油 10g，食盐<3g。

(6)睡前加餐：燕麦 25g，低脂牛奶 1 杯(250g)。

总之，妊娠糖尿病的饮食是均衡且足够的，并应适量运动，以达到控制血糖的目的。同时需要强调的是，GDM 个体化的饮食计划应包括优化食物选择、满足孕期母儿的营养需求、获得理想的血糖控制为基本目标。个体化营养处方的制订要综合考虑患者的治疗目标、生理指标及药物使用情况等。良好的营养教育、血糖监测及密切随访也关系到个体化营养治疗的成败。

（二）运动治疗

体力活动已被证明在糖尿病患者中能够起到改善血糖控制、减少胰岛素抵抗、降低心血管疾病发病率、有利于体重控制及身心健康的作用。GDM 患者应适当增加体力活动，推荐每周至少参加 150 分钟的中等强度有氧运动，没有禁忌证的 GDM 患者应保证每周至少 3 次的运动量。对于 GDM 患者，除先兆流产、先兆早产、产前出血、重度子痫前期患者及其他不宜者外，均鼓励坚持适量有规律的运动，如餐后半小时散步 30 分钟。但运动要循序渐进，避免过量引起宫缩，可自 10 分钟开始，逐步延长至 30 分钟，其中可穿插必要的间歇，建议餐后运动，避免低血糖。运动内容可参见坐位运动及孕期体操（图 9-1），更多孕期运动指导详见孕期运动部分。

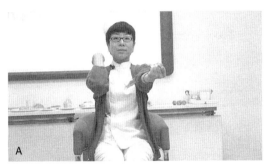

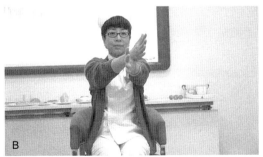

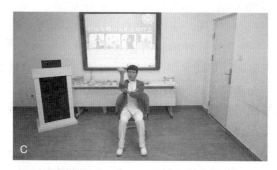

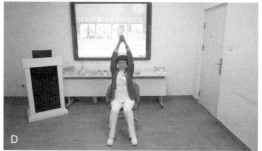

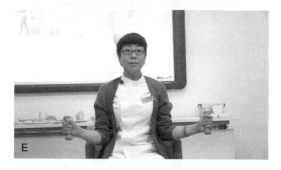

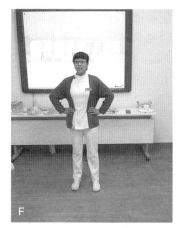 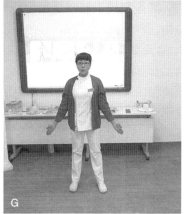

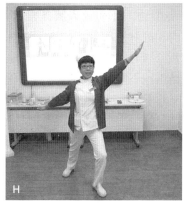

图 9-1　孕期体操

（三）药物治疗

1. 药物治疗时机　如果医学营养治疗 3~7 天后不能使血糖达标,应及时应用药物治疗来控制血糖。每日测定血糖包括:夜间血糖、三餐前 30 分钟及三餐后 2 小时血糖及尿酮体。反复超过阈值:空腹血糖水平>95mg/dl(5.3mmol/L),1 小时餐后血糖水平>140mg/dl(7.8mmol/L),2 小时餐后血糖水平>120mg/dl(6.7mmol/L)或调整饮食后出现饥饿性酮症,增加热量摄入后血糖又很容易超过妊娠期标准者,应及时加用胰岛素治疗。约20% 左右的患者需要胰岛素或口服降糖药物治疗。

妊娠期用于控制血糖的药物选择：胰岛素及某些胰岛素类似物，或部分口服降糖药（二甲双胍、格列本脲）。一般首选胰岛素治疗，如果患者的营养治疗失败，又不愿接受或不能依从胰岛素治疗，则可选择口服降糖药。使用胰岛素的患者有时会发生低血糖的风险。某些情况下使用口服药物的患者需要加用胰岛素来达到和维持正常血糖。

2. 胰岛素治疗

（1）可用于妊娠期的胰岛素种类及特点：①超短效胰岛素类似物：起效迅速皮下注射后 5~15 分钟，作用高峰 30~60 分钟，药效维持时间短，约 2~4 小时具有最强或最佳的降低餐后高血糖的作用，不易发生低血糖。门冬胰岛素是被批准用于妊娠期的超短效胰岛素类似物。②短效人胰岛素：起效快，剂量易于调整，可皮下、肌内和静脉注射使用。皮下注射后 30 分钟起效，作用高峰在注射后 2~4 小时，药效持续时间 6~8 小时静脉注射胰岛素后能使血糖迅速下降，半衰期为 5~6 分钟，故可用于抢救酮症酸中毒（diabetic ketoacidosis，DKA）。③中效人胰岛素：含有鱼精蛋白、短效胰岛素和锌离子的混悬液，将短效胰岛素吸附在鱼精蛋白锌上成为"缓释剂"注射后必须在组织中蛋白酶分解作用下，将胰岛素与鱼精蛋白分离，释放出胰岛素再发挥生物学效应。只能皮下注射而不能静脉使用。特点：起效慢，注射后 2~4 小时起效，作用高峰在注射后 6~10 小时，持续时间长达 16~20 小时，其降糖强度弱于短效胰岛素。④长效人胰岛素：原理与中效胰岛素一样，因鱼精蛋白锌超量，与胰岛素比例大于1:1，胰岛素从鱼精蛋白锌上游离下来后，又被另一个吸附，形成游离胰岛素的速度更慢。地特胰岛素是可用于妊娠期的长效胰岛素。

各种胰岛素作用的峰值时间和持续时间与注射剂量有关，注射剂量越大，峰值和持续时间会有所延长。

（2）胰岛素治疗原则：①尽早使用；饮食治疗 1~2 周血糖控制不满意，或控制后出现饥饿性酮症，增加热量摄入血糖又超标；②尽可能模拟正常人生理状态下基础胰岛素分泌及三餐后胰岛素分泌,故用三餐短效和睡前中效,或再加早餐前中效;③剂量必须个体化,个体差异大,视具体情况调整;④必须在饮食治疗基础上进行。

(3)胰岛素治疗方案及选择:除注意三餐前胰岛素的补充,基础胰岛素的替代也很重要。理想模式:最符合正常人生理状态下的胰岛素分泌模式,基础胰岛素的替代作用能够长达24小时,餐前胰岛素的替代希望"快起快落",有效地降低餐后高血糖,更少地发生低血糖事件。

治疗方案有:①基础胰岛素治疗:适用于空腹血糖高的患者。睡前22:00皮下注射中效胰岛素(neutral protamine hagedorn,NPH),其最大活性是在用药后的6~8小时,正好抵消凌晨4~6点之间逐渐升高的胰岛素抵抗即黎明现象。早餐前和睡前两次NPH注射方案,睡前NPH注射后,FPG达标,早餐后和中餐后血糖下降明显,但晚餐后血糖仍控制不好者。②餐前短效胰岛素(R)治疗:R-R-R。适用于空腹血糖正常、仅餐后血糖高的患者。于每餐前注射门冬胰岛素,控制每餐后的血糖。③预混胰岛素治疗:两次注射预混胰岛素,即R+N-R+N。早餐前30R或50R,用于控制早餐后至晚餐前血糖;晚餐前30R或50R,用于控制晚餐后至第2天清晨血。但是预混胰岛素存在缺点,早餐后BG控制好,午餐前11:00易低血糖(NPH起峰),午餐前低血糖,加餐后再加上低血糖效应,午餐后BG升高;晚餐前NPH不能有效对抗黎明现象;易发生夜间低血糖。该方案患者宜定时定量进餐,避免低血糖。④4次胰岛素治疗替代方案:R-R-R-N,是目前应用最普遍的一种方法。三餐后及空腹血糖均能控制满意,不易发生夜间低血糖。但睡前N最大作用时间为14~16小时,次日晚餐前作用消失,晚餐前易高BG(基础胰岛素的缺乏区),故晚餐后BG可能难控制。⑤5次胰岛素治疗替代方案:N-R-R-R-N,是模拟生理性胰岛素分泌模式的最理想方案。两次NPH(早8:00及晚10:00):24小时基础胰岛素覆盖非常充分,三餐前再给短效胰岛素,补充餐后胰岛素峰。两次 NPH 量占全天胰岛素量的 30%~50%，其余 50%~70% 胰岛素三餐前 R 合理分配。

（4）胰岛素使用剂量：遵循个体化原则，小剂量起始"投石问路"。临床经验：测得的血糖水平每升高 1mmol/L，加用胰岛素 3~4U。剂量调整不要过频，调整后观察 2~3 天判断疗效，剂量调整应依据血糖趋势，而不是单独血糖数值，并结合胎儿大小（尤其是腹围）；每次调整剂量幅度为 10%~20%，距离血糖达标值越近，调整的幅度越小；优先调整餐后血糖最高的相应餐前胰岛素用量。

胰岛素注射方法见图 9-2。

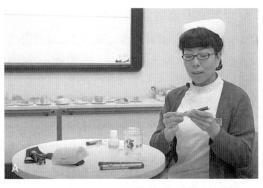

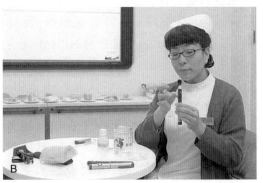

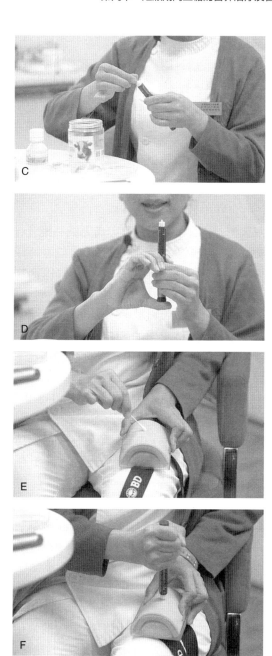

图 9-2 胰岛素注射方法

3. 口服降糖药

(1)二甲双胍:能通过胎盘。目前尚不明确胎儿暴露于胰岛素增敏剂(如二甲双胍)是有益还是有害,故妊娠期应慎用。孕中期和晚期妊娠使用二甲双胍治疗妊娠糖尿病在短期内似乎安全,且对很多女性都有效,但使用该药治疗的女性有 1/3 需补充胰岛素才可让血糖达标。

二甲双胍最常见的副作用是消化道问题,包括口腔金属味、轻度厌食、恶心、腹部不适及软便或腹泻。这些症状通常呈轻度、一过性,并且在降低剂量或停药后可以逆转。

二甲双胍治疗 GDM 的用药方案尚无统一推荐,应用时机、剂量调整方式等存在较大异质性。FIGO《妊娠糖尿病诊治指南(2015)》中提出,有下列情况之一者,口服降糖药物治疗失败风险高,应首选胰岛素治疗:①诊断糖尿病的孕周<20 周;②孕30 周后需药物治疗;③空腹血糖>6.1mmol/L;④餐后 1 小时血糖>7.8mmol/L;⑤孕期体重增加>12kg。结合随机对照试验治疗方案,二甲双胍可用于不满足上述条件但经生活方式干预不能维持目标血糖的 GDM 患者。

二甲双胍治疗 GDM 的初始剂量为 500~1 000mg/d,根据血糖水平调整剂量,最大剂量为 2 000~2 500mg/d,随三餐服用。单用二甲双胍治疗失败,需及时加用胰岛素辅助治疗,以尽快达到目标血糖,改善母儿预后。对于存在多项胰岛素抵抗风险因素的患者,可同时采用胰岛素和二甲双胍治疗。

《妊娠期高血糖诊治指南(2022)》指出,妊娠期应用二甲双胍的有效性和母儿近期安全性与胰岛素相似;若孕妇因主客观条件无法使用胰岛素(拒绝使用、无法安全注射或难以负担胰岛素费用)时,可使用二甲双胍控制血糖(推荐等级:A 级)。

(2)格列本脲:该药也是治疗妊娠糖尿病的常用口服降糖药。使用格列本脲的妊娠结局不比使用胰岛素更好,某些结局甚至可能更差。格列本脲治疗的最常见副作用是孕产妇低血糖。格列本脲经胎盘途径的相关数据尚存在争议。目前还没有证实宫内暴露于格列本脲的后代发生先天性异常的可能性增加,尚无其对后代长期影响(如发育结局和代谢影响)的研究发表,但对于接受格列本脲处方的患者,应告知他们目前存在的这些不确定性。

(四) 孕期监测

1. 孕妇监测

(1)血糖监测:控制血糖是任何糖尿病妊娠管理的基础,理想血糖目标值见表9-9。①妊娠期血糖控制目标:GDM患者妊娠期血糖应控制在餐前血糖≤5.3mmol/L(95mg/dl),餐后2小时血糖≤6.7mmol/L(120mg/dl),特殊情况下可测餐后1小时血糖≤7.8mmol/L(140mg/dl);夜间血糖不低于3.3mmol/L(60mg/dl);妊娠期HbA$_{1c}$宜<5.5%。②自我血糖监测(selfmonitored blood glucose,SMBG):新诊断GDM孕妇、血糖控制不良或不稳定者及妊娠期应用胰岛素治疗者,应每日监测血糖7次,包括三餐前30分钟、三餐后2小时及晚22:00血糖;血糖控制稳定者,每周应至少行血糖轮廓监测1次,根据血糖监测结果及时调整胰岛素用量;不需要胰岛素治疗的GDM孕妇,在随诊时建议每周至少监测1轮全天血糖,包括空腹(FBG)及三餐后2小时末梢血糖共4次。血糖自我监测方法见图9-3。③连续动态血糖监测(continuous glucose monitoring system,CGMS):可用于血糖控制不理想的PGDM或血糖明显异常而需要加用胰岛素的GDM孕妇。大多数GDM孕妇并不需要CGMS,不主张将CGMS作为临床常规监测糖尿病孕妇血糖的手段。④糖化血红蛋白(HbA$_{1c}$)水平的测定:HbA$_{1c}$反映取血前2~3个月的平均血糖水平,可作为评估糖尿病长期控制情况的良好指标,多用于GDM初次评估。应用胰岛素治疗的糖尿病孕妇,推荐每1~2个月检测1次。⑤尿酮体的检测:尿酮体有助于及时发现孕妇碳水化合物或能量摄取的不足,也是早期DKA的一项敏感指标,孕妇出现不明原因恶心、呕吐、乏力等不适或者血

糖控制不理想时应及时检测尿酮体。⑥尿糖的检测：由于妊娠期间尿糖阳性并不能真正反映孕妇的血糖水平，不建议将尿糖作为妊娠期常规检测手段。

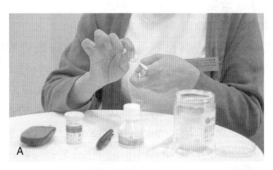

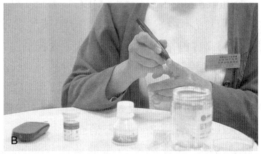

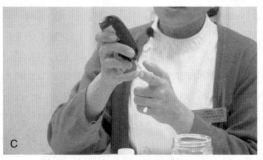

图9-3　血糖自我监测方法

表 9-9　理想血糖目标值

项目	GDM
餐前血糖	≤ 5.3mmol/L
餐后血糖	1h: ≤ 7.8mmol/L 2h: ≤ 6.7mmol/L
夜间血糖	≥ 3.3mmol/L
糖化血红蛋白(HBA$_{1c}$)	< 5.5%

(2)孕妇并发症的监测:①妊娠期高血压疾病的监测:每次妊娠期检查时应监测孕妇的血压及尿蛋白,一旦发现并发子痫前期,按子痫前期原则处理;②羊水过多及其并发症的监测:注意孕妇的宫高曲线及子宫张力,如宫高增长过快,或子宫张力增大,及时行 B 超检查,了解羊水量;③酮症酸中毒症状的监测:妊娠期出现不明原因恶心、呕吐、乏力、腹痛、头痛甚至昏迷者,注意检查血糖和尿酮体水平,必要时行血气分析,明确诊断;④感染的监测:注意孕妇有无白带增多、外阴瘙痒、尿急、尿频、尿痛等表现,定期行尿常规检测;⑤甲状腺功能监测:了解孕妇的甲状腺功能;⑥其他并发症的监测:糖尿病伴有微血管病变合并妊娠者应在妊娠早、中、晚期 3 个阶段分别进行肾功能、眼底检查和血脂的检测;⑦膳食营养素的补充和孕期体重增长:提供个体化的饮食建议,按照孕期体重增长标准控制体重增长。

2. **胎儿监测**　①胎儿发育异常监测:孕 22 周左右行超声检查排除胎儿畸形。妊娠早期血糖未得到控制的孕妇,尤其要注意检查胎儿中枢神经系统和心脏的发育,有条件者行胎儿超声心动图检查。②胎儿生长发育监测:临床检查宫高、腹围、体重等,妊娠晚期可每 2~4 周进行 1 次超声检查,注意监测胎儿双顶径、股骨长、腹围等。警惕胎儿生长受限或巨大胎儿。③胎儿宫内储备力监测:孕晚期孕妇注意监测胎动。B 超:注意监测羊水量、胎儿脐动脉血流 A/B,必要时行胎儿生物物理评分。胎心监护:孕 36 周起每周 1 次。需要应用胰岛素或口服降糖药物者,或血糖控制欠佳者自妊娠 32 周起,每周行 1 次无应激试验（no stress test，NST）。可疑胎儿生长受限时尤其应严密监测。

（五）分娩时机的选择

GDM 孕妇是分娩还是继续妊娠是一个两难的选择。足月后继续妊娠胎儿暴露于死胎的危险之中，同时胎儿宫内继续生长使难产的机会增加。但是，过早干预可能使孕妇发生引产失败和增大剖宫产的可能性，同时还要关注胎儿肺发育是否成熟。因此，决定 GDM 分娩时机需要综合考虑。

2017 年，美国妇产科医师协会（American College of Obstetricians and Gynecologists，ACOG）发布了《妊娠糖尿病临床实践指南》，其中指出：除非有其他指征，GDM A1 型孕妇应当在孕 39 周后再考虑终止妊娠。在进行严密产前监测的情况下，可以期待至孕 40 周。对于 GDM A2 型孕妇且血糖控制良好情况下，建议分娩时机为孕 39~40 周。

欧洲围产医学会妊娠糖尿病诊治规范指出：妊娠 37~38 周，根据超声、临床评估的胎儿体重、Bishop 评分、血糖水平决定分娩时机。不必常规进行羊膜腔穿刺评估胎儿肺成熟。

妊娠糖尿病终止妊娠需做以下评估：糖尿病分类、血糖控制理想与否、胎儿是否为巨大儿（尤其估计胎儿体重 ≥ 4 250g）、孕期是否有合并症、胎儿肺部成熟度及胎儿监测异常与否。根据我国《妊娠合并糖尿病诊治指南（2014）》考虑终止妊娠时机为：①无须胰岛素治疗而血糖水平控制满意的 GDM 孕妇，如无母儿并发症，在严密监测下可期待至预产期，预产期仍未临产者，可引产终止妊娠。②PGDM 及胰岛素治疗的 GDM 孕妇，如血糖水平控制良好且无母儿并发症，在严密监测下，妊娠 39 周后可终止妊娠；血糖水平控制不满意或出现母儿并发症，应及时收入院评估，根据病情决定终止妊娠时机。③糖尿病伴发微血管病变或既往有不良产史者，需严密监护，应个体化选择终止妊娠时机。

（六）分娩期血糖监测及管理

分娩潜伏期鼓励产妇经口进食，如果禁止或严格限制经口进食，则短期内母体能量需求可通过代谢储备的肝糖原得到满足。但随着潜伏期延长,糖原储备将会耗尽,就需要静脉输注葡萄糖溶液。进入活跃期产妇大量消耗体力,能量需求增加。由于此阶段产妇常不愿或不能进食,无法再满足产妇的葡萄糖需求,且肝糖原储备也被迅速耗尽,应给予 5% 静脉葡萄糖溶液补充。产时给予葡萄糖对促进子宫收缩具有重要意义。

糖尿病合并妊娠患者在产程中,每 1~2 小时 1 次监测血糖水平。若患者有进食,应在饭前、饭后均监测末梢血糖水平。在分娩活跃期,对未接受胰岛素输注的产妇每 1~2 小时测量 1 次血糖水平,若输注胰岛素的产妇,则每小时 1 次。

产时血糖水平目标范围为>70mg/dl 且<126mg/dl(>3.9mmol/L 且<7mmol/L)。产时血糖水平高于 140~180mg/dl(7.8~10mmol/L)会造成新生儿低血糖及母体酮症酸中毒风险升高。

产程中酮症很普遍,原因为身体消耗增加及经口摄入液体减少。产程中酮症对母亲及胎儿的影响不明确,是否需要进行干预(比如静脉输液或增加经口的液体入量)不确定。正常情况下,出现尿酮体被认为是增加的能量需求的正常生理反应,提示有必要增加热量摄入,但不要为纠正尿酮体过度积极输液干预。

产程中可以使用静脉输注胰岛素代替皮下注射胰岛素来维持正常血糖水平。用量根据末梢血糖水平(输注期间每小时检测 1 次)的升高和降低相应逐渐增加和减少。当血糖水平 ≤ 120mg/dl(6.7mmol/L),应停用胰岛素。

若计划行剖宫产手术,应将手术安排在清晨。应用胰岛素治疗的患者,前一天睡前仍应用中效胰岛素。如果患者使用的是长效胰岛素(地特胰岛素或甘精胰岛素),则剂量需要减低50%,或换为中效胰岛素(用长效胰岛素的 1/3 剂量)。手术当日早晨应停用胰岛素。若手术推迟在当日更晚时间进行,应给予基础胰岛素(约为中效或长效胰岛素晨间剂量的 1/3)和 5% 葡萄糖输注,以避免酮症。此间需监测血糖水平,每 1~3 小时 1 次。手术麻醉前,应使用生理盐水而非葡萄糖溶液进行静脉预补液。

若施行引产应安排在清晨。患者在引产前夜应维持使用其常规的中效胰岛素。若患者夜间使用的是长效胰岛素,则剂量需降低50%或换为中效胰岛素(剂量为长效胰岛素晚间剂量的1/3)。引产当日早晨,患者进食少量早餐(平时早餐摄入量的1/2),并减少50%的胰岛素剂量(NPH和短效/速效胰岛素)。在使用持续性胰岛素输注泵的女性中,输注速率设定为基础速率的50%,再根据碳水化合物摄入量给予餐时胰岛素。测定餐前、餐后和睡前的血糖水平,并给予速效胰岛素或餐时胰岛素纠正剂量,以达到妊娠期标准的餐前和餐后正常血糖值。

(七)产后血糖监测及管理

1. 调整降糖药物　GDM患者分娩后胎盘娩出,其产生的胰岛素抵抗作用减弱,大多数患者的血糖水平即恢复到孕前,分娩后不再需要使用胰岛素治疗。即使是PGDM患者产后血糖异常的情况也会有所好转。因此,应根据血糖水平减量或停用降糖药物。胰岛素治疗的PGDM患者产后,尤其在哺乳期间容易发生低血糖风险。

产后胰岛素的应用:未恢复饮食前要监测空腹血糖及尿酮体,根据监测结果决定是否应用并调整胰岛素用量,短时间未进食且无饥饿感及低血糖无须特别处理。每日葡萄糖总量在150~200g。产前未用胰岛素者,产后也不用;产后用量为产前的1/2~1/3;术后输液按每4g葡萄糖加1U胰岛素;根据血糖调节胰岛素用量。一旦恢复正常饮食,停止静脉滴注胰岛素,并及时行血糖轮廓试验。

计划哺乳的2型糖尿病患者可以在产后继续使用二甲双胍和格列本脲,但应避免使用其他的口服降糖药物。二甲双胍和强化生活方式干预都可以预防或延缓糖尿病前期或GDM患者进展为2型糖尿病。研究表明,有GDM病史或糖耐量受损或空腹血糖受损的女性,经过10年的生活方式和二甲双胍干预分别比安慰剂组减少了35%和40%进展为糖尿病的风险。

2. GDM产后随访的内容、频率与流程　GDM患者发生2

型糖尿病的风险较孕期未发生 GDM 患者增加 7~10 倍。对于 GDM 孕妇产后 6~12 周检测发现,有大约 1/3GDM 患者发生糖尿病、空腹血糖受损或糖耐量受损。

积极开展 GDM 患者产后随访和管理宣教很有必要,可给予生活方式干预,如改善饮食、控制体重、适当运动等。一项美国糖尿病预防项目(diabetes prevention program,DPP)研究显示,通过改变生活方式和药物治疗可以使有 GDM 史的妇女发生糖尿病的风险降低 50% 以上;同时生活方式干预也可以降低既往无 GDM 史妇女糖尿病的发生率。

随访的频率取决于有无其他危险因素,如糖尿病家族史、孕前超重或肥胖、妊娠期需要胰岛素或口服降糖药物治疗等。应向产妇讲解产后随访的意义,指导其改变生活方式、合理饮食及适当运动,鼓励母乳喂养。随访时建议进行身高、体重、身体质量指数、腰围及臀围的测量,同时了解产后血糖的恢复情况。同时建议对 GDM 患者的子代进行随访及健康生活方式的指导,进行身高、体重、头围及腹围的测量,必要时检测血压及血糖。有条件者检测血脂及胰岛素水平,至少每 3 年进行 1 次随访。

育龄糖尿病妇女都应定期进行计划生育咨询和血糖监测。非计划妊娠或者不宜妊娠时应做好避孕措施。计划妊娠者,应在再次妊娠前更频繁的筛查以及时发现妊娠前的异常糖代谢情况,确保再次妊娠前达到和保持理想的健康状态。

GDM 患者在产后 4~12 周进行 75g 口服葡萄糖耐量试验 (OGTT)。GDM 患者产后糖代谢异常的诊断标准采用非孕期的标准,HbA_{1c} 的水平未列入诊断标准。2018 年 ACOG 指南中 GDM 妇女产后糖耐量异常和糖尿病的诊断标准:糖耐量受损:空腹血糖<5.6mmol/L,餐后 2 小时血糖 ≥7.8mmol/L,<11.0mmol/L;空腹血糖受损:空腹血糖 ≥5.6mmol/L,<6.9mmol/L,餐后 2 小时血糖<7.8mmol/L;糖尿病:空腹血糖 ≥7.0mmol/L,或餐后 2 小时血糖 ≥11.1mmol/L。

英国指南推荐不常规做 OGTT 试验。在产后 13 周做 1 次空腹血糖检测,若无法测空腹血糖,可行 HbA_{1c} 水平检测。产后空腹血糖<6.0mmol/L，或 HbA$_{1c}$<5.7% 的患者患糖尿病的可能性很低，但产后仍需坚持注意控制体重、调整饮食及锻炼，并每年检查 1 次血糖，因这部分患者有发展成 2 型糖尿病的中等风险；若产后空腹血糖在 6.0~6.9mmol/L，或 HbA$_{1c}$ 在5.7%~6.4%，患 2 型糖尿病的风险很高，应到内分泌科就诊；若患者空腹血糖>7.0mmol/L 或 HbA$_{1c}$ ≥6.5%，可能已患有 2 型糖尿病，要进行诊断性测试。

按照 2014 年美国糖尿病协会（American Diabetes Association，ADA）的标准明确有无糖代谢异常及其种类。非孕期血糖异常的分类及诊断标准（2014 年 ADA 标准），见附表 8-2。

产后随访若发现糖尿病前期，应进行生活方式干预和 / 或服用二甲双胍，以预防糖尿病的发生。

四、糖尿病合并妊娠的管理

（一）孕前糖尿病的分类及诊断

糖尿病的发病原因有多种，主要原因是由于胰腺中的 β 细胞分泌胰岛素的功能减退，以及各代谢器官如肝脏、骨骼肌及脂肪等组织产生的胰岛素抵抗而造成。根据 2019 年美国糖尿病学会指南，糖尿病主要分为以下几类：

1. **1 型糖尿病** 以胰岛 β 细胞受自身免疫反应攻击后死亡，导致胰岛素分泌不足并最终消失为特征。1 型糖尿病多于小儿及儿童期发病，但是临床上也可见到成年期发病的 1 型糖尿病。1 型糖尿病可以通过检测其各种特异性的抗体及 C 多肽水平加以诊断。另外，1 型糖尿病患者的直系亲属发生 1 型糖尿病的风险要明显高于一般人群，特别是有糖尿病特异性抗体阳性的直系亲属。

2. **2 型糖尿病** 以各代谢器官的高胰岛素抵抗水平和胰岛素分泌相对不足为特征。2 型糖尿病发病多见于成人期。但是近年来，随着肥胖人群年龄的逐渐降低，2 型糖尿病的发病年龄也在逐渐降低。另外，虽然 2 型糖尿病多见于肥胖人群，但亚洲人的 2 型糖尿病也常常见于正常体重人群。

3. 其他特殊类型的糖尿病　总的来说比较少见,例如单基因糖尿病综合征(mature-onset diabetes of the young,MODY)、胰腺疾病导致的糖尿病(如囊性纤维化、慢性胰腺炎等),以及药物或化学物质(如糖皮质激素、抗 HIV 药物、免疫抑制剂)等引起的糖尿病。

孕前糖尿病(pre-gestational diabetes mellitus,PGDM)诊断:妊娠期高血糖诊治指南(2022)建议:符合以下 2 项中任意一项者,可确诊为 PGDM:①妊娠前已确诊为糖尿病的患者;②妊娠前未进行过血糖检查的孕妇,尤其存在糖尿病高危因素者(高危因素包括肥胖,尤其是重度肥胖)、一级亲属患 2 型糖尿病(type 2 diabetes mellitus,T2DM)、GDM 史或巨大儿分娩史、多囊卵巢综合征、妊娠早期空腹尿糖反复阳性等,首次产前检查时需明确是否存在糖尿病,妊娠期血糖升高达到以下任何一项标准应诊断为 PGDM。

(1)空腹血浆葡萄糖(fasting plasma glucose,FPG)≥7.0mmol/L(126mg/dl)。

(2)75g 口服葡萄糖耐量试验(oral glucose tolerance test,OGTT),服糖后 2 小时血糖 ≥11.1mmol/L(200mg/dl)。

(3)伴有典型的高血糖症状或高血糖危象,同时随机血糖 ≥11.1mmol/L(200mg/dl)。

(4)HbA$_{1c}$ ≥6.5%。采用美国国家糖化血红蛋白标准化项目(national glycohemoglobin standardization program,NGSP)及糖尿病控制与并发症试验(diabetes control and complication trial,DCCT)标准化的方法,但不推荐妊娠期常规用 HbA$_{1c}$ 进行糖尿病筛查。

(二)孕前糖尿病多学科全程管理

1. 孕前咨询　主要目的为提供信息、建议与支持,降低发生母婴不良妊娠结局的风险,帮助糖尿病患者顺利的妊娠与分娩。需向患者告知:孕前糖尿病对母婴健康的不良影响,而孕前及整个孕期进行良好的血糖控制,将降低流产、先天畸形、死胎及新生儿死亡的发生风险;血糖代谢在孕期的特征性变化;

治疗糖尿病的各种药物对母胎的影响及如何调整这些药物;治疗糖尿病合并症的各种药物对母胎的影响及如何调整这些药物等。

(1)糖尿病及其合并症对母体和胎儿的不良影响:PGDM 对母儿不良结局的影响和 GDM 相似,但总体上较 GDM 的影响更为严重。除此之外,大量研究还显示妊娠早期血糖过高可导致流产及胎儿发育异常胎儿畸形的发生危险增高。因此,有效控制孕前糖尿病对于母体和胎儿的健康至关重要。

1)自然流产:糖尿病患者自然流产发生率可高达 15%~30%,流产的发生主要与受孕前后的血糖水平有关,而与流产时的血糖水平关系不大,孕早期糖化血红蛋白大于 8.0% 或平均血糖大于 6.7mmol/L,流产发生率明显增高。

2)胎儿畸形:胚胎时期因器官处在迅速分化和形态发生阶段,最易受到致畸因子的损伤。糖尿病患者胎儿畸形的发生率是正常妊娠的 2~6 倍,畸形常为多发畸形,其中心血管及神经系统畸形最常见,是正常妊娠者的 5 倍。

3)胎儿生长发育受限(fetal growth restriction,FGR):GDM 患者病程短,FGR 并不常见,GDM 对胎儿发育的影响主要是胎儿生长发育过度(巨大儿)和胎儿肺成熟度受累等情况。但 PGDM 患者,若病程长,容易并发糖尿病微血管病变,其主要特征是血管的基底膜增厚,严重时受累的血管可部分或全部阻塞,引起组织供血不足。糖尿病微血管病变可影响胎盘血液循环,导致 FGR,造成胎儿慢性宫内缺氧及酸中毒,发生胎儿宫内窘迫,甚至胎死宫内。

(2)孕前血糖评估及血糖控制目标:孕前血糖的评估主要为 HbA_{1c} 及手指末梢血糖。对于已经诊断的糖尿病患者,不必要做 OGTT。HbA_{1c} 在大多数情况下可以作为血糖控制状况的有效指标。不同的学术机构关于糖尿病患者孕前 HbA_{1c} 的控制目标大致相近。

《妊娠期高血糖诊治指南(2022)》建议:计划妊娠的糖尿病

患者应尽量控制血糖,使 HbA$_{1c}$<6.5%,以降低胎儿畸形的发生风险。

2020 年美国糖尿病学会的指南建议:HbA$_{1c}$<6.5%(B 级证据)。

以上建议基于患者无明显的低血糖。如患者出现明显且多发的低血糖,以上的 HbA$_{1c}$ 的标准可适当放宽。如果 HbA$_{1c}$ 高于 10.0%,则强烈不建议受孕。

手指末梢血糖可以提供实时的血糖状况并作为 HbA$_{1c}$ 监测血糖的有力补充。在孕前,一般建议空腹,每餐前及睡前检测手指末梢血糖。另外,也可在餐后 1~2 小时血糖一般达到峰值时检测血糖。2020 年美国糖尿病学会的指南推荐,未孕患者的空腹及每餐前的血糖应控制在 4.4~7.2mmol/L 左右,餐后 1~2 小时血糖应小于 10mmol/L。对于计划怀孕患者,在不出现低血糖的情况下,可以将血糖控制在推荐水平的下限,以便将 HbA$_{1c}$ 控制在接近 6.5% 的水平。

(3)孕期糖代谢的变化特点:由于胎儿和胎盘对母体葡萄糖的摄取,孕妇空腹血糖水平较非孕期偏低,因此容易出现空腹低血糖。

在孕早期,由于机体对胰岛素抵抗较孕前水平低,孕前糖尿病患者的血糖大多会有所改善,因此胰岛素剂量一般需要适当减低。

在孕中后期,由于胎盘分泌的各种升糖激素(人胎盘催乳素、促肾上腺激素及促肾上腺激素释放激素等)的增多,胰岛素抵抗程度逐渐增加,导致患者血糖,特别是餐后血糖升高,需要更多的胰岛素。

在孕晚期,机体的胰岛素抵抗水平会趋于平稳或略有降低。此阶段要注意相应调整胰岛素用量,以避免低血糖的出现。

分娩后,胰岛素抵抗水平急剧下降,因此患有孕前糖尿病的孕妇,特别是 1 型糖尿病患者,在分娩后应立即减低胰岛素的剂量到孕前的剂量,以避免低血糖的出现。

(4)孕前药物调整:对于 1 型糖尿病的患者,推荐在计划受孕前将胰岛素换用为适用于妊娠期的胰岛素。原则是胰岛素的转换不应影响血糖控制。

对于应用长效胰岛素的患者，可以将目前应用的胰岛素以1∶1的比例(指每日剂量)换用为适用于妊娠期应用的长效胰岛素。例如：患者目前应用20U时，每日1次，可以考虑转换为10U的地特胰岛素，每日2次，总剂量都是每日20U。

对于应用中效、短效及快速胰岛素的患者，因为这些胰岛素被批准在孕期应用，可以继续使用。

对于2型糖尿病患者，大多数用于2型糖尿病的口服及非胰岛素的注射类药物不建议在怀孕期间使用。推荐在备孕期间将这些药物换为适用于妊娠期的胰岛素。具体方案应咨询有经验的内分泌科医师，以便根据患者的具体情况，包括目前使用的2型糖尿病药物的种类、剂量、糖尿病控制状况、患者的饮食运动情况、糖尿病的各种并发症等，进行药物的调整。换药期间，因血糖可能波动较大，应有效的采取避孕措施。

(5)治疗糖尿病合并症的各种药物对母胎的影响及药物的调整：糖尿病的常见合并症包括高脂血症和高血压等，也应在孕前检查中全面评估。①对于高脂血症患者，应询问有无应用他汀类药物。因他汀类药物有潜在致畸的副作用，孕前应停用此类药物。②对于有高血压的患者，如在应用血管紧张素转换酶抑制剂或血管紧张素受体阻断剂，应及时将此两类药物调整为适用于妊娠期的抗高血压药物。糖尿病合并慢性高血压的女性，妊娠早期应用拉贝洛尔、钙离子通道阻滞剂等药物，并不明显增加胎儿致畸风险，可在孕前及孕期使用。孕前血压指标推荐为收缩压<130mmHg及舒张压<80mmHg。

2. 糖尿病并发症的筛查与评估 糖尿病的并发症主要分为急性并发症和慢性并发症。糖尿病的急性并发症主要由短时间内的血糖急剧升高所造成，症状包括：口渴、三多一少(多饮、多食、多尿、体重减少)、视力模糊、乏力，严重的可导致意识障碍，甚至昏迷。另外，1型糖尿病的最初发病阶段和恶化期，患者可出现急性 DKA。DKA 的临床表现包括恶心、呕吐、腹痛、脱水,甚至意识障碍,如果不及时治疗可有生命危险。急性并发症比较容易发现,一旦发现要及时治疗。糖尿病的慢性并发症主要由于长期高血糖引起的全身多器官系统的慢性病理改变造成。常见的慢性并发症包括小血管及心脑大血管并发症。孕前咨询中,除明确患者有无糖尿病的急性并发症外,还应主要对糖尿病慢性并发症进行筛查与评估。

(1)糖尿病视网膜病变:糖尿病视网膜病变会在怀孕期间首次发生或恶化。因此,患有糖尿病的妇女应在孕前由专业眼科医师进行糖尿病视网膜病变的全面评估。此外,血糖很高的患者,应当在计划受孕前 6 个月内缓慢降低血糖,因为血糖的快速降低也容易导致糖尿病眼病的恶化。孕妇在孕期应每 3 个月定期进行眼科随访,直至产后 1 年。糖尿病视网膜病变达到何种程度不适合受孕,应咨询相关眼科医师。

(2)糖尿病肾病:进行肾功能监测,对于血肌酐>265μmol/L,肾小球滤过率<50ml/(min·1.73cm^2),及尿白蛋白/肌酐>30mg/mmol 的患者,妊娠可对部分妇女的肾功能造成永久性损害。因此,不建议这部分妇女妊娠。根据澳大利亚孕期糖尿病协会2005 指南,肌酐>2mmol/L 者,不推荐受孕。

(3)糖尿病神经病变:评估糖尿病神经病变累及的器官。如果累及自主神经系统,应考虑在孕晚期进行麻醉科的评估。另外,应评估糖尿病神经病变的药物在孕期是否可以应用。

(4)大血管并发症:包括冠状动脉疾病、脑血管疾病和外周血管疾病,也应在受孕前进行充分评估。如果计划怀孕妇女存在这些大血管并发症,应在计划受孕前在相关科室如心脏内科进行及时诊断治疗,使这些并发症在孕前得到充分控制。

3. **孕前保健**　2020 年指南推荐对于计划怀孕且既往患有糖尿病的育龄期女性有条件的应从孕前开始由包括内分泌医生、母胎医学专家、注册营养师、糖尿病健康教育专家等在内的多学科专家诊疗管理(证据等级 B 级),较 2019 年指南进一步强调从孕前开始保健的重要性。建议从孕前开始补充维生素(400μg 叶酸和 150mg 碘化钾)。ACOG 建议的常规保健措施包括筛查性传播疾病和甲状腺疾病,建议接种疫苗,进行常规基因筛查,回顾处方药、非处方药及补充剂用药史,回顾旅行行程和计划,应特别注意有寨卡病毒的地区。同时建议应就孕前和孕期肥胖的风险进行咨询,并通过生活方式的干预预防和治疗肥胖。对于患有糖尿病的孕妇(如果没有禁忌证),可以从孕前至妊娠 16 周服用阿司匹林(81~150mg)以降低子痫前期的发生风险。

4. **生活方式干预** 孕期营养及运动治疗和 GDM 相似。

5. **孕期血糖的监测及控制目标**

(1)自我监测空腹和餐后血糖:2020 年 ADA 指南推荐对于妊娠糖尿病和孕前糖尿病孕妇均应自我监测空腹和餐后血糖以达到最佳血糖水平,孕期血糖控制目标建议为空腹血糖 5.3mmol/L(95ml/dl)、餐后 1 小时血糖<7.8mmol/L(140ml/dl)、餐后 2 小时血糖<6.7mmol/L(120ml/dl)(证据等级 B 级)。而对于 1 型糖尿病患者,要达到这个控制目标同时又不发生低血糖是具有挑战性的,尤其是对于那些反复出现低血糖或无症状低血糖的患者,因此 ADA 建议对于上述孕妇可根据临床实践经验和患者的情况对其血糖控制目标适当放宽。孕前糖尿病孕妇还应额外监测餐前血糖水平(证据等级 B 级),使用胰岛素泵或基础胰岛素注射的患者也建议监测餐前血糖水平,以调整餐前速效胰岛素的剂量。正常妊娠状态,HbA_{1c} 水平略低于正常未孕状态,如果没有明显的低血糖风险,HbA_{1c} 控制在低于 6%(42mmol/mol)水平最佳,但如果有低血糖倾向,HbA_{1c} 控制水平可放宽至 7%(53mmol/mol)以内(证据等级 B 级)。

(2)动态血糖监测(continuous glucose monitor,CGM):是通过葡萄糖感应器实时监测皮下组织间液的葡萄糖浓度,从而间接反映血糖水平的葡萄糖监测技术。近年来随着医疗技术的更新及进展,动态血糖监测仪的临床应用日益广泛。最新临床证据提示,除了在餐前和餐后对血糖自我监测外,持续动态血糖监测有助于达到糖尿病和孕期的 HbA_{1c} 控制目标(证据等级 B 级),持续动态血糖监测还能够降低合并 1 型糖尿病的孕妇巨大儿和新生儿低血糖的发生风险(证据等级 B 级),但持续动态血糖监测指标不能代替自我血糖监测以实现最佳的餐前和餐后血糖目标。2017 年中华医学会糖尿病学分会推荐:在妊娠糖尿病和糖尿病合并妊娠的患者中应用动态血糖监测仪,以更好地掌握孕期血糖的动态变化,便于更有效地控制血糖和减少高血糖、低血糖及相应并发症的出现。

CGM 与手指末梢血糖监测的异同:两者使用的均为葡萄糖氧化酶方法。通过葡萄糖氧化酶与血中或组织间液中的葡萄糖发生化学反应产生电信号,并将此电信号转换为相应的葡萄糖/血糖值。但是动态血糖监测与手指末梢血糖监测又有本质区别,两者区别如下:①动态血糖监测的是皮下脂肪中组织间液的葡萄糖水平,而手指末梢血糖监测的是手指末梢的全血血糖;②因为葡萄糖从手指末梢中扩散到组织间液需要一段时间,因此与全血血糖相比,组织间液葡萄糖水平的变化一般比血糖水平的变化落后几分钟;③动态血糖监测仪能持续、动态地监测血糖变化,而手指末梢血糖只能反映几个时间节点的血糖值,无法做到持续监测,即无法反映血糖的动态变化;④需要强调的是,如果患者在应用动态血糖监测仪时,感觉所测的葡萄糖水平不准确,应进行手指末梢血糖检测以确认和校对。

动态葡萄糖监测仪具有如下优点:佩戴方便、操作简单,损伤性小,结果相对准确,可以提供血糖水平的实时监测,提供血糖的变化趋势及血糖变化的模式识别。但动态血糖监测也有不足,主要包括监测仪价格偏高,在某些情况下比较容易脱落,而且需要经过扫描才能得到数据,不能提供血糖水平警报。其血糖监测结果低于末梢血糖。据此对治疗方案进行调整,准确性可能受到影响。临床上,解读并应用动态血糖监测的数据指导患者调整治疗方案时,需要结合患者的饮食、运动、胰岛素剂量及用法等多方面因素进行考虑。

6. **药物治疗**　同 GDM 药物治疗。

7. **胰岛素的使用**

(1)胰岛素的正确使用方法:①注射方法为皮下注射,应避免肌内注射。②注射部位推荐在皮下脂肪较多的部位进行注射,如腹部、大腿、上臂等。③注射装置可选择胰岛素注射器、胰岛素笔、胰岛素泵。④各种胰岛素的注射时间与其药代动力学特征密切相关,应尽量遵守推荐的胰岛素注射时间。特殊情况下,如胃轻瘫的糖尿病患者,在应用短效和快速胰岛素时要具体情况具体分析。⑤注意每次使用胰岛素都应更换新的针头或针管。⑥注意各种不同胰岛素的特异性使用。

(2)胰岛素的储存方法:未曾使用的胰岛素,应当储存在4℃冰箱中。一旦开始使用,胰岛素笔和胰岛素小瓶一般可以保存在室温下28天。避免把胰岛素的存储装置暴露在室温下,以免影响胰岛素的功效。

(3)孕期应用胰岛素的特别注意事项:1型糖尿病的女性患者在孕期的前3个月发生低血糖的风险较高。而且,正常人在孕期由于拮抗低血糖的激素反应有所减弱,易于出现对低血糖的不感知。后者对于1型糖尿病患者至关重要。因此,1型糖尿病患者在孕期的前3个月应注意经常监测血糖,以便识别无症状的低血糖。

孕中期胰岛素抵抗增加,所需胰岛素剂量应相应增加。在1型糖尿病的患者,孕期最高的胰岛素用量可以达到孕前总量的2~3倍。

胰岛素抵抗在分娩后会迅速下降,导致胰岛素需要量会大量减少。所以,产后应注意及时将胰岛素剂量减低,避免低血糖的出现。

另外,怀孕期间容易产生酮体,1型糖尿病的患者和少量2型糖尿病的患者,在孕期可以在较低的血糖水平时(相对于非孕状态)出现糖尿病酮症酸中毒。因此,糖尿病患者,特别是1型糖尿病患者,应熟练掌握如何自查血中或尿中的酮体(应用酮体试纸),以及识别糖尿病酮症酸中毒的各种症状。

(4)胰岛素的常见副作用包括:低血糖、低钾血症、头痛、关节痛、注射部位炎症反应和感染(局部皮肤红热、水肿、痛、痒)、体重增加、恶心、呕吐、腹泻、鼻炎、鼻窦炎、咽炎、上呼吸道感染、流感、支气管炎、咳嗽、泌尿系感染、脂肪沉积异常等。另外,极少数患者可出现胰岛素过敏症状。

胰岛素应用导致的体重增加与脂肪沉积与尿糖减少有关,而体重增加的程度与胰岛素的类型、剂量相关。胰岛素导致细胞外钾进入细胞内,出现低钾血症,导致肌肉无力或痉挛,呼吸肌麻痹和室性心律失常。低钾血症在某些患者中可能危及生命。因此,如果患者在应用胰岛素过程中出现以上症状,应注意检查血钾。如果出现低钾血症,应及时纠正。长期使用胰岛素可导致反复注射胰岛素的部位的脂肪沉积异常,包括脂肪过度沉积(注射部位周围的皮下脂肪积聚)和脂肪萎缩(注射部位的脂肪组织分解,导致皮肤压痕)。脂肪沉积异常可以通过变换注射部位避免发生。建议同一个注射部位在 1~2 个月内不要重复使用。任何胰岛素都可能引起严重的,甚至危及生命的全身性过敏,包括过敏反应(类过敏反应或过敏性休克)、全身性皮肤反应(如荨麻疹)、全身性皮疹、红斑、血管性水肿、支气管痉挛或喘息及低血压,包括甘精胰岛素,可能危及生命。相比较合成胰岛素,人胰岛素不易引起过敏反应。

(三) PGDM 多学科管理流程

孕前糖尿病患者应由包括内分泌、母胎医学、营养治疗及糖尿病教育专家等在内的多学科团队管理,研究发现多学科团队管理可明显改善不良结局的发生。

1. 孕前内分泌科评估　包括:①风险告知;②血糖评估;③并发症评估;④用药情况评估及药物调整。

2. 妊娠后多学科管理

(1)内分泌科与母胎医学科密切协作

1)孕前咨询,受孕前严格控制血糖可以显著降低后代先天畸形发生率。选择最佳受孕时机。建议备孕时补充叶酸。

2)针对孕前糖尿病或 GDM 患者,根据每个患者的风险情况进行产前胎儿评估。孕期全程监控指导,保证母胎安全。

3)产后与内分泌专家协同随访。

(2)妊娠后与营养科密切协作

1）营养知识的宣教。

2）孕期营养、孕期体重管理的个体化专业指导。

3）个体化医学营养治疗。

（3）妊娠后健康教育

1）孕期健康知识教育：从饮食、运动、监测、分娩、产后康复等开展教育课程，并发放健康教育手册。提倡健康生活方式：全面均衡营养、定期适量运动、保持合理体重增长。

2）妊娠糖尿病自我管理，将营养治疗、体力活动纳入日常生活；安全用药，监测血糖和其他并发症，制订个体化策略。

3）心理干预：充分与孕妇及家属沟通，鼓励伴侣或其他家庭成员参与，在生活中给予孕妇更多心理和精神上的支持与帮助。减轻患者紧张焦虑的心理。

（李光辉　周　莉　范　玲　黄文宇）

第十章
妊娠期高血压疾病的膳食防治

妊娠期高血压疾病是妊娠期常见的并发症，占全部妊娠5%~10%，危害母儿健康，可造成不良妊娠结局。其发病涉及母体、胎盘等多种因素。目前流行病学研究结果显示膳食也可能是一种影响因素。

第一节　发生现状及对母儿健康的不良影响

罹患高血压疾病的孕产妇更易发生胎盘早剥、脑血管事件、多脏器功能衰竭和弥散性血管内凝血，胎儿存在胎儿宫内生长受限、早产或宫内死亡的风险。流行病学调查发现很多高危因素与该疾病发病增加密切相关：比如初产；年轻孕产妇（年龄 ≤ 18 岁）或高龄孕产妇（年龄 ≥ 35 岁）；体型矮胖、羊水过多、双胎妊娠；有慢性高血压、慢性肾炎、糖尿病等病史的孕妇；营养不良，如贫血、低蛋白血症；精神过度紧张或受刺激；寒冷季节或气温变化过大；体外受精，胚胎移植等。

本病的确切病因尚不明确，目前认为其与子宫动脉重铸不良、血管生成因子和抗血管生成因子失衡、炎症免疫过度激活、遗传因素和基因印迹、营养缺乏、脂代谢异常和胰岛素抵抗有关。其基本病理生理变化是全身小血管痉挛和血管内皮细胞损伤。由于小动脉痉挛,造成管腔狭窄,周围阻力增大,内皮细胞损伤,通透性增加,血流灌注减少,全身各脏器组织功能障碍和严重损伤。

（一）脑

脑血管痉挛通透性增加,易导致脑水肿、充血、局部缺血、血栓形成及出血等。严重时可导致可逆性后部脑病综合征(posterior reversible encephalopathy syndrome,PRES),患者可出现头痛、视物模糊、昏迷,甚至抽搐等症状。

（二）肾脏

由于血管痉挛,肾血流及肾小球滤过量下降,血浆蛋白漏出形成蛋白尿,严重时造成低蛋白血症、水肿,甚至胸水、腹水。同时血尿酸浓度升高,肌酐上升,肾功能严重损害可至少尿、肾衰竭等症状。

（三）肝脏

肝细胞受损时,血清转氨酶升高,右上腹及中上腹部疼痛和触痛,严重时出现溶血、转氨酶升高、HELLP 综合征。特征性损伤是出现门静脉周围出血、坏死。肝被膜下血肿形成,亦可发生肝破裂危及母儿生命。

（四）心血管

处于高排低阻状态,导致心肌缺血、间质水肿、心肌点状出血或坏死、肺水肿,严重者可导致心力衰竭。

（五）血液

处于高凝状态,可发生微血管病性血栓和微血管病性溶血,血小板减少,可伴有红细胞的破坏。

（六）内分泌及代谢

水钠潴留,加之低蛋白血症,出现水肿。子痫者可有酸中毒和电解质紊乱。

（七）子宫胎盘血流灌注

血管痉挛致胎盘灌注下降,胎盘功能下降、胎儿生长受限、羊水过少、胎儿窘迫、胎儿神经系统损伤,严重者可致胎儿死亡。若胎盘血管破裂可致胎盘早剥、胎儿死亡。

第二节　诊断及分类

一、妊娠期高血压疾病的诊断标准

根据 2018 年欧洲心脏病学会《妊娠期心血管疾病管理指南》,将妊娠期血压的定义仅基于诊室(或住院)血压值, 收缩压 ≥140mmHg 和 / 或舒张压 ≥90mmHg,并且分为轻度血压升高(140~159/90~109mmHg)和重度血压升高(≥160/110mmHg)。2020 年我国《妊娠期高血压诊治指南》的诊断标准相同。其中子痫前期的诊断标准见表 10-1。

表 10-1　子痫前期诊断标准

诊断标准	内容
血压	孕前血压正常,孕 20 周后出现收缩压 ≥140mmHg 和 / 或舒张压 ≥90mmHg,两次测量血压至少间隔 4h;收缩压 ≥160mmHg 和 / 或舒张压 ≥110mmHg(重度高血压可间隔数分钟测定,即予以诊断,以便降压药物的及时应用)
尿蛋白	24h 尿蛋白大于 300mg;蛋白 / 肌酐 ≥0.3mg/dl;尿常规蛋白 ++ 及以上(仅在其他检测无法进行使用)
尿蛋白阴性的情况下符合以下新发的表现	1)血小板减少:血小板计数<100×10^9/L 2)肾功能不全:血清肌酐>1.1mg/dl 或高于正常上限 2 倍,排除其他肾脏疾病 3)肝功能受损:转氨酶高于正常上限 2 倍 4)肺水肿 5)新发头痛,普通药物治疗不缓解,排除其他原因或视物模糊 6)胎儿生长受限或羊水过少、胎死宫内、胎盘早剥

二、妊娠期高血压的分类

(一)妊娠期高血压

妊娠 20 周后首次出现高血压,收缩压 ≥140mmHg 和 / 或

舒张压 ≥ 90mmHg, 于产后 12 周内恢复正常; 尿蛋白检测阴性。收缩压 ≥ 160mmHg 和 / 或舒张压 ≥ 110mmHg 为重度妊娠期高血压。

(二) 子痫前期 - 子痫

1. **子痫前期**　诊断标准见表 10-1; 子痫前期出现表 10-2 中任一表现可诊断重度子痫前期。

2. **子痫**　子痫前期基础上发生不能用其他原因解释的抽搐。

表 10-2　子痫前期的严重表现

序号	临床表现
1)	收缩压 ≥ 160mmHg 和 / 或舒张压 ≥ 110mmHg, 至少间隔 4h 测量 (除非已经开始应用降压药物)
2)	血小板减少 (血小板计数 < 100×10^9/L); 微血管内溶血
3)	肝功能异常: 转氨酶上升超过正常上限 2 倍, 持续右上腹或胃区疼痛, 药物不能缓解, 排除其他诊断
4)	肾功能不全: 尿蛋白 > 2.0g/24h; 少尿 (24h 尿量 < 400ml) 或血肌酐 ≥ 1.1mg/d 或高于正常上限 2 倍, 排除其他肾脏疾病
5)	肺水肿
6)	新发的头痛, 普通药物不能缓解, 排除其他原因、视觉障碍或其他中枢神经系统障碍
7)	低蛋白血症伴腹水、胸水或心包积液
8)	心功能衰竭
9)	胎儿生长受限或羊水过少、胎死宫内、胎盘早剥

3. **妊娠合并慢性高血压**　既往存在的高血压或在妊娠 20 周前发现收缩压 ≥ 140mmHg 和 / 或舒张压 ≥ 90mmHg, 妊娠期无明显加重; 或妊娠 20 周后首次诊断高血压并持续到产后 12 周以后。

4. **慢性高血压并发子痫前期**　慢性高血压孕妇, 孕 20 周前无蛋白尿, 孕 20 周后出现蛋白尿 ≥ 0.3g/24h; 或孕 20 周以前有蛋白尿,孕 20 周后蛋白尿定量明显增加;或出现血压进一步升高等上述重度子痫前期的任何表现。

第三节　与膳食营养的关系

妊娠期高血压的发病有其病因和病理基础,但孕期营养和代谢也和疾病密切相关。食物有七大营养元素,包括碳水化合物、脂肪、蛋白质、无机盐、维生素、纤维素及水。目前的动物实验和流行病学研究显示,膳食营养元素摄入失衡与高血压疾病和妊娠期高血压疾病密不可分,高热量致体重增长过快及肥胖、高糖分、高饱和脂肪酸、胆固醇、低不饱和脂肪酸、蛋白过多或不足、低膳食纤维、低维生素(叶酸及其他 B 族维生素、维生素 D、维生素 C、维生素 E)、高钠、低钾、低钙、低铁、低镁、低硒、饮酒吸烟等都是妊娠高血压疾病的发病高危因素。

一、能量及三大产能营养素与妊娠期高血压的关系

肥胖是甘油三酯在体内积累过多所致,是已知的高血压、糖尿病高危因素,而孕期尤其是孕早期给予过多的热量摄入,以致孕早中期体重增长过快,容易发生孕晚期肥胖、妊娠糖尿病和妊娠期高血压。高糖饮食,尤其是超量高糖分水果、高糖饮料及甜品摄入,容易并发妊娠糖尿病,一旦妊娠糖尿病损害到微血管极易并发妊娠期高血压。高脂肪膳食,尤其是高饱和脂肪酸和高胆固醇膳食可促进高血压发生发展,因为它们能引起肥胖,损害血管皮细胞,诱发动脉粥样硬化,增加患心血管疾病风险,而多不饱和脂肪酸特别是 ω-3 多不饱和脂肪酸的膳食[主要存在于深海鱼油中,以二十碳五烯酸(eicosapentaenoic acid,EPA)和二十二碳六烯酸(docosahexaenoic acid,DHA)为主]与高血压的发病呈负相关。多不饱和脂肪酸可使血清胆固醇和低密度脂蛋白胆固醇下降,通常高密度脂蛋白胆固醇(high density lipoprotein cholesterol,HDL-C)浓度也下降;单不饱和脂肪酸也可促进血清胆固醇和低密度脂蛋白胆固醇下降,但高密度脂蛋

白胆固醇不下降。高蛋白摄入是属于升压因素,但营养不良低蛋白血症又是妊娠高血压的高危因素,所以蛋白摄入量要合理。

二、无机盐与妊娠期高血压的关系

人体已发现有 20 余种必需的无机盐,约占人体重量的 4%~5%。已知的高血压研究中,钠的摄入与高血压发生呈正相关,而钙、铁、钾、锌、硒摄量与高血压发生呈负相关。食盐过多导致高钠,可以引起晶体渗透压增加,发生水钠潴留,诱发血管平滑肌细胞水肿,管壁狭窄,外周血管阻力增高,使血管对儿茶酚胺类缩血管因子敏感性增加,交感神经末梢释放去甲肾上腺素增加,同时能增加血管壁上的血管紧张素受体密度,导致血管收缩,外周血管阻力增大,血压上升。钠和钾的动态平衡在血管扩张中起重要作用。钾的摄入增加有利于钠的排出,刺激开放钾离子通道,可使血管扩张,同时能抑制动脉血栓形成,降低心血管风险。钙可影响到血管平滑肌细胞的收缩功能,与调节血压有关。WHO 推荐,妊娠期间补钙可以预防子痫及其并发症:对于膳食补钙不足的子痫前期高危孕妇每日需补充 1.5~2.0g 钙剂。越来越多的证据显示,铁元素缺乏所致缺铁性贫血与妊娠水肿和妊娠高血压疾病相关联,因此积极纠正缺铁性贫血可以改善围产结局。镁离子能阻滞交感神经节冲动传递,对血管平滑肌有直接松弛作用,使外周血管扩张,从而产生降压效果。妊娠高血压患者血清镁离子浓度比正常孕妇要低。研究资料显示,补充镁离子可以提高利尿剂降压效果。同时对于一些利尿剂无效的高血压患者,补充镁离子可使部分患者平均动脉压下降。硒是种强抗氧化剂,人体观察发现,缺硒与高血压高发有着密切的联系。动物实验发现,应用硒可以预防实验性高血压。硒可能通过形成谷胱甘肽过氧化物酶而发挥抗氧化作用,从而抑制脂质的过氧化反应,消除自由基及其对细胞的毒害作用,维持细胞的稳定性和通透性,保持细胞和组织的正常生化成分及代谢结构与功能,使血压维持稳定。还有学者研究发现低锌与高血压有关,可能与锌和肾脏的氯化钠协同转运蛋白(sodium chloride co-transporter,NCC)活性调控有关,后者参与血钠对血压的调控。

在维生素补充方面,叶酸属 B 族维生素,我国人群中叶酸普遍缺乏导致血浆同型半胱氨酸水平增高,损伤血管内皮细胞,激活血小板的黏附与聚集,与高血压及妊娠期高血压发病率有着正相关的关系,尤其是增加了高血压诱发的脑卒中风险。此外有研究表明,维生素 D、维生素 C 与高血压风险负相关,可能是维生素 D 与钙的代谢有关还与改善血管内皮功能有关,涉及肾素血管紧张素、甲状旁腺素、基质金属蛋白酶、瘦素、炎症因子等多个分子环节;而维生素 C 与血管通透性有关,同时维生素 C 可促进胆固醇氧化为胆酸排泄,改善心血管功能。维生素 C 和维生素 E 能够抑制血中脂质过氧化作用,降低妊娠高血压疾病的发生。维生素 B 可以改善脂质代谢,保护血管内皮,降低尿酸和同型半胱氨酸,调节血压。

生活中最易缺乏的是膳食纤维。膳食纤维对身体有多种益处,尤其对糖和脂代谢的调节有利于保护心血管;可与胆酸和胆固醇结合,促进排出和转化,降低胆固醇水平;与部分脂肪酸结合,减少对脂肪的吸收;可提高胰岛素受体敏感性,提高胰岛素利用率;能包裹食物的糖分促其被吸收,平衡餐后血糖和调节血糖。还可取代食物部分营养成分的量,使食物总摄取量减少。能促进唾液和消化液的分泌,对胃起到了填充作用,同时吸水膨胀,能产生饱腹感而抑制进食欲望。此外,膳食纤维还能吸附离子,与肠道中的钠、钾离子进行交换,降低血液中钠钾比,直接起到降压效果。

总之,孕期注重膳食营养合理均衡,改变不良生活方式对妊娠期高血压疾病防治非常有益。

第四节　营养防治和一般管理

孕期妊娠高血压患者,自始至终都要坚持健康的生活方式,如合理膳食、控制体重、戒烟限酒。合理的膳食管理应包括以下几方面：

一、合理控制总能量,维持体重适宜增长

借鉴孕期妇女膳食指南和妊娠糖尿病指南,妊娠早期能量摄入和非孕期一致,没有额外增加量,一般轻体力劳动者早期热量摄入为 1 800kcal/d,孕中期能量附加量为 300kcal/d,一般总热量为 2 100kcal/d;孕晚期能量附加量为 450kcal/d,一般总热量为 2 250kcal/d。不同身体质量指数每日热量和孕期体重增长可参考表 10-3。

表 10-3 不同身体质量指数每日热量和孕期体重增长

BMI/kg·m^{-2}	每日能量系数 / (kcal·kg^{-1})	每日热量 / (kcal·d^{-1})	孕期体重增长 / kg
低体重（<18.5）	35~40	2 000~2 300	11.0~16.0
正常（18.5~23.9）	30~35	1 800~2 100	8.0~14.0
超重（≥24）	25~30	1 500~1 800	7.0~11.0

对于肥胖的孕妇尤其要注重体重管理,没有提倡肥胖孕妇孕期减重,但是要严格控制体重增长,因为体脂超标将显著增加高血压发生的风险。怀孕期间超重患者体重增加 7.0~11.0kg 和肥胖患者体重增加 5~9kg。

二、膳食中碳水化合物、糖、脂肪、蛋白质等营养素管理

根据孕期膳食指南,按不同身体质量指数供给孕妇不同的热量,每日摄入碳水化合物、脂肪、蛋白质的热量配比为 5:3:2（碳水化合物 50%~60%,脂肪 25%~30%,蛋白质 15%~20%）。

（一）碳水化合物和糖

每天必须保证一定量的碳水化合物摄入,孕早期每天至少摄取 130g/d 碳水化合物,以预防酮症酸中毒对胎儿的危害,尤其是对神经系统发育的影响。孕中晚期避免过多碳水化合物的摄入有利于控制体重增长,维持血糖和血压稳定。碳水化合物

的品种,推荐谷物为主,粗细搭配,每日粗粮 50~100g。减少精细加工膳食摄入,不过多摄入面食制品。食物的性状以普食为主,不以软饭、半流质或流质为主。控制高糖分饮食,若摄入含糖饮料或饮品(包括酸奶、奶茶、速溶咖啡或咖啡饮料)时注意商品的营养成分表中碳水化合物(糖分)的含量,尽量选择低糖分食品。控制精加工高糖分的糕点摄入。水果选择低糖多纤维素品种,并控制每日摄入量,避免将水果精加工成果汁饮用。每日添加糖量控制在 10g/d。

(二)脂肪

要合理选择油脂类型并控制摄入量:①减少动物食品和动物油摄入,限制动物内脏、肥肉、蟹黄、鱼子、蛋黄、鱿鱼等富含饱和脂肪和胆固醇的食品摄入量;②减少反式脂肪酸摄入,限制各类西式糕点、巧克力派、咖啡伴侣、速食食品、膨化食品、人造奶油、油炸食品等摄入量;③适量补充不饱和脂肪酸食物,如坚果、橄榄油、深海鱼油;④每天烹饪油不超过 20~30g。

(三)蛋白质

蛋白质补充适量,以富含优质蛋白、低脂肪、低胆固醇瘦肉为主:如无脂奶粉、鸡蛋清、鱼类、去皮禽肉、瘦肉、豆制品等。减少肥肉、咸肉、腌制或烟熏肉类及动物内脏摄入。孕中晚期蛋白质摄入为 70~85g/d。鱼类蛋白是优质蛋白,鱼油含多不饱和脂肪酸,应多吃鱼类。烹饪的方法以清淡、蒸煮为主,减少煎炸烹饪方法,不过度加工成糊状或肉糜状。孕中期开始,每天摄入 500g/d 牛奶。子痫前期合并大量蛋白尿的患者要饮食补充优质蛋白减轻低蛋白血症的发生,严重低蛋白血症合并胸腹水时可以适当静脉补充白蛋白。但蛋白补充过多会增加肾脏负担,加重蛋白尿。

(四)补充维生素

补充维生素可以预防妊娠高血压疾病的发生,而我国孕妇铁、钙、维生素 A、维生素 B_2、叶酸等微量营养素缺乏较为普遍。维生素包括水溶性和脂溶性两大类。水溶性维生素无法在体内存留,需要每天补充,要多食富含叶酸及其他 B 族维生素、维生素 C 的蔬菜和水果。脂溶性维生素 A、维生素 E 等可以存留在体内。孕期叶酸摄入应该达 600μg/d,因此除了补充含 400μg/d 叶酸的复合维生素制剂之外,每天应摄入富含叶酸的绿色蔬菜,可在孕中晚期增加 20~50g/d 红肉,每周补充一次同时富含维生素 A 和维生素 D 及铁的动物肝或血。多食富含维生素 C 的蔬菜和适量水果。注意补充维生素 E,植物油中富含维生素 E。孕期除了膳食补充维生素外,鼓励额外补充复合维生素制剂,以弥补食物中维生素量的不足。中国营养学会推荐的维生素 A 推荐摄入量(recommended nutrient intake,RNI)为 770μg/d,可耐受最高摄入量(tolerable upper intake level,UL)为 3 000μg/d;维生素 D 的 RNI 为 400IU(10μg/d),UL 为 50μg/d;维生素 E 适宜摄入量(adequate intake,AI)14mg/d,UL 为 700mg/d;维生素 C 的 RNI 为 100~115mg/d,UL 为 200mg/d。市场上大多数复合维生素能够满足要求。

(五)均衡矿物质

1. **钠** 限制钠盐摄入,是防治高血压饮食疗法的关键。中国营养学会推荐健康成人每日钠盐摄入量不宜超过 6g,高血压患者不超过 3g。限制钠盐的摄入是预防和治疗高血压花费成本最小的有效措施。避免高盐的措施:①每人每天摄入盐不超过 6g(普通啤酒瓶盖去胶垫后一平盖相当于 6g);②尽量避免进食高盐食物和调味品,如咸菜、腌菜、腌肉等;③利用蔬菜本身的风味来调味,如将青椒、番茄、洋葱、香菇等和味道清淡的食物一起烹煮;④利用醋、柠檬汁、苹果汁、番茄汁等各种酸味调味汁来增添食物味道;⑤采用富钾低钠盐代替普通钠盐。不吃或少吃的食物:①高钠食物如咸菜、榨菜、咸鱼、咸肉、腌制食品、烟熏食品、火腿、含钠高的调味料酱料等;②酱油 6ml 约等于 1g 盐的量,因此酱油也不能摄入过多;③如果已经习惯了较咸的口味,可用部分含钾盐代替含钠盐,能够在一定程度上改善少盐烹调的口味。

2. **钙** 推荐孕中晚期及哺乳期钙 RNI 为 1 000mg/d。我国《妊娠期高血压疾病诊治指南(2015)》中指出对于钙摄入低的人群（<600mg/d），推荐口服钙补充量至少为1g/d以预防子痫前期。常见含钙丰富的食物有奶类、燕麦、海参、虾皮、小麦、大豆、豆制品、金针菜等。由于中国的饮食习惯，奶及其制品摄入少，建议每日再另外补充钙600mg。

3. **钾** 推荐孕期钾摄入RNI为2 000mg/d，有高血压等慢性病每日补钾3 500mg。粮食中的荞麦、玉米、红薯、大豆等；水果中的香蕉、番茄、龙眼、香瓜、枣子、橙子、芒果、柑橘、葡萄等；肉类中的鹅肉、沙丁鱼还有各种乳制品；蔬菜中的菠菜、苋菜、香菜、油菜、甘蓝等还有海藻类，均含钾丰富。如果妊娠期高血压患者在应用利尿剂，可以增加药物性补钾，口服或者静脉补钾。

4. **镁** 推荐孕期镁摄入RNI为370mg/d。常见含镁丰富的食物是新鲜绿叶蔬菜（镁离子是叶绿素分子必须成分）、坚果、粗粮。

5. **铁** 推荐孕中期铁摄入RNI为24mg/d，孕晚期铁摄入RNI为29mg/d，UL为42mg/d。贫血铁蛋白低者要摄入60~200mg/d。常见含铁丰富的食物包括动物的肝脏、肾脏、鱼子酱、瘦肉、马铃薯、麦麸、大枣、红肉等。缺铁性贫血患者可以加用铁剂。

6. **碘** 推荐孕期碘摄入RNI为230μg/d。常见含碘丰富的食物是海产品，如海带、紫菜、干贝、海参等。

7. **锌** 推荐孕期锌摄入RNI为9.5mg/d，UL为40mg/d。常见含锌丰富的食物是肝、肉类、蛋类、牡蛎。

8. **硒** 推荐孕期硒摄入RNI为65μg/d，UL为400μg/d。常见含硒丰富的食物有蛋、猪肉、魔芋、鱼、虾、贝壳、大白菜、南瓜等。

（六）补充富含膳食纤维的食物

补充富含膳食纤维的食物，每日摄入纤维素25~30g/d。粮食中膳食纤维：麦麸为31%，其次豆类6%~15%（从多到少排列为黄豆、青豆、蚕豆、芸豆、豌豆、黑豆、红小豆、绿豆）和谷物4%~10%（从多到少排列为小麦粒、大麦、玉米、荞麦面、薏米面、高粱米、黑米)。再有麦片 8%~9%、燕麦片 5%~6%、马铃薯和白薯等薯类 3%。无论谷类、薯类还是豆类,一般来说,加工得越精细,纤维素含量越少。蔬菜类:笋类的纤维素含量达到 30%~40%,辣椒的纤维素含量超过 40%。其余含纤维素较多的有蕨菜、菜花、菠菜、南瓜、白菜、油菜。菌类(干):纤维素含量最高,其中松蘑的纤维素含量接近 50%,30% 以上的按照从多到少的排列为:香菇、银耳、木耳。此外,紫菜的纤维素含量也较高,达到 20%。坚果:3%~14%。10% 以上的有黑芝麻、松子、杏仁;10% 以下的有白芝麻、核桃、榛子、胡桃、葵花子、西瓜子、花生仁。因此推荐补充粗粮、豆类食物,但要注意的是摄入根茎类食物时也要考虑到其碳水化合物含量,均衡碳水化合物摄入。还有蔬菜和水果的补充:每日蔬菜 300~500g,其中绿色蔬菜占 1/2,水果建议低糖分,每日 200~350g,果汁不能代替鲜果。

(七)戒烟酒,辅以适当的运动和体力活动

孕期不宜吸烟饮酒,对于已有烟酒嗜好的高血压患者更应戒烟酒。进行适当的体育活动和控制能量摄入一样,是控制孕期体重增长的两个关键要素,如果孕期体力活动水平较孕前明显下降,很容易能量过剩和体重增长过快,因此孕期进行适量的运动或体力活动有益于身体健康。

(陈云燕　汪　川　林建华)

第十一章
妊娠期病理性高脂血症的膳食防治

妊娠期血脂出现生理性升高,对适应母体孕期营养需求及胎儿生长发育至关重要。然而孕期血脂过高会威胁母儿围产健康,增加妊娠期并发症发生的风险,严重高甘油三酯血症可诱发高脂性胰腺炎,甚至危及母儿生命安全。此外,孕期血脂异常升高也将对母体及子代远期心血管健康产生不良影响。膳食管理是防控妊娠期病理性高脂血症、保证母儿健康的重要措施之一,本章将对这一内容进行详述。

第一节　诊断及分型

1. **高脂血症的诊断**　血清(或血浆)中一种或几种脂质浓度明显升高,包括高甘油三酯(triglyceride,TG)血症,高胆固醇(total cholesterol,TC)血症,亦可称为高脂蛋白血症(血脂在血液中以脂蛋白的形式运输)。

2. **高脂血症的分型**　血脂是血清中的胆固醇、甘油三酯和类脂(如磷脂)等的总称,与临床密切相关的血脂主要是胆固醇和甘油三酯。在人体内胆固醇主要以游离胆固醇及胆固醇酯的形式存在;甘油三酯是甘油分子中的 3 个羟基被脂肪酸酯化而形成。血脂不溶于水,必须与特殊的蛋白质即载脂蛋白结合形成脂蛋白才能溶于血液,被运输至组织进行代谢。从实用角度,血脂异常可进行简易的临床分类（表 11-1，表 11-2）。

表 11-1　血脂异常的临床分类

分型	TC	TG	HDL-C	相当于 WHO 表型
高胆固醇血症	增高			Ⅱa
高甘油三酯血症		增高		Ⅳ、Ⅰ
混合型高脂血症	增高	增高		Ⅱb、Ⅲ、Ⅳ、Ⅴ
低高密度脂蛋白血症			降低	

表 11-2　中国动脉粥样硬化性心血管病一级预防人群血脂合适水平和异常分层标准　单位:mmol/L（mg/dl）

分层	TC	LDL-C	HDL-C	非-HDL-C	TG
理想水平		<2.6(100)		<3.4(130)	
合适水平	<5.2(200)	<3.4(130)		<4.1(160)	<1.7(150)
边缘升高	≥5.2(200)且<6.2(240)	≥3.4(130)且<4.1(160)		≥4.1(160)且<4.9(190)	≥1.7(150)且<2.3(200)
升高	≥6.2(240)	≥4.1(160)		≥4.9(190)	≥2.3(200)
降低			<1.0(40)		

3. 妊娠期脂代谢生理特点　为满足胎儿生长发育需要及产后母亲哺乳脂肪储存的需要，妊娠血脂代谢发生显著改变。妊娠早期孕妇体内脂肪的积累和后期高脂血症的发展是妊娠期脂质代谢的两大主要变化。妊娠期肝脏和脂肪组织的代谢变化导致循环中的甘油三酯、脂肪酸、胆固醇和磷脂的水平发生变化。据报道，正常妊娠时血脂水平从 9~13 周开始升高，随妊娠进展逐渐上升，31~36 周达到高峰，维持高水平至分娩，于产后 24 小时明显下降，4~6 周后恢复正常水平。

妊娠期脂代谢变化可能是妊娠期激素改变引起的生理性适应性变化。妊娠前两期（孕早、中期）由于孕激素水平的升高导致食欲增强,摄食增加及肠道脂质合成增加,膳食脂肪和胆固醇的增加促进了乳糜微粒(chylomicron,CM)的形成,连同肝脏脂肪生成增加。母亲血液循环中胰岛素水平升高,胰岛素敏感性不变或增加,激活脂蛋白脂肪酶(lipoprotein lipase,LPL)水解富含甘油三酯的脂蛋白,主要是 CM 和极低密度脂蛋白(very low density lipoprotein,VLDL)释放出非酯化游离脂肪酸(non-esterified fatty acids,NEFA),NEFA 进入细胞内合成细胞内甘油三酯,进而激活细胞内磷酸二酯酶(phosphodiesterase,PDE),后者将 cAMP 转化为 AMP,导致细胞内 cAMP 浓度降低,从而抑制脂解作用。妊娠早期胰岛素敏感性增加,还增加了脂肪组织从循环中摄取葡萄糖和重新利用脂肪分解释放甘油的能力。上述这些代谢变化最终导致脂肪组织脂肪酸合成增加,脂肪储存和体重增加。

随妊娠进展胎儿对营养需要进一步增高,早期的合成代谢逐渐被分解代谢所取代。妊娠中末期及妊娠晚期由于雌激素、人胎盘催乳素(human placental lactogen,HPL)等胎盘激素的增加,继发于母体较低血糖产生的儿茶酚胺增多,以及胰岛素抵抗水平的日益升高,脂肪中的脂解酶活性增强、脂肪组织中甘油三酯动员及 LPL 活性降低,导致脂肪存储减少,甚至停止。妊娠晚期胎儿的生长和对必需脂肪酸的需求大量增加,脂肪分解造成的母体高脂血症可以满足这种需求。

妊娠期各种脂蛋白组分浓度都会生理性升高。有研究显示,和孕前相比,孕晚期通常血浆 TC 可增高 50%,TG 可升高 2~4 倍,VLDL 大约可增加 2.5 倍,低密度脂蛋白(low density lipoprotein,LDL)可增加 1.6 倍,这几个脂蛋白浓度均在孕足月时达到峰值。而高密度脂蛋白(high density lipoprotein,HDL)浓度峰值发生在孕中期,大约较孕前增加 1.5 倍,此后浓度降低,孕足月升高大约 1.2 倍。值得注意的是,在正常妊娠期间的任何时候,即使 TG 水平明显升高,血浆胆固醇的最高值也不会超过 250mg/dl。

关于妊娠期高脂血症尚无统一的定义。当空腹血浆

TG>11.3mmol/L(1 000mg/dl),增加了高脂性胰腺炎的危险,故有学者建议将空腹血浆 TG>11.3mmol/L(1 000mg/dl)定义为妊娠期严重高甘油三酯血症。

第二节 对母儿健康的影响

妊娠期生理性血脂升高是满足母儿营养需求及产后泌乳的重要保障,但妊娠期血脂异常升高对母儿健康均可造成不良影响。研究显示,妊娠期高脂血症可增加母体发生妊娠糖尿病、子痫前期、妊娠期高脂性胰腺炎的危险,且产后发生心血管疾病的危险亦显著增高。同时高脂血症也增加了早产、巨大儿及小于胎龄儿的发生危险。

研究发现,妊娠早期甘油三酯升高与子痫前期及 GDM 发病率增加密切相关。有研究发现和血压正常孕妇相比,患子痫前期的孕妇,在孕 13 周时其 LDL-C、TG 和 LDL/HDL 比值显著升高且 HDL-C 水平比对照组低 7.0%。此外,与总胆固醇水平<172mg/dl 的孕妇相比,总胆固醇>205mg/dl 的孕妇发生子痫前期的风险增加了 3.6 倍,即使在对混杂因素进行调整之后也是如此。糖尿病孕妇在妊娠各阶段 TG 水平均高于血糖正常孕妇,大量研究均提示妊娠早期母体高 TG 水平增加了随后 GDM 的发生风险,而妊娠早期胆固醇和 GDM 的关系尚存在争议,有的研究显示 GDM 孕妇孕早期母体胆固醇升高,有的报道正常,也有研究显示降低(和正常孕妇相比)。特别需要注意的是,严重高 TG 血症可诱发高脂性胰腺炎,可威胁母儿生命安全。据文献报道,妊娠期高脂性胰腺炎所导致的母儿死亡率可分别高达 7.5%~21.0% 及 19.0%~20.0%。

妊娠早期高胆固醇血症和高 TG 血症与早产风险增加有关。孕前高脂水平与早产和低出生体重有关,提示孕妇孕前健康状况对胎儿健康有影响。母体脂质代谢的变化可对胎儿的生长发育产生影响。在非糖尿病孕妇中,孕妇 TG 水平与胎儿出生体重相关,有研究提示妊娠晚期 TG 的浓度是比空腹血糖更强的预测出生体重的指标。研究发现 TG 和游离脂肪酸（free fatty acid, FFA）在妊娠 28 周和分娩时均与腹围（abdomen circumference, AC）大小显著相关。两者都与新生儿出生体重、身体质量指数和脂肪量有关。在调整其他母体混杂因素后，只有母体 FFA 和 TG 与大于胎龄儿（large for gestational age, LGA）独立相关。一些研究表明，母体 HDL-C 的高水平与巨大儿风险的降低显著相关，这可能表明高密度脂蛋白不仅对母体有益，还可能对巨大儿发生具有保护作用。与适于胎龄儿（appropriate for gestational age, AGA）和 LGA 相比，SGA 的发生和新生儿高 TG 血症密切相关，考虑可能与脂蛋白脂肪酶（lipoprotein lipase, LPL）活性降低有关。

第三节　膳食营养防治

孕期积极防止孕妇从正常的高脂血症状态发展为病理性高脂血症，以及对发现的病理性高脂血及时治疗是保证母婴健康的重要措施。膳食营养应遵循以下几条原则：

1. 适当控制总能量，维持体重的适宜增长。

2. 碳水化合物的摄入量占总能量的 50%~60%。碳水化合物摄入以谷类、薯类及全谷物为主，添加糖摄入不应超过总能量的 10%（对于肥胖和高 TG 血症者要求比例更低），过多的果糖、蔗糖可转化为甘油三酯。可选择使用富含膳食纤维和低血糖指数的碳水化合物替代饱和脂肪酸。

3. 控制脂肪的摄入量，摄入脂肪不应超过总能量的 20%~30%。当摄入饱和脂肪酸和反式脂肪酸的总量超过规定上限时，应用不饱和脂肪酸来替代。减少含饱和脂肪酸过多的动物性脂肪摄入，如猪油、肥猪肉、黄油、肥羊、肥牛、肥鸭、肥鹅等。应多摄入富含多不饱和脂肪酸的食物，如主要含有 EPA 和 DHA 的鱼类。而高胆固醇血症者饱和脂肪酸摄入量应小于总能量的 7%。反式脂肪酸摄入量应小于总能量的 1%。高 TG 血症者更应尽可能减少每日摄入的脂肪总量，每日烹调油应少于

30g。脂肪摄入应优先选择富含 n-3 多不饱和脂肪酸的食物（如深海鱼、鱼油、植物油）。

4. 建议膳食中的胆固醇每日不超过 300mg，尽量减少富含胆固醇食物的摄入，如动物内脏、蛋黄、鱼子、鱿鱼等。

5. 供给充足的蛋白质，应多摄入富含优质蛋白质的食物，主要来自脱脂或低脂牛奶、鸡蛋、瘦肉类、去皮的禽类、鱼虾类及大豆类制品等食品。

6. 保证摄入足够的微量营养素，应多吃富含维生素、无机盐及膳食纤维的食物，如新鲜蔬菜水果，有助于降低甘油三酯，促进胆固醇的排泄。

7. 注意烹调方式的选择，少用红烧、煎炸等方式，可选用清蒸、水煮、凉拌等少油的烹调方式。

8. 建议适当运动。规律运动可促进脂代谢，对无孕期运动禁忌孕妇，推荐规律运动。每天坚持体育锻炼或参加体力劳动 3~6 个月，血浆 TG 和 TC 明显降低，前 β- 脂蛋白和 β- 脂蛋白也有所下降。运动可使机体耗能增加，骨骼肌和心肌摄取游离脂肪酸增加，使输入肝脏的游离脂肪酸减少，这些变化使内源性 TG 合成减少。同时运动可增强脂蛋白脂肪酶活性，清除 TG 能力增强。运动形式因人而异，循序渐进。推荐有氧运动，一般饭后半小时即可进行。

第四节　严重高 TG 血症的膳食营养治疗及一般管理

1. **多学科协作**　保健人员应由多学科的管理团队构成，建议团队成员应由产科、内分泌科、母胎医学、营养师及糖尿病专科护士构成。

2. **低脂膳食是治疗的核心**　脂肪摄入量应低于总的能量 10%~20%，在低脂治疗过程要警惕必需脂肪酸的缺乏，同时需注意低脂肪摄入容易导致碳水化合物食物的摄入增加，过多的碳水化合物可导致空腹甘油三酯水平的升高。高 TG 血症孕妇需限制高 GI 食物摄入,包括精制糖和高果糖饮料等。此外,长期低脂膳食导致母体尤其是胎儿的必需脂肪酸(包括 ω-3 和 ω-6 脂肪酸)及 ω-3 长链多不饱和脂肪酸(包括的 DHA 和 EPA)的缺乏。因此,必需脂肪酸要充足,亚油酸(LA)占 2%~6%,ALA 占 0.7%(相当 LA 4.4~13g/d,ALA 1.4g/d),DHA 和 EPA 至少 300mg。

3. 补充中链甘油三酯 可补充中链甘油三酯(medium chain triglyceride,MCT)10~30g/d 口服。维持等热量膳食同时不增加碳水化合物的摄入,可提供快速的营养支持,不增加血 TG 水平。MCT 直接由小肠吸收经门静脉运送到肝脏,直接氧化为燃料,不需形成乳糜微粒,也不会导致乳糜微粒释放进入循环血中。有研究报道,下游产物包括乙酰辅酶 A 可以促进胎儿大脑髓鞘的发育。

4. 适宜的碳水化合物和蛋白质食物的摄入 有文献建议两者的产能比分别为 45%~65% 及 10%~35% 为宜,注意减少高 GI 食物及高糖饮料的摄入。

5. 微量元素 保证摄入叶酸、铁、钙等微量营养素。

6. 不建议常规使用肝素 除非有明确指征,否则不建议常规使用肝素。研究发现使用肝素后 TG 会出现短暂的降低,随后可继发性升高。

7. 鱼油类 高纯度鱼油制剂,主要成分为 n-3 脂肪酸即 ω-3 脂肪酸,孕期尚无明确证据证明其降脂有效,但对于预防极低脂肪膳食导致的必需脂肪酸缺乏有一定作用,可补充 3~4g/d。

8. 药物治疗 孕期高脂血症的治疗指征和目标尚缺乏循证证据,有学者建议当 TG>11.3mmol/L 有发生高脂性胰腺炎危险时,可使用贝特类降脂药。吉非罗齐(gemfibrozil)600mg,每天 2 次,多例孕期使用未发现不良反应;非诺贝特:在动物实验未发现致畸作用,建议 145~200mg,每天 1 次。使用降脂药时要严密监测血脂及胎儿生长发育情况。

9. 血浆置换 若孕期高 TG 血症难以控制,必要时可考虑进行血浆置换。但血浆置换有以下副作用：存在感染风险、低血压、腹痛、恶心、低钙血症、缺铁性贫血、过敏性反应等。随着科技与材料的发展，相关副作用发生率已降低。

10. **分娩方式及时机**　具体的引产和分娩时间没有足够证据能给出推荐。应与内分泌医师、产科医师和麻醉师共同确定。对于妊娠晚期难以治疗的严重高甘油三酯血症的孕妇，若出现危及胎儿宫内的状况和母亲患急性胰腺炎的风险，应考虑引产或剖宫产。

（李光辉）

第十二章
妊娠期碘营养与甲状腺疾病

第一节　妊娠期碘营养评价指标及碘营养现状

碘是人体必需的微量元素之一,甲状腺利用碘和酪氨酸合成甲状腺激素,调节机体的新陈代谢,对胚胎发育、细胞分化、神经系统发育、生殖系统成熟及骨骼生长都具有重要意义。维持正常的甲状腺功能很大程度上取决于适宜的碘摄入量。

一、孕妇碘营养评价

(一)代谢特点

妊娠期特殊的生理功能使孕妇对碘的需求增高,主要原因包括:①妊娠反应使碘摄入减少、孕吐等使碘丢失增加;②胎儿发育所需的碘量增加,碘通过胎盘转运至胎儿的量增加;③孕晚期母体血容量增加,稀释碘浓度,同时肾血流量增加,肾小管滤过率和肾脏碘清除率均有所提高,导致碘随尿液排出增多。另外,当出现妊娠水肿、妊娠期高血压等疾病时,孕妇清淡低盐饮食也会导致碘摄入量的降低。

(二)评价方式

人体吸收的碘90%以上最终通过尿液排泄,因此,尿碘是反映近期碘摄入状况最直接的生物学指标。24 小时尿碘测定是监测个体碘摄入状况最为准确的方法,但由于取样困难,不易操作,不适合大规模使用。目前普遍采用单次尿碘浓度(urinary iodine concentration,UIC)作为衡量碘营养的指标。世界卫生组织/联合国儿童基金会/国际控制碘缺乏病理事会(WHO/UNICEF/ICCIDD)推荐使用孕妇尿碘中位数(median urinary iodine,MUI)评估一个地区孕妇碘营养状况,并建议 MUI 的适宜范围为 150~249μg/L,MUI<150μg/L 视为孕期碘缺乏,250~499μg/L 为大于适宜量,≥500μg/L 为碘过量。

二、妊娠期碘营养现状

(一)国外孕妇碘营养状况

丹麦自 2000 年开始实施加碘盐,解决了全民碘缺乏问题,但孕妇仍处于轻度碘缺乏状态;澳大利亚自 2009 年推广面包中加碘解决碘缺乏问题,两年后调查显示仍与 34% 的孕妇 MUI 不足 150μg/L,同时指出孕期不进行碘补充的情况下很难实现 UIC 超越 150μg/L 的目标。发达国家的孕妇也存在碘缺乏现象;据美国全国健康和营养调查结果显示,有 55.8% 的孕妇 UIC 小于 150μg/L;英国的儿童处于碘充足状态,但 2/3 的孕妇仍处于不同程度的碘缺乏状态。日本作为高碘摄入国家,该国的孕妇在整个孕期均保持碘适量状态。

(二)国内孕妇碘营养状况

我国地域广阔、地理和人文条件复杂。但我国绝大部分地区为碘缺乏地区,每天从饮水中获得的碘量约为 10μg,一般人群每天从食物中摄碘约为 25~50μg,每天从加碘盐中可摄碘 100μg,摄碘总量可满足一般成人需求,而孕妇存在特殊情况,WHO 推荐妊娠妇女每天碘摄入量为 250μg,我国营养学会推荐为 230μg,均高于非妊娠状态推荐量(150μg/d)。因此在一般人群总体碘营养状况适宜的情况下,妊娠妇女有缺碘的风险。《中国居民补碘指南(2018)》指出,通过加碘盐补碘虽然取得了巨大成功,但对于特殊人群(如孕妇)来说,特别是对于不常食用海产品的非沿海孕妇,仍可能处于碘缺乏风险。例如上海、福建、杭州等沿海城市,当地居民食用富碘食物频率不高,孕妇MUI 普遍低于 150μg/L,呈轻中度碘缺乏状态。而对于碘充足地区,如天津,研究结果显示大部分孕妇(63.2%)碘营养状况适宜,小部分(27.6%)存在碘缺乏;山东青岛地区妊娠妇女碘营养水平总体良好,碘缺乏比例仅占 10.65%,碘过量(>250μg/L)占53.51%。如果按照国际组织推荐的孕妇 MUI 150μg/L 的标准,我国约 2/3 的省份存在孕妇碘营养缺乏的现象。

如上可知,孕妇碘缺乏在全球范围内较为普遍,应得到重视。

第二节　妊娠期碘营养对母儿甲状腺疾病的影响

甲状腺素能促进胎儿大脑神经元的迁移、髓鞘化及突触传导。碘是甲状腺合成的必需元素,妊娠期妇女缺乏碘会对胎儿的脑部发育造成严重影响,即出现智力损伤及体格发育落后等表现,为此在临床上对妊娠期间妇女检测机体碘营养状态十分重要,有利于及时采取补碘措施,对改善妊娠结局及降低并发症具有积极作用。

一、胎儿碘代谢特点

胎儿的甲状腺功能变化与母体碘营养水平密切相关。胎儿甲状腺在孕第 10 周具有了摄碘能力,12 周后可以合成甲状腺激素,但胎儿甲状腺功能的成熟是在妊娠 24 周以后。支持胎儿脑神经发育的甲状腺激素在妊娠前半期主要来自母体,在妊娠后半期即来源于母体也可以通过自身合成。胎盘是母胎之间转运营养物质的枢纽,可以转运甲状腺激素和碘元素至胎儿循环。2 型脱碘酶在孕早期表达于细胞滋养层细胞,孕晚期表达于合体滋养层细胞,其功能在于能脱掉 T_4 外环碘原子使其转化为活

性更高的 T_3。母体接触面的 2 型脱碘酶对于胎儿甲状腺功能起着重要的调节作用,当母体甲状腺激素储备不足时,胎盘母面 2 型脱碘酶活性上调,从而在一定程度上使胎儿循环中 T_3 浓度保持稳定,满足胎儿需求;当母体甲状腺浓度过高时,2 型脱碘酶活性下调,避免胎儿体内甲状腺激素浓度过高。最新研究表明,胎盘不仅能运碘,同甲状腺一样,也具有储碘功能,胎盘母面的碘储备高于胎盘子面,而胎盘母面碘含量受孕母 UIC 水平的正向调控。胎盘将母体碘转运至胎儿循环离不开滋养层细胞表达的钠碘同向转运体(sodium iodide symporter,NIS),当母亲出现碘缺乏时,胎盘母面和子面 NIS 活性均增强,以确保胎儿碘供应充足;当母亲体内碘过量时,NIS 活性降低,避免胎儿体内碘过量。孕中期以后羊水主要来源是胎儿的尿液,可通过羊水中碘含量反映胎儿体内碘营养状况。滕卫平等通过大鼠模型的研究,发现相比孕前碘储备充足的孕鼠,孕前低碘组的孕鼠羊水中碘含量较低,但通过孕早期适量补碘羊水中缺碘情况可得到改善。

二、妊娠期缺碘对母儿甲状腺影响

大规模的流行病学调查研究已证实妊娠期严重缺碘对新生儿甲状腺功能、智力发育的不良影响。随着对碘营养的重视,严重缺碘现象现已少见,而轻中度缺碘现象在全球范围内颇为普遍。近些年研究表明即使孕母轻中度碘缺乏同样可产生不良影响。原因在于碘营养不足会导致母体甲状腺激素合成受阻,进而刺激 TSH 分泌,增加母体和胎儿甲状腺结节发病率。Liesenkotter 等的一项随机对照试验(randomized controlled trial,RCT)研究表明轻中度缺碘的孕母补碘后新生儿的甲状腺体积明显减小。新生儿 TSH 水平可以反映子代体内碘水平,新生儿足底血 TSH>5mU/L 的比例在 3% 以内表明碘含量充足。研究发现,碘缺乏母亲的新生儿 TSH 和 TG 水平升高的比例均高于母体碘充足的新生儿。另一项荷兰的 GenerationR 研究、英国的 ALSPAC 研究和西班牙 INMS 研究均分析了孕母轻中度缺碘对子代智力的影响,结果均表明母亲轻中度缺碘的子代 IQ 评分、阅读能力和理解能力均低于不缺碘母亲的子代。为进一步阐明母亲妊娠过程中出现甲状腺功能减退对胎儿生长发育的具体影响,范建霞等观察了 46 186 例孕母在整个孕期的甲状腺功能和新生儿的出生体重,结果显示孕期持续性低 FT_4 会增加巨大儿风险。

三、妊娠期碘过量对母儿甲状腺影响

母亲缺碘应该引起重视,但碘营养是否越多越好? 实际上,碘过量对孕妇及其子代也有不良影响。甲状腺内的碘能参与甲状腺激素的合成和释放,同时也具有调节功能,当甲状腺内碘浓度过高时,甲状腺内大量的碘与过氧化物酶竞争并抑制其活性,从而抑制了甲状腺激素的合成,甲状腺内过量的碘也能抑制溶酶体的释放,抑制了滤泡中甲状腺激素的释放,这称为 Wolff-Chaikoff 效应。撒哈拉以南地区水中碘含量高,孕妇尿碘排泄量高,她们的甲状腺体积增大率也高。Rebagliato M 等还发现妊娠期摄碘过量会造成母亲甲状腺功能减退或单纯性低甲状腺血症。婴幼儿甲状腺腺体成熟度低,缺乏保护功能,对碘剂量比较敏感。Michael B.Zimmermann 教授研究表明,过量碘进入胎儿循环会导致胎儿甲状腺浓度较高时易出现 Wolff-Chaikoff 效应,抑制甲状腺激素合成和释放,严重的可造成胎儿甲状腺肿大压迫气管及先天性甲状腺功能减退。滕卫平教授等在沈阳(碘充足地区)进行了一项研究,针对 7 190 例妊娠早期的孕妇,测定了她们的尿碘值和甲状腺功能,结果显示碘营养状态对母亲甲状腺功能的影响呈 "U" 形曲线关系,与碘充足(MUI 为 150~249μg/L)相比,碘缺乏(<150μg/L)和碘过量(≥500μg/L)均增加孕妇发生亚临床甲状腺功能减退的风险。而亚临床甲状腺功能减退对妊娠妇女及其子代存在一系列危害,包括流产、胎儿发育迟缓、子代智力受损等。因此,碘摄入过多、过少均有害健康。

第三节 妊娠期如何进行碘补充

一、补碘的时机

孕妇作为特殊人群，需碘量高于正常成人，补碘应科学合理。既要满足孕妇自身的碘需求，又要满足胎儿的碘需求。补碘的关键时间是在孕前及孕早期3个月，备孕期应保证体内碘含量充足。

二、补碘的方法

为保证母体和胎儿需要，在妊娠期和妊娠前需确保妇女甲状腺内有足够的碘储备。备孕阶段应食用加碘食盐，怀孕后鼓励孕妇摄入含碘丰富的海产食物。当确认孕产妇缺碘后，首先应注意调整饮食习惯，普遍食用加碘盐，同时指导孕妇多食用富含碘的食物，如干海带含碘可达 36 240μg/100g、干虾米类含碘可达 983μg/100g。若食补后碘营养仍不达标，可予以孕妇口服含碘复合维生素。当碘缺乏致甲状腺功能减退时，首选左旋甲状腺素替代治疗，并监测甲状腺功能。

即使妊娠期患有甲状腺疾病的患者也要摄取足够的碘。食用加碘食盐是最好的补碘方法。Nohr 曾对甲状腺过氧化物酶抗体（thyroid peroxidase antibody，TPO-Ab）阳性的孕妇给予含碘补剂，结果显示相对于不补碘的 TPO-Ab 阳性孕妇，补碘后母亲尿碘水平上升了，而母亲甲状腺功能没有明显变化。患有自身免疫甲状腺炎和甲状腺功能减退的妊娠妇女，无须限碘，但要定期监测甲状腺功能，及时调整左甲状腺素剂量。妊娠前患甲状腺功能亢进并低碘饮食的患者，在备孕前至少3个月食用加碘食盐，以保证妊娠期充足的碘储备，妊娠期也无须限碘。妊娠期初发甲状腺功能亢进的患者，可以继续食用碘盐，早期适当限制含碘丰富的食物如海带、紫菜等，同时定期监测甲状腺功能，及时调整抗甲状腺药物的剂量。

三、补碘的注意事项

在警惕碘不足的同时也要避免碘过量的问题,WHO 对妊娠妇女碘过量的定义是 UIC ≥ 500μg/L,WHO 认为妊娠妇女碘摄入量超过 500μg/d 为过量;但是,美国医学研究所将可耐受碘摄入量上限定为 1 100μg/d。我国营养学会推荐妊娠妇女和哺乳期碘可耐受最高摄入量 600μg/d。

(范建霞)

第十三章
多囊卵巢综合征合并妊娠的膳食营养及管理

多囊卵巢综合征（polycystic ovarian syndrome，PCOS）于1953年首次被提出，是临床上常见的育龄女性内分泌和代谢紊乱性疾病，其发生率约为 5%~10%，对孕期与非孕期育龄妇女均可能产生不利影响。妊娠合并 PCOS 可能增加母儿并发症及不良妊娠结局：流产、妊娠糖尿病及妊娠期高血压疾病（如子痫前期和妊娠期高血压）发生率明显增加。超重和肥胖孕妇易造成胎儿出生缺陷（如胎儿神经管畸形、脊柱裂、脑积水、心血管畸形、唇腭裂、肛门闭锁、脑积水、少肢畸形等）、巨大儿、胎儿窘迫、死胎、死产、新生儿窒息等，可直接影响母儿健康。由于妊娠期本身存在内分泌和代谢的变化，PCOS 孕妇与正常妊娠孕妇可能存在差异，了解其妊娠期的代谢特点并对其进行恰当的管理对获得良好的妊娠结局具有重要作用。

第一节　孕期代谢特点

PCOS 患者非孕期的代谢异常主要包括糖脂代谢和内分泌代谢异常，妊娠后由于激素的变化，使该类患者的内分泌代谢环境变得更为复杂。

一、糖脂代谢特点

（一）糖代谢

反映机体糖代谢的常用指标包括 FPG、空腹胰岛素（fasting insulin，FINS）、胰岛素抵抗指数（homeostasis model assessment of insulin　resistance，HOMA-IR）等。PCOS 孕妇糖代谢的相关研究发现，其 FPG、FINS 及 HOMA-IR 均高于非 PCOS 孕妇。PCOS 患者虽然存在胰岛素抵抗（insulin resistance，IR），但大多数葡萄糖代谢尚未出现明显异常，其基础胰岛素的分泌尚能维持基础血糖水平，而葡萄糖负荷后胰岛素需要量较普通孕妇增加，使得胰岛 β 细胞代偿性分泌亢进，而肝脏对胰岛素清除率下降，呈现出峰值后延。对 PCOS 患者妊娠后血糖的监测不能只查 FPG，还应该监测糖负荷后的糖耐量变化。有研究显示，孕早期 FPG 升高（FPG ≥ 4.86mmol/L）是 PCOS 孕妇发生 GDM 的危险因素。孕妇发生血糖受损或 GDM 主要与 IR 及孕前高 BMI 相关。孕前高 BMI 尤其是肥胖孕妇机体脂肪量高，可改变机体胰岛素的分泌和胰岛素的敏感性，并在细胞水平减少了脂肪、肝脏及肌肉组织的胰岛素受体数，机体的调节作用使胰岛素分泌增加，可造成高胰岛素血症和 IR；且高体重导致的 IR 使 GDM 发病更早，病情更严重，血糖相对也更难控制。

（二）脂代谢

有研究显示，PCOS 妇女呈现出致动脉粥样硬化性脂质谱，主要表现为 TG 和 LDL-C 升高，HDL-C 降低，部分患者伴有脂蛋白 A（lipoprotein A，LPA）和载脂蛋白 A1 的异常脂代谢调节。妊娠期高水平 TG 增加 GDM 的发生危险，但国内一项关于 PCOS 孕妇 GDM 的早期预测性研究结果显示，TC、LDL-C、非高密度脂蛋白胆固醇（non-HDL-C）和载脂蛋白 B（apolipoprotein-B，Apo-B）水平的升高与 GDM 的发生呈正相关，但 TG 水平与 GDM 风险之间没有显著相关性，这也提示 PCOS 合并 GDM 孕妇似乎有独特的脂代谢特点。由于 PCOS 孕妇存在 IR 和高胰岛素血症，一方面，胰岛素升高可引起体内血浆 TG、TC、游离脂肪酸(free fatty acid,FFA)及极低密度脂蛋白(very low density lipoprotein,VLDL)等水平升高,HDL 降低;另一方面,胰岛素在脂肪氧化过程中发挥着重要作用,正常妊娠时可抑制 FFA 从脂肪组织中释放,对于伴有 IR 的 PCOS 孕妇,这种抑制作用被解除后可引起血中 FFA 浓度增加,增加的 FFA 会进一步加重 IR,形成恶性循环。脂联素(adiponectin,APN)是一个重要的脂肪因子,低水平的 APN 表达与 GDM 关系密切。笔者研究团队发现,尽管 PCOS 患者母体血液 APN 水平也低于非 PCOS 孕妇,但 PCOS 合并 GDM 孕妇与单纯 PCOS 孕妇相比其 APN 水平无明显降低,提示母血低水平 APN 并未增加 PCOS 孕妇发生 GDM 的风险。

二、内分泌代谢特点

(一)雄激素

雄激素是维持正常性欲及生殖功能的激素,对全身的蛋白质、脂肪代谢也起一定的调节作用。在 PCOS 患者中,高雄激素血症是导致卵巢病理损害的重要原因。卵巢局部的雄激素升高可阻碍卵泡的正常生长,造成无排卵或稀发排卵。血液循环中的雄激素升高(睾酮升高为主)可引起多毛、肥胖、痤疮及脱发等临床症状。可能的机制包括:①下丘脑-垂体-卵巢轴功能异常,垂体分泌黄体生成素(luteinizing hormone,LH)的频率及幅度增加,高 LH 促进卵泡膜细胞合成和分泌雄激素;② IR 和高胰岛素血症;③肾上腺功能亢进:有 20%~65% 的 PCOS 患者伴有肾上腺高雄激素血症,PCOS 患者 5α- 还原酶活性增强、11β- 羟类固醇脱氢酶 1 活性紊乱导致肾上腺类固醇生成增加,而后产生大量雄激素。评估雄激素的生化指标包括总睾酮、游离睾酮及性激素结合蛋白(sex hormone binding globulin,SHBG)等。正常妊娠 9 周开始胎盘可分泌雄激素,并随孕周的增加而逐渐升高,与孕前 BMI、年龄相关。PCOS 孕妇由于其本身存在雄激素代谢异常,其雄激素水平高于非 PCOS 孕妇,Glintborg 等研究显示,PCOS 与非 PCOS 孕妇总睾酮和游离睾酮平均值分别为 2.4nmol/L、2.0nmol/L 与 0.005nmol/L、0.004nmol/L，两组比较差异有统计学意义（$P<0.001$）。另有研究发现，高雄激素血症的 PCOS 孕妇早产及子痫前期发生危险显著增高。SHBG能与睾酮及雌激素结合，睾酮 40% 与 SHBG 结合，58% 与白蛋白结合；而雌激素 75% 与 SHBG 结合，20% 与白蛋白结合，形成的复合物主要在肝脏降解。目前研究一致认为，PCOS 孕妇SHBG 水平低于非 PCOS 孕妇，其水平的变化参与雄激素的代谢。妊娠早期 SHBG 低水平的 PCOS 孕妇更容易并发 GDM。

（二）抗米勒管激素

抗米勒管激素（anti-Müllerian hormone，AMH）是转化生长因子 -β（transforming growth factor-β，TGF-β）家族的成员，来源于女性的原始生殖细胞，可反映卵子的储备功能，在体外AMH 直接抑制芳香酶活性及颗粒细胞中 FSH 受体的表达。在PCOS 患者中，AMH 水平可作为反映增强卵泡数的指标。研究显示，PCOS 孕妇与正常孕妇的 AMH 水平在不同妊娠阶段存在差异，孕前、孕早期、孕中期和孕晚期 AMH 的中位数分别是正常孕妇各期数值的 1.89 倍、1.61 倍、1.68 倍及 1.45 倍。虽然妊娠期 AMH 呈现下降趋势，但在产后可逐渐升高，因此，不建议孕期进行 AMH 检测以评估卵巢储备功能。有研究显示，AMH 的异常升高增加了 PCOS 患者早产发生的危险，但其机制尚不清楚。

第二节　孕期管理

PCOS 孕妇属高危妊娠，需要额外的产前护理。为获得满意的妊娠结局，建议对 PCOS 孕妇进行筛查、监测、评估，并进行系统化管理。

一、内分泌代谢指标的监测

（一）血糖的筛查及监测

非孕期 PCOS 患者容易出现糖代谢异常，妊娠后 PCOS

是 GDM 发生的高危因素,既往研究已证实妊娠早期 FPG 对 GDM 的预测价值。因此,在孕早期进行孕前糖尿病的筛查是非常必要的。尽管《2014 年妊娠合并糖尿病诊治指南》建议对 PCOS 患者尽早进行血糖筛查,但事实是,在临床实践中大多数医院并未对 PCOS 进行高危妊娠的常规筛查及评估。建议对筛查出的血糖异常孕妇,及时告知高血糖对母儿结局的不良影响,给予膳食、运动及血糖监测等综合治疗,并指导孕妇监测血糖,记录膳食、运动、血糖及体重增长情况。若膳食、运动治疗效果不理想,应及时使用胰岛素。若早期血糖正常,在孕 24~28 周可进行 75g 口服葡萄糖耐量试验,对确诊的 GDM 患者给予规范性治疗,以尽可能减少严重母儿并发症的发生。

(二)血脂的筛查及监测

PCOS 患者易合并脂代谢异常,在妊娠前可能已出现血脂异常,建议在妊娠早期对血脂进行筛查并加强监测。妊娠期为满足胎儿生长发育及产后母亲哺乳脂肪储存的需要,脂代谢发生生理性变化。通常早期血脂改变不明显,孕晚期通常血浆 TC 可增高 50%,TG 可升高 2~3 倍,一般不超过 4 倍。关于妊娠期高脂血症尚无统一的定义。当空腹血浆 TG>11.3mmol/L,高脂性胰腺炎的危险增加,故有学者建议将空腹血浆 TG>11.3mmol/L 定义为妊娠期严重高 TG 血症。妊娠早期出现血脂高于非孕期正常参考值的上限时多是孕前已存在血脂异常,孕前 TG 异常的患者是妊娠期严重高 TG 血症的高危人群,应给予膳食、运动等生活方式的调整,并定期给予监测,防止发生严重高 TG 血症。

二、生活方式调整

对非孕期 PCOS 患者而言,国内外指南推荐无论是否肥胖,应将生活方式管理作为 PCOS 初始治疗的关键策略和一线治疗。包括饮食、运动及行为干预。孕期针对 PCOS 开展的生活方式的干预性研究非常有限,理论上这一特殊时期调整生活方式的推荐也应该适用于 PCOS 患者。目前亟须进行相关干预性的研究来评价膳食、运动等生活方式管理对 PCOS 患者妊娠结局的影响,以期为 PCOS 孕期管理策略的制订提供有力的循证医学依据。

1. **饮食**　应控制总能量,膳食结构合理。由于孕期母体乳腺和子宫等生殖器官的发育、胎儿的生长发育,以及为分娩后乳汁分泌进行必要的营养储备都需要额外的营养,同时各孕期的营养需求也有所不同。因此,各孕期妇女的膳食应在非孕妇女的基础上,根据胎儿生长速率及母体生理和代谢的变化进行适当的调整。

(1)早孕期:孕早期无明显早孕反应者应继续保持孕前平衡膳食;孕吐较明显或食欲不佳的孕妇不必过分强调平衡膳食;孕期每天必须摄取至少 130g 碳水化合物,首选易消化的粮谷类食物;进食少或孕吐严重者需寻求医师帮助。

(2)中晚孕期:孕中晚期奶类及其制品总摄入量达到 300~500g/d;孕中晚期每天增加鱼、禽、蛋、瘦肉共计 150~250g;每周最好食用 2~3 次深海鱼类。

碳水化合物以低血糖指数的食物为主,保证适当的脂肪及充足的蛋白质摄入,同时要摄入丰富的维生素、矿物质及膳食纤维。目前在临床实践中,通常对偏瘦 PCOS 患者的膳食、运动的推荐参照一般孕妇,而对合并肥胖的 PCOS 患者膳食、运动的推荐基本同肥胖孕妇。主要管理措施包括:制订个体化的膳食、运动及体重增长规划,并建议定期随访(通常 2~4 周 1 次),并根据随访情况(膳食、运动的执行情况、孕妇体重及胎儿生长发育情况)给予个体化建议。能量建议通常孕早期不低于 1 500kcal/d(1kcal=4.184kJ),孕中期不低于 1 600~1 800kcal/d。孕期增重的目标同一般孕妇,孕前体重正常者建议增重 8~14kg,超重孕妇建议增重 7~11.0kg,孕前肥胖者建议孕期体重增加 5~9kg。特别强调妊娠早期体重管理的重要性,尤其避免早期增重过多(孕早期增重建议为 0~2kg)。

2018 年制订的《生酮饮食干预多囊卵巢综合征中国专家共

识》针对非妊娠期的 PCOS 患者提出生酮饮食作为一种较为高效的体质量管理方式,在 PCOS 的临床应用中具有较为广阔的前景。但怀孕属于禁忌证,因此该饮食方式对合并 PCOS 的孕妇并不适用。

2. **运动干预** 尤其适合孕前超重或肥胖的孕妇以及伴有 IR 和高胰岛素血症的患者,通过中等强度的运动可增加胰岛素的敏感性。2019 年 SOGC 及 2020 年 ACOG 指南针对妊娠期和产后推荐的运动为医生进行全面的临床评估后,确保无限制运动的医学原因。鼓励在妊娠前、妊娠时进行有氧和力量练习。推荐的运动方式有散步、固定式脚踏车、有氧运动、舞蹈、力量练习等。安全有效的运动方案见表 13-1。

表 13-1 运动推荐

项目	内容	
开始时间	孕 12 周后	
每次运动时长	30~60min	
运动强度	中等强度,低于最大心率的 60%~80%	
频率	每周至少 3~4 次	
停止时间	直到分娩	
中等强度运动评估指标	目标心率	<30 岁:125~146 次 /min
		≥30 岁:121~141 次 /min
	对话测试	运动时孕妇能进行对话但无法唱歌

3. **行为干预** 主要包括改变不良生活习惯(吸烟、酗酒等)及调节和缓解心理负担等方面。目前国际上多个指南对一般人群也给予了孕前、孕期及产后生活方式的推荐,希望通过生活方式的调整,在孕前能获得健康的体重(对超重、肥胖女性尤为重要),孕期能够适宜增重,降低相应并发症的发生

危险,产后通过膳食、运动等生活方式的调整,避免产后体重
滞留。

三、药物治疗

(一) 二甲双胍

二甲双胍作为胰岛素增敏剂,是一种经济的降糖药,广泛
应用于 2 型糖尿病,现也逐渐应用于 GDM 孕妇。但有关二甲
双胍在 PCOS 孕妇中应用价值的 RCT 研究甚少,且既往研究
结果不尽相同。一些非随机研究结果显示,其可降低 GDM、
子痫前期及早产的发生率。一项纳入 13 项国内外研究的荟萃
分析结果也显示:服用二甲双胍可降低早期胎儿丢失及早产
的风险,同时可使 GDM 的发生率得到良好控制,且未增加严
重的副反应,也未发现明显的致畸性。因此认为,PCOS 孕妇
整个孕期使用二甲双胍对母儿可能是有益且相当安全的。但
是针对 RCT 研究的荟萃分析发现,在预防流产、降低 GDM 及
子痫前期发生率方面,二甲双胍与安慰剂相比无明显保护作
用。一些学者建议对于未并发糖尿病的 PCOS 患者,不常规口
服二甲双胍治疗。由于研究结果仍然存在差异,今后仍需要更
大的多中心及随访时间较长的 RCT 研究来证实其预防不良妊
娠结局的有效性和安全性,并给出最佳的二甲双胍用量和给药
方案。

(二) 肌醇

肌醇是一种天然存在于动植物细胞中的环醇,具有类似胰
岛素的作用,在 IR 和糖尿病中发挥作用。有研究发现,孕期使
用肌醇治疗可降低糖尿病家族史 PCOS 孕妇的 GDM 发生率。
因未发现明显的母儿副反应,认为该药物可在孕期安全使用。
另有研究发现妊娠中期肌醇氧合活性升高可改变妊娠糖尿病的
肌醇分解代谢。但相关研究有限,关于肌醇对 PCOS 患者妊娠
结局的影响尚不清楚。鉴于 PCOS 是一种复杂的内分泌代谢性
疾病,可引起母儿不良结局,多种因素可能共同参与了 PCOS 不
良妊娠结局的发生发展,但还存在一定的争议,有待进一步研究

进行深入探讨。作为产科医务工作者，应正确认识 PCOS 孕妇妊娠期代谢特点及其相关并发症，并在确诊妊娠后给予及时告知该病对妊娠带来的不良影响，并加强膳食、运动等生活方式的指导，避免增重过多，同时加强孕期监测，以期降低母儿相关并发症的发生率，保障母儿安全。

（罗金英　李光辉）

第十四章
肥胖孕妇的营养及体重管理

>>>

肥胖的发生受遗传及环境因素共同影响,能量摄入过多、营养素摄入比例不均衡、身体活动量过少的膳食及生活方式是肥胖发生的重要环境因素。肥胖常伴随代谢紊乱,包括糖脂代谢异常,脂肪合成过多,血脂、血糖水平升高等,是糖尿病、心血管疾病等代谢性疾病和肿瘤的重要危险因素。妊娠期是胎儿生长发育的关键时期,也是女性一生中的重要特殊阶段,母亲肥胖对母儿的近远期健康均有深远影响。

第一节 定义及现状

世界卫生组织推荐将人群按 BMI 划分为体重过低($<18.5kg/m^2$)、体重正常($18.5\sim24.9kg/m^2$)、超重($25\sim29.9kg/m^2$)及肥胖($\geqslant30kg/m^2$)。按严重程度可将肥胖人群分为 Ⅰ 度肥胖($30\sim34.9kg/m^2$)、Ⅱ 度肥胖($35\sim39.9kg/m^2$)和 Ⅲ 度肥胖($\geqslant40kg/m^2$)。中国肥胖问题工作组数据汇总分析协作组推荐我国采用如下标准进行 BMI 分组:体重过低($<18.5kg/m^2$)、体重正常($18.5\sim23.9kg/m^2$)、超重($24\sim27.9kg/m^2$)及肥胖($\geqslant28kg/m^2$)。

目前肥胖已经成为全球范围的公共卫生问题。由于经济的快速发展,生活方式及饮食习惯的改变,近年来我国超重肥胖率急剧上升。据 2017 年《新英格兰医学杂志》来自 195 个国家和地区数据统计,自 1980 年以来,中国的青少年肥胖率增加了两倍。在所有地区中,儿童肥胖人数中国位居首位,达 1 530 万人;成年肥胖人数中国位居第二,达 5 730 万人。我国研究表明,按国际肥胖工作组制订的全球儿童超重和肥胖标准,1991—2015 年间中国 9 省份儿童及青少年(6~17 岁)超重肥胖比例逐年增加,超重率从 4.06% 上升至 13.58%,肥胖率从 1.02% 增至 7.45%。根据《中国健康与营养调查数据》结果统计,2006—2015 年间我国成人(≥18 岁)超重率从 28.8% 增长至 34.8%,肥胖率从 8.4% 增长至 14.5%,提示我国肥胖发生形势极为严峻。有全国调查显示,2010—2012 年中国育龄妇女超重率和肥胖率分别为 25.4% 及 9.2%,这一比例随年龄增加而增加。

第二节　对母儿结局的影响

肥胖严重影响人体代谢健康,在妊娠期这一影响更为显著。肥胖不仅影响母体健康,还将通过宫内编程机制影响胎儿生长发育,进而影响子代成年后代谢性疾病的发生风险。

一、孕前肥胖与生殖能力

肥胖影响自然受孕,特别是肥胖合并多囊卵巢综合征孕妇的不孕风险增加,同时还影响辅助生殖的成功率,增加自然流产风险。有研究表明,超重女性生育能力下降 8%,肥胖者下降 18%。肥胖对女性生殖能力的影响可能是通过下丘脑 - 垂体 - 卵巢(hypothalamic-pituitary-ovarian,HPO)轴功能改变所致。肥胖女性常伴有胰岛素抵抗,过高的胰岛素水平导致雌激素水平升高,通过对 HPO 轴负反馈,影响促性腺激素产生与释放,进而影响排卵。

二、孕前肥胖与母体并发症

孕前肥胖显著增加妊娠期母体并发症的发生风险。肥胖是 GDM 最重要的危险因素之一,多项研究结果显示,与正常体重孕妇相比,肥胖孕妇发生 GDM 的 *OR* 在 2.60~6.28 之间,Ⅲ 度肥胖孕妇 GDM 的 *OR* 更是达到 7.44。肥胖孕妇普遍存在胰岛素抵抗,这可能是诱发 GDM 的重要原因。孕前肥胖还增加妊娠期高血压性疾病及子痫前期风险。此外,肥胖孕妇胎盘早剥、剖宫产率及产后出血、生殖道感染、剖宫产术切口感染的风险均增加,妊娠期及产褥期发生血栓栓塞的风险亦高于普通孕妇。

三、孕前肥胖与子代结局

大量系统综述及荟萃分析结果显示,孕前肥胖增加 LGA、巨大儿发生风险。英国一项母婴队列研究表明,母亲孕前体重与新生儿总脂肪含量、腹部脂肪、非腹部脂肪含量呈正相关。有系统综述结果显示,母体肥胖增加子代超重肥胖风险。母体肥胖对子代肥胖代际传递效应,可能源于基因遗传、共同的环境及生活方式,以及宫内环境影响等多种原因。实验研究表明,膳食诱导的肥胖可引起子代脂肪细胞代谢紊乱,使脂肪细胞肥大。除此之外,可能的宫内调控机制还包括肥胖诱发的胎盘功能改变、血糖调节能力下降和干细胞分化改变等,有研究表明肥胖孕妇胎儿的脐带间充质干细胞更易分化成脂肪细胞。近期也有研究表明,母体肥胖可能通过改变新生儿肠道菌群,进而影响子代肥胖风险。

除对子代体重及身体成分的影响外,肥胖增加神经管缺陷、心脏缺陷、唇腭裂、肛门直肠闭锁等胎儿畸形发生率,胎儿畸形发生率与肥胖程度正相关。孕前高 BMI 还增加妊娠 20~28 周死胎 / 死产率、围产期胎儿 / 婴儿死亡率、新生儿死亡风险,以及 1 岁以内婴儿死亡风险。目前尚不能明确肥胖增加胎儿畸形及流产风险的原因,据推断可能与肥胖孕妇叶酸缺乏比例高,及孕前潜在高血糖有关。此外,也有系统综述结果显示,母体孕前超重 / 肥胖影响子代神经认知发育评分。肥胖还与子代过敏和哮喘、注意力缺陷障碍,以及成年后 2 型糖尿病等代谢性疾病等多种不良结局相关,因此控制孕前体重对下一代的健康至关重要。

四、孕前肥胖叠加孕期增重过多对母儿结局的影响

肥胖孕妇易合并孕期增重过多,两者均对母儿结局有不良影响。我国一项多中心研究结果显示,根据 IOM 推荐,约有58.3% 的超重孕妇及 71.2% 的肥胖孕妇孕期增重过多。多项系统综述研究报道,孕期增重过多显著增加 LGA、巨大儿、剖宫产风险,以及子代肥胖和代谢性疾病的发生风险。

孕前肥胖与孕期增重过多均涉及脂肪过量蓄积和代谢紊乱,对健康的影响存在交互作用,两者叠加将进一步影响母儿结局。一项纳入 26 万个体数据的荟萃分析研究结果证实,母体高 BMI 和孕期增重过多均增加妊娠期高血压性疾病、GDM 及LGA 风险。孕前肥胖合并孕期增重过多的孕妇,发生上述妊娠期并发症的风险最高。据估计约有 23.9% 的母体并发症与孕前超重 / 肥胖有关,而约有 31.6% 的 LGA 可归因为孕期增重过多。另外一项针对个体患者数据的荟萃分析结果显示,母亲超重、肥胖、孕期增重过多均增加儿童期肥胖风险。其中母亲肥胖对于儿童体重的影响最大,母亲肥胖对于儿童早期(2~5 岁)、中期(5~10 岁)及青少年期(10~18 岁)的超重 / 肥胖影响的 *OR* 值分别为 2.43(95% *CI* 2.24-2.64)、3.12(95% *CI* 2.98-3.27)及 4.47(95% *CI* 3.99-5.23)。孕期增重也显著增加儿童超重 / 肥胖风险,但在孕前肥胖群体中,这一影响则不明显。上述结果说明孕前体重对儿童肥胖的影响更大,这一结论提示了孕前体重管理的重要性。

第三节　孕期管理

一、孕前管理

(一)妊娠前咨询及体重控制

英国母婴咨询中心(Centre for Maternal and Child Enquiries,CMACE)及皇家妇产科医师学会(Royal College of Obstetricians and Gynaecologists, RCOG)联合指南建议,肥胖女性应在孕前接受咨询,应充分告知肥胖对母婴健康的不良影响,并指导孕前减重,将体重调整至适宜体重,不仅有利于受孕,也可以显著降低不良结局的发生风险。由于肥胖妇女的脂肪蓄积和炎症反应可能导致母体代谢及胎盘功能在妊娠早期即发生改变,这意味着在妊娠后期开始的生活方式干预对于改善妊娠结局效果可能并不明显。英国国家健康与临床卓越研究所(The National Institute for Health and Care Excellence, NICE)指南建议 BMI 超过 $25kg/m^2$ 的女性应在怀孕前减重,减重以每周不超过 0.5~1kg 的速度为宜。

(二)适当补充维生素

有研究报道,肥胖可增加胎儿发生脊柱裂及神经管畸形的风险,其中 BMI $\geqslant 40kg/m^2$ 孕妇的胎儿发生脊柱裂的风险是正常体重孕妇的 5 倍。有系统综述分析结果显示,超重、肥胖及严重肥胖孕妇的胎儿发生神经管畸形的风险分别是正常体重孕妇的 1.22、1.70 和 3.11 倍。肥胖可影响叶酸在体内的分布,因此多数指南均建议肥胖孕妇增加叶酸的补充,但推荐剂量并不一致。根据我国围受孕期增补叶酸预防神经管缺陷指南(2017),建议肥胖女性从可能怀孕或孕前至少 3 个月开始,增补叶酸 0.8~1.0mg/d,直至妊娠满 3 个月。2019 年加拿大妇产科医师协会(The Society of Obstetricians and Gynaecologists of Canada, SOGC)建议孕前 3 个月开始每天至少补充 0.4mg 叶酸。而国际妇产科联盟(The International Federation of Gynecology and Obstetrics, FIGO)则建议肥胖孕妇至少从孕前 1 个月开始,每日补充叶酸 4mg,直到妊娠满 3 个月。此外有证据显示,肥胖增加维生素 D 缺乏的风险。因此 CMACE 及 RCOG 联合建议妊娠期和哺乳期补充维生素 D $10\mu g/d$(即 400IU/d)。

(三)内分泌检查

2020 年欧洲内分泌学会发布的肥胖患者的内分泌检查指南建议,推荐所有肥胖患者检测甲状腺功能,包括 TSH、游离甲状腺素 T(free thyroxin T_4, FT_4)和甲状腺过氧化物酶抗体

（thyroid peroxidase antibody，TPO-Ab）等。肥胖患者如果存在明显的甲状腺功能减退（TSH 升高和 FT_4 降低），无论抗体是否阳性都需要治疗。

该指南还建议，对于月经不调和慢性无排卵/不育的肥胖女性，建议进行性腺功能评估。基于临床特征评估考虑 PCOS 时，建议通过检测总睾酮、雄烯二酮和 SHBG 来评估是否存在雄激素过多，并建议评估卵巢形态和血糖水平。

（四）孕前疾病筛查

肥胖容易合并代谢紊乱，因此有条件的情况下孕前筛查是否存在其他合并症，包括 2 型糖尿病（有条件时可行 OGTT）、高血压、高脂血症、睡眠呼吸暂停综合征和非酒精性脂肪性肝炎等。孕前针对代谢性疾病进行管理，对改善孕产结局有利。

（五）减重术后的营养支持

对于接受过减重手术的女性，有证据表明其妊娠期并发症风险低于未接受手术的对照组，包括患 GDM、妊娠高血压疾病、产后出血，以及巨大儿的风险等。目前多数指南建议接受过减重手术的女性于术后 12~24 个月后再怀孕。因减肥手术影响口服激素类避孕药的吸收，建议减重术后女性采取其他的避孕手段。但需要注意这一群体受孕后胎儿生长受限风险及微量营养素缺乏风险均增加。因此妊娠后建议给予相关营养支持，并额外补充 B 族维生素（包括叶酸）、铁剂、维生素 D、钙等。

（六）心理咨询

有研究显示，肥胖女性在妊娠期受到歧视或负面评价的比例远高于普通孕妇。调查亦显示，肥胖增加妊娠期抑郁的发生风险，建议从孕前即给予心理支持，必要时转诊进行心理治疗。

二、妊娠期管理

（一）体重管理

体重管理是肥胖孕妇妊娠期管理最重要的内容之一。一般来说，孕前 BMI 越高，妊娠期建议增重越低。我国尚未正式颁布肥胖孕妇孕期合理增重范围，目前临床仍然沿用

2009 年 IOM 指南推荐的增重范围,对于孕前超重(BMI 为 25~29.9kg/m²)的孕妇,建议孕期增重 7~11.5kg,对于孕前肥胖(BMI ≥ 30kg/m²)的孕妇,建议孕期增重 5~9kg。

1. **避免增重过多**　IOM 指南指出,肥胖孕妇如孕期增重过多,其多出的增重主要为脂肪组织的蓄积,这将增加不良妊娠结局风险。此外,WHO 提出亚洲人群在相对于欧美人群更低的 BMI 水平下,发生 GDM 的风险仍然较高,提示对于亚洲人群的孕期体重控制可能需要更加严格。在亚洲国家里,日本对于孕期体重的推荐范围较低,建议严格控制 BMI ≥ 25kg/m² 孕妇的妊娠期增重。其中 BMI 接近 25kg/m² 者,孕期增重推荐 5kg;BMI 显著高于 25kg/m² 者,结合临床情况进行个体化推荐。而如前所述,我国接近 2/3 的超重 / 孕妇妊娠期增重过多,因此建议肥胖孕妇严格按指南建议控制孕期增重,避免过度增重。

孕早、中期是体重控制的关键时期。根据孕期体重增长及胎儿生长发育的规律,孕早期体重增加以母体成分增加为主,而孕中晚期为胎儿体重增加的关键时期。研究亦表明,孕早期体重增长过多与胰岛素抵抗有关,显著增加肥胖孕妇妊娠期并发症发生风险。因此对于肥胖孕妇应特别注意孕早、中期的体重管理。建议在产检首次就诊时,即根据身高、孕前体重(如无法回忆可采用首次产检体重)计算孕前 BMI,给予孕期增重范围建议,加强孕期体重测量频率,增重过多时及时控制。

2. **避免增重过少**　目前对于肥胖孕妇增重过多的危害已成定论,但对于这一群体增重低于推荐值,甚至孕期减重对健康的影响尚存争议。多数研究认为,肥胖孕妇体重低于推荐值(或体重下降)可减少孕期并发症、巨大儿、LGA 发生风险,但增加低出生体重、SGA 及早产发生风险。但也有研究认为,Ⅲ度肥胖(≥ 40kg/m²)孕妇即使孕期体重下降,也未见低出生体重风险增加。另一方面,孕期减重也可能增加妊娠期酮症风险。妊娠期存在"加速饥饿"现象,指孕期对禁食反应更为强烈,包括血糖下降更为明显,血浆游离脂肪酸和酮体生成增加等。酮体过度生成可能影响胎儿脑发育,也增加酮症酸中毒风险。因此综合来看,目前没有充分证据证实肥胖孕妇孕期增重应低于推荐值,甚至孕期减重。因此,多数学者仍建议肥胖孕妇在妊娠期保持合理增重,对于重度肥胖的孕妇可结合临床情况给予个体化建议。

(二) 膳食管理

膳食管理是肥胖孕妇控制体重、降低妊娠期并发症的重要干预手段。合理控制能量摄入、保持营养素均衡是膳食管理的关键。

根据《中国居民膳食营养素参考摄入量(2013)》推荐,孕期能量需求适当增加,以满足孕妇自身体重增长、子宫、胎盘、乳房的生长及胎儿生长发育需求。增加的能量包括两部分:一为组织储存需要的能量;二为体重增加导致的总能量消耗增加。按上述计算,孕早期能量需要同孕前,孕中、晚期能量需要分别增加 300kcal/d 和 450kcal/d。一般建议轻体力活动超重和肥胖者,每千克理想体重按孕前和孕早期 25~30kcal/d 和 20~25kcal/d 推荐,随着孕期的进展分别增加 300kcal/d 和 450kcal/d 热量。其中,孕早期能量摄入原则上不低于 1 500kcal/d,孕中期起能量摄入不低于 1 600~1 800kcal/d。

建议对肥胖孕妇按食物交换份法推荐膳食种类及摄入量,肥胖孕妇膳食处方的制订可参考孕期高血糖孕妇膳食处方。对于肥胖孕妇膳食建议的关键点在于保持营养均衡、合理的情况下适当限制能量。因此应注意以下几点内容:

(1)尽量减少摄入高热量食物,包括油煎油炸食物、点心、零食、含糖饮料等。

(2)注意烹调方式,尽量选取蒸、煮、凉拌等少油的烹调方式,煲汤、炖菜时不要把食物先过油。

(3)注意调味料的选择,尽量采用食物原味或者醋、柠檬汁等调味料来代替沙拉酱、蛋黄酱等高脂肪含量的调味品。

(4)因肥胖孕妇是 GDM、妊娠期高血压性疾病的高风险人群,因此建议肥胖孕妇尽量选择低 GI 食物(参见附录四常见高、低 GI 食物),并注意控制盐的摄入量。

（5）肥胖孕妇应注意叶酸及维生素 D 的补充。

总体来说,相对于 GDM 患者而言,肥胖孕妇对于少食多餐的要求相对略低,更主要在于高热量食物及调味品的控制。

（三）运动建议

英 国 NICE 及 美 国 妇 产 科 学 院（American College of Obstetricians and Gynecologists,ACOG）建议,怀孕期间每天至少半小时的中等强度体育活动。建议在排除运动的绝对禁忌证,如严重心肺功能异常、前置胎盘、胎膜早破,以及运动的相对禁忌证,如控制欠佳的 1 型糖尿病和妊娠高血压综合征等情况下,孕妇可以在整个孕期开始或持续进行常规的体能运动计划（每天进行 30 分钟或更长时间的中等强度运动）。中等强度运动系指任何会造成稍有出汗,或是适度增加呼吸或心率的运动,如快走、慢跑、游泳、孕期瑜伽等。同时注意避免参与对孕妇或胎儿有潜在的受伤风险或者增加关节负荷的活动,如仰卧起坐、滑雪、慢跑、网球等活动。根据情况调整运动频率、强度和时间。孕期终止运动的医学征象包括阴道出血、头晕、头痛、胎动减少等。

（四）并发症的监测与管理

肥胖孕妇发生并发症风险较高。因此应加强血糖、血脂、血压等监测,同时加强 B 超对于胎儿的监测。澳大利亚皇家和新西兰妇产科学院（Royal Australian and New Zealand College of Obstetricians and Gynaecologists,RANZCOG）、加 拿大妇产科医师协会（Society of Obstetricians and Gynaecologists of Canada,SOGC）的指南,以及我国《妊娠合并糖尿病诊治指南（2014）》均建议,肥胖孕妇应早期进行血糖筛查试验。达到以下任意一项标准即可诊断孕前糖尿病,并应接受治疗:①空腹血糖 ≥ 7.0mmol/L;② 75g 口服葡萄糖耐量试验服糖后 2 小时血糖 ≥ 11.1mmol/L;③典型的高血糖症状或高血糖危象同时随机血糖 ≥ 11.1mmol/L;④ HbA_{1c} ≥ 6.5%。但空腹血糖和 HbA_{1c} 在妊娠早期均降低,使用上述标准可能存在部分漏诊。RANZCOG 指南还建议,应对肥胖孕妇加强子痫前期的监测。

WHO 建议,对于来自饮食钙摄入量低的地区的子痫前期高危妇女(包括曾患子痫前期、糖尿病或肥胖的妇女)应在怀孕期间补充钙,并应考虑每天 75mg 的低剂量阿司匹林进行预防。肥胖妇女患静脉血栓栓塞的风险增加,因此,妊娠期应对肥胖孕妇进行血栓预防评估。

(五)定期随诊,加强教育

对于肥胖孕妇的管理应尽早开始,持续整个孕期。有研究表明,基于正常体重孕妇的管理强度对肥胖孕妇未见成效,可能原因为管理强度不够。也有研究证实,针对肥胖孕妇孕期膳食及体重管理可降低 GDM 发生率,但未影响其他母儿结局。还有研究表明,孕前管理较孕期开始的管理更有成效。上述结果提示对于肥胖孕妇应制订个体化的管理方案,尽早开始管理,加强孕期监测。

三、产后管理

(一)产后体重恢复

肥胖孕妇孕期增重普遍低于正常体重孕妇,但其体重基数较大,产后体重管理仍很关键。有研究表明,肥胖孕妇如在两次怀孕之间减重,可显著改善下次妊娠结局。而两次妊娠期间 BMI 增加超过 $3kg/m^2$ 则会明显增加下次妊娠并发症,如 GDM、妊娠期高血压性疾病、剖宫产率及 LGA 发生率等。因此,产后是体重控制的关键时期,体重干预措施可在产后甚至哺乳期实施。英国 NICE 指南建议指出,在产后 6~8 周的检查是制订肥胖女性减重策略的重要时机。IOM 哺乳期营养小组委员会指出,每月减重 2kg 并不影响泌乳量,但应保证能量摄入在 1 800kcal/d 以上。也有研究表明,对于超重的哺乳期妇女来说,通过每天减少 500kcal 的能量摄入和每周 4 天的有氧运动,可以安全减肥。有效的减重措施包括制订有客观目标的运动计划,如使用心率计或计步器,以及强化饮食干预等。

(二)母乳喂养

肥胖妇女实现母乳喂养有多重障碍,如高剖宫产率,以及进入重症监护室风险更高等。但仍应鼓励肥胖妇女坚持母乳喂养，母乳喂养不仅对新生儿有利，对于产妇减重也有重要作用。

（三）心理支持

肥胖增加孕期及产后精神疾病风险。有报道 13% 的肥胖妇女出现产后抑郁症，高于体重正常女性。一项研究采用爱丁堡产后抑郁量表进行评估，发现孕前肥胖孕妇产后抑郁风险高于正常体重孕妇（OR=1.69，95% CI 1.01~2.83）。ACOG 建议所有孕妇在产后至少进行 1 次抑郁筛查，必要时进行转诊治疗。

综上，肥胖增加母亲及子代不良孕产结局和长期健康风险。妊娠期是防控慢性非传染性疾病代际传递的一个重要机会窗口期，这一时期的强化管理对于降低后代患慢性非传染性疾病风险至关重要。考虑超重及肥胖的高发生率，对肥胖女性进行妊娠期健康管理对于减轻社会卫生经济负担有重要意义。而怀孕前或产后（即再次怀孕前）减重是改善肥胖女性妊娠结局的最佳方式。对于肥胖孕妇来说，在孕前和产后干预是促进母子全生命周期健康的最优策略。

（郑　薇　李光辉）

第十五章
多胎妊娠膳食营养及体重管理

第一节　双胎妊娠孕期保健

双胎妊娠孕产妇的不良妊娠结局发生率明显高于单胎妊娠，其中 GDM 发生率为 18%~20%、胎膜早破发生率为 20%，而早产发生率高达 45%、新生儿低体重发生率为 54%，均明显高于单胎孕产妇。此外，新生儿窒息、围产儿死亡率也较单胎妊娠明显增加。因此，双胎妊娠的孕期管理面临巨大的挑战。其中孕期营养和体重的管理与妊娠并发症的发生密切相关。健康和疾病发育起源学说（Developmental Origins of Health and Disease, DOHaD）理论的核心是妊娠期热量过量或不足、营养素的失衡、微量营养素缺乏，都可以通过改变胎儿下丘脑-垂体-肾上腺素轴应答、氧化应激状态、表观遗传学等机制，增加成年慢性疾病的发生风险。大家往往认为双胎妊娠需要更多的营养，但与单胎妊娠相比较，双胎妊娠营养需求状况尚需要更多的研究。

第二节　多胎妊娠的膳食营养推荐

对于多胎妊娠目前尚无临床膳食指南，在单胎妊娠的饮食推荐的基础上，Luke 等提出双胎妊娠应该增加能量摄入（表 15-1），蛋白质、碳水化合物和脂肪分别提供总能量的 20%、40% 和 40%。例如孕前 BMI 处于正常范围的双胎孕妇,每天可以摄入 3 500kcal,包括蛋白质 175g、碳水化合物 350g 和脂肪 156g。单胎妊娠早期不需要额外增加能量,妊娠 4 个月后至分娩,需在原基础上每日增加能量 300kcal。双胎妊娠时,建议在单胎妊娠能量摄入的基础上再增加摄入 300kcal。但地域人种差异、饮食习惯不同,并不推荐将此能量摄入直接推荐应用于中国人群,仅供临床医生结合体重管理的情况进行参考。

表 15-1　Luke 等对双胎孕妇基于孕前 BMI 的每日能量推荐及食物交换份

BMI 分组 BMI 范围 /(kg·m⁻²)	低体重 <19.8	正常体重 19.8~26.0	超重 26.1~29.0	肥胖 >29.0
能量 /kcal	4 000	3 500	3 250	3 000
蛋白质 /g(20%kcal)	200	175	163	150
碳水化合物 /g(40%kcal)	400	350	325	300
脂肪 /g(40%kcal)	178	156	144	133

在碳水化合物的供能比上,尽管有人认为低碳饮食对于血糖控制有效,但碳水化合物摄入不足可能会导致脂肪摄入相对增加,饱和脂肪酸增加还可能会刺激胰岛素抵抗,引发血糖上升。因此适当的碳水化合物供能还是需要在妊娠管理中反复强调的。

妊娠期对蛋白质的需求量增加,单胎妊娠时,孕期女性需要储存约 925g 的蛋白质(其中胎儿 400g、胎盘 100g、母体 425g),妊娠早期不需要额外增加蛋白质,在孕中晚期胎儿生长加速,按照膳食营养素推荐摄入量,妊娠中期开始增加蛋白质 15g/d,在妊娠晚期需增加摄入量为 30g/d。而双胎目前没有明确的建议和指南,一般建议按照总能量的 15%~20% 摄入蛋白质,即孕中期每日保证 90~120g/d,而孕晚期可以考虑增加到 95~127g/d。理想的蛋白质包括瘦肉、鱼、鸡蛋等动物蛋白和豆制品等植物蛋白。

脂肪占总能量的 25%~30%,在双胎中推荐占到 40%,其中饱和脂肪酸不超过 1/3,且单不饱和脂肪酸的摄入比例应高于多不饱和脂肪酸。

妇女通常存在铁、钙、镁、锌及其他维生素类等营养素的缺乏,关于双胎妊娠补充微量营养素的研究较少。一般认为双胎妊娠的微量元素的缺乏较单胎妊娠更为多见。

铁缺乏症是全世界最常见的营养缺乏症,与早产和低出生体重有关。多胎孕妇孕中期铁缺乏的发生率约为单胎者的2倍,分娩时达44.6%,缺铁性贫血患病率为18%。Kosto 等回顾性研究了247名双胎孕妇,发现孕中期贫血组输血风险是非贫血组的1.6倍,小于胎龄儿的发生率在两组分别为19.6%和11.1%(P=0.07),尽管小于胎龄儿发生率差异无显著性,但贫血孕妇输血风险较非贫血组明显增加。双胎孕妇补铁需求比单胎孕妇大,约为单胎孕妇的两倍,2009年ACOG发表的临床专家共识推荐双胎孕妇在孕早期补铁30mg/d,孕晚期补铁60mg/d。目前,国内外孕期保健指南缺乏对双胎妊娠IDA的管理和监测建议。Shinar等对172名双胎孕妇中RCT研究显示,每日补铁剂量加倍组(68mg 铁元素)较对照组(34mg 铁元素)可显著提高IDA双胎孕妇的Hb及血清铁蛋白(serum ferritin,SF)水平,直至产后6周,实验过程中未增加胃肠道副作用,妊娠结局相似。但另一项RCT研究发现在126名非贫血双胎孕妇中,双倍铁剂组(54mg 铁元素)与单倍铁剂组(27mg 铁元素)相比除SF显著增高外,疗效相当,但引起的胃肠道副作用也显著增加。

妊娠期胎儿需要积聚25~30g的钙,其中大部分需求集中在妊娠晚期。为了满足妊娠期的需求,保持孕妇钙稳态,孕期钙摄入量比孕前增加200~300mg/d。钙的食物来源主要是牛奶和奶制品,绿叶蔬菜(例如紫甘蓝、萝卜、青菜等)钙含量略高,摄入钙的1/3会被吸收。IOM建议孕妇每天摄入1 000~1 300mg的钙(可容许的最高摄入量2 500mg)。而妊娠期维生素D缺乏在中国的北方地区明显高于南方,维生素D与钙的吸收密切相关,维生素D的活性代谢产物为1,25-二羟基维生素D$[1,25-(OH)_2-D]$,可促进肠道钙吸收以及骨骼钙的代谢,并减少肾脏的钙排泄。血清中1,25-$(OH)_2$-D的浓度与非妊娠状态相比,孕中期增加50%~75%,而孕晚期则增加一倍。目前妊娠期维生素 D 推荐摄入量建议为 400IU/d; 补充维生素 D 并不会增加循环中的 1, 25-$(OH)_2$-D 水平, 需要暴露在阳光下才能将维生素 D 转化为 1, 25-$(OH)_2$-D, 日照时间与人种有关, 白人每天 0.5 小时, 非洲裔美国人则需要 2.5 小时。因此, 对于缺乏日照的孕妇, 怀孕期间的补充量可以达 1 000IU/d。Wagner 和 Greer 的研究认为每天补充超过 1 000IU/d 并不会导致维生素 D 过量, 过量表现为高钙尿症, 高钙血症和骨骼外钙化伴有恶心、呕吐及关节痛症状。在单胎妊娠中, 钙的饮食参考摄入量 / 最高容许摄入量为每天 1 300mg/2 500mg, 维生素 D 为每天 400IU/2 000IU; 双胎妊娠时, 推荐钙和维生素 D 的补充, 包括 2 000~2 500mg/d 的钙 (ACOG 推荐) 和 1 000IU/d 的维生素 D;《中国孕产妇钙剂补充专家共识(2021)》推荐双胎孕妇每日应补充钙剂 1 000~1 500mg。

锌在蛋白质合成和核酸代谢以及防止自由基形成中起到非常重要的作用。肉类, 海鲜和鸡蛋是锌的最佳饮食来源。理论上讲, 补锌对于早产和低出生体重的高风险人群有益。对于锌的每日参考摄入量 / 容许的最高摄入量水平分别为 12mg 和 40mg。因此推荐双胎妊娠锌摄入量为 14~45mg/d。

叶酸对 DNA 合成和细胞分裂至关重要, 在单胎中, 叶酸的饮食参考摄入量 / 容许的最高摄入量水平为每天 600μg/1 000μg。建议双胎孕妇每天摄入 1mg 叶酸。叶酸广泛存在于各种动植物性食物中, 动物肝脏、豆类、酵母、坚果、深绿色菜的叶酸含量较高, 但食物来源的天然叶酸吸收率较低, 因此仍应注意口服补充叶酸制剂。孕中晚期, 叶酸的需求量并未下降, 但叶酸的受重视程度常常有所下降, 此时期叶酸缺乏可能会导致巨幼红细胞贫血及高同型半胱氨酸血症, 诱发胎儿宫内发育迟缓、子痫、胎盘早剥, 应予以重视。

维生素 A 缺乏较为常见, 新生儿体内维生素 A 总量为 3 600μg, 按照维生素 A 的吸收和储备效率平均达到 70% 的水平, 单胎孕妇孕晚期维生素 A 的需要量增加为 57μg/d, 但关于双胎孕妇维生素 A 的需要量尚缺乏权威推荐。但过量补充维生素 A 存在潜在风险,维生素 A 过量可能导致心血管系统、面部和腭部、耳朵和泌尿生殖道异常,一般建议维生素 A 补充剂不能超过 2 400µg/d。

有研究表明维生素 C 和维生素 E 一类的抗氧化剂补充剂可以降低子痫前期和早产风险。因此,妊娠期补充维生素 C (1 000mg)和维生素 E(400IU)可降低子痫前期的发病率,并改善纤溶酶原激活物抑制剂 PAI-1 与 PAI-2 的比例。维生素 C 的饮食参考摄入量/最高摄入量为每天 80mg/1 800mg,维生素 E 饮食参考摄入量/最高摄入量为每天 15µg/800µg。关于双胎孕妇维生素 C 和维生素 E 摄入量尚缺乏相关指南推荐。

第三节　双胎妊娠孕期增重建议及指导

双胎妊娠在热量摄入和孕期体重增加等方面由于缺乏大样本的数据研究而一直成为双胎妊娠管理中比较困惑的问题。2009 年美国医学研究会(Institute of Medicine,IOM)以 1999 年四家医院分娩孕周在 37~42 周期间、平均新生儿出生体重超过 2 500g 的双胎活产孕妇共 706 人的研究结果作为基础,取其早、中、晚孕期体重增长第 25~75 百分位数作为适宜的体重增长(gestational weight gain,GWG)范围,提出不同孕前体重范围的双胎妊娠孕妇在不同阶段推荐的体重增长速度及范围(表 15-2)。受样本量、地区差异及人种差异等影响,其应用于指导各个国家的临床实践具有一定的困难,如非裔美国人尽管孕前身体质量指数更高,但相比于美国白人,发生孕期低体重增长及小于胎龄儿的风险更大。另有研究显示,亚裔孕妇相较于白人孕期总体重增长更少,符合推荐体重增长范围的比例更低,提示亚洲人适宜的体重增长范围应相应降低。2012 年杨延冬等回顾性分析中国北方地区 4 736 例孕妇的临床资料,结果提示美国 IOM 推荐的单胎孕妇孕期体重增长范围比较适合中国单胎妊娠孕妇,可以为产科临床实践提供参考,从而控制新生儿体重和减少孕期并发症的发生。但北京大学第三医院的前期研究显示双胎妊娠的孕期总体重增长较 IOM 推荐范围低 1~2.2kg，2017 年中国上海的 364 例分娩孕周 ≥ 37 周且无严重妊娠期合并症及并发症的双胎孕妇的研究中低于 IOM 推荐值 1~2kg。2018 年 Chen Y 对于武汉 6 925 名双胎孕妇进行研究与前述相似，2019 年首都医科大学附属北京妇产医院 585 例结论与 IOM 的结论相似，前述的结论存在不一致，尚需要进一步的多中心大样本的研究。

表 15-2　美国医学研究院 2009 推荐的双胎妊娠孕期适宜体重增长值及增长速率

项目	孕期体重增长速度			孕期体重增长 /kg
	早孕期 / （kg·周⁻¹）	中孕期 / （kg·周⁻¹）	晚孕期 / （kg·周⁻¹）	
正常体重（BMI 18.5~24.9kg/m²）	0.12~0.49	0.64~0.94	0.50~0.83	16.8~24.5
超重（BMI 25~29.9kg/m²）	0.03~0.39	0.57~0.87	0.43~0.81	14.1~22.7
肥胖（BMI ≥ 30kg/m²）	0.08~0.34	0.24~0.63	0.34~0.70	11.4~19.1

孕前肥胖及孕期体重过度增长与母体并发症密切相关，与单胎孕妇相似，在双胎妊娠特别是孕前高身体质量指数及孕期体重增长过多的孕妇中子痫前期的发生率明显增加。2014 年一项针对 427 名双胎妊娠孕妇的回顾性分析显示，孕前肥胖，特别是 BMI 超过 40kg/m² 者，更易发生子痫前期（24% 与 13%，$P<0.01$）；对于 514 名双胎妊娠孕妇的队列研究分析发现，随着孕前 BMI 的增长妊娠期高血压疾病的发病率逐渐增加（17.9%、23.7% 及 34.1%，$P=0.010$）；孕期体重增长超过 IOM 推荐范围 20% 者其胎盘相关并发症（前置胎盘、胎盘早剥、胎盘附着异常）的发生率也明显增加。

肥胖孕妇脂代谢紊乱主要表现为 TG、TC、LDL-C、Apo-B 显著升高，而具有血管保护作用的 HDL-C 显著降低。研究结果也证实，孕前肥胖增加孕妇合并高脂血症的风险，而过多的体重增长可能会改变血脂水平和氧化应激状态从而促进母体炎症反应和内皮损伤，而第三间隙液体潴留也使得体重增加。Lucovnik M

对 2 046 名双胎妊娠孕妇的回顾性队列研究显示,发生 GDM 者孕前平均身体质量指数更高 [(26.1 ± 5.8) kg/m^2 与 (23.4 ± 4.0) kg/m^2,$P<0.001$]。Singh J 病例对照研究显示,孕前 BMI 每增加 1kg/m^2 GDM 的诊断率就增加 8%,BMI 每增加 5kg/m^2,GDM 的诊断率就增加 48%。孕前及早中孕期过多的体重增长及脂肪蓄积,一方面使得脂肪组织分泌拮抗胰岛素的物质增加,另一方面,瘦素在脂肪细胞和胰岛素之间起负反馈的信号传递作用,肥胖患者瘦素敏感性下降,使"脂肪 - 瘦素 - 胰岛素轴"反馈机制受到破坏,进一步降低母体胰岛素敏感性,并最终导致母体血糖水平升高和妊娠糖尿病的高发。而合并高脂血症的 GDM 孕妇孕期血糖控制的难度更大,产后持续糖脂代谢异常的风险也更高。

一、孕期体重增长过少对妊娠结局的影响

孕期体重增长低于推荐范围虽然能降低子痫前期等并发症的发生率,但也会增加早产风险。Lal AK 等通过对 551 名肥胖双胎妊娠孕妇的研究显示,体重增长低于 IOM 是子痫前期发生的保护性因素,aOR 0.2 (0.1~0.4),但双胎分娩体重均低于 2 500g 的风险也相应增加 aOR 2.2 (1.4~3.3)。2015 年一项针对 489 名在 2001—2013 年分娩的双胎的回顾性队列研究发现,孕 20~28 周期间体重增长不足 (37.6%) 则相较于体重增长充足者 (15.2%) 会显著增加小于 32 周早产风险 ($P<0.001$),因此应适时干预增加体重减少早产率。

孕期低体重增长所致的胎儿生长受限被认为与心脑血管疾病发生、低认知能力有关。Schwendemann WD 等对 1988 年 12 月—2002 年 12 月在单中心分娩的双胎活产孕妇为研究对象,发现孕期低体重增长者小于胎龄儿的发生率为 18.5%,出生体重在 1 500~2 500g 的小于胎龄儿死亡率为适于胎龄儿的 5~20 倍,而出生体重小于 1 500g 者为适于胎龄儿的 70~100 倍,此外,新生儿吸入综合征、低血糖、呼吸窘迫综合征、低体温等,也随着胎儿生长受限的发生而增加,而出生体重小于 2 300g 的小于胎龄儿者其智力发育与对照组比较亦出现延后。

二、双胎孕期体重管理与干预

妊娠被认为是改变生活方式的有利机会,特别是对孕前肥胖或超重的孕妇,通过合理的运动及饮食调整可以有效管理孕期体重增长,从而减少母儿不良妊娠结局的发生。Wolff 等的研究发现 BMI>35kg/m^2 的单胎孕妇每次接受 1 小时的饮食咨询可达到更低的能量摄入以及将其体重增长控制在 6.6kg,而对照组为 13.3kg。Claesson 等的研究显示对于 BMI>30kg/m^2 的单胎孕妇每周接受 2 次有氧运动,可使其体重增长控制在 8.7kg,而对照组为 11.3kg。Haby K 等的研究显示,通过每次产检为干预组提供关于生活方式的指导,包括接受个性化的饮食指导、运动处方、使用计步器,参与有营养师加入的饮食讨论群组,接受关于对生活方式指导及轻体力运动的信息,推荐包括步行、游泳、有氧水疗、体操等运动,使得 36% 的孕妇体重孕期增长控制在 7kg 以下,而对照组仅为 16%。另有研究显示,高依从性可能是成功干预组与不成功干预组之间最重要的影响因素,从早孕期到晚孕期运动量的进行性增加是体重增长管理成功的有利因素,随着孕周的增长,脂肪的集聚是加速的,因此在晚孕期是必须以更大量的运动量来减少脂肪和体重增长,否则不足以达到控制体重的目标。绝大多数的医生还是支持双胎妊娠孕妇在妊娠期保持适当的运动,国外文献报道的运动项目与单胎妊娠相似,游泳和瑜伽练习是最为推荐的两个项目。每天运动 20~30 分钟,随着妊娠孕周增大,运动强度下降。1999 年《柳叶刀》刊登一名妊娠双胎的马拉松运动员,孕期维持高强度运动顺利分娩,其运动强度远高于 ACOG 推荐的,从侧面反映运动可能并不增加不良妊娠结局风险。但多数医生仍持保守意见,建议孕期的运动以温和的游泳和瑜伽为宜。

总之,双胎妊娠和普通的单胎妊娠相比,体重增加的总量和孕期运动模式是有差异的。但从国际范围内,双胎妊娠研究资料仍较少,目前尚不能形成指南或者专家共识,亟需更多的大样本的研究。

(张馨媛　盛　晴　魏　瑗)

第十六章
胎儿生长受限膳食营养支持及管理

>>>

第一节　胎儿生长受限患儿出生后的健康风险

　　胎儿生长受限（fetal growth restriction，FGR）是指因胎儿生长潜能受损，经孕期超声评估其体重小于同孕龄体重的第 10 百分位数；小于同孕龄体重第 3 百分位数的胎儿为严重 FGR。胎儿出生体重低于同胎龄体重第 10 百分位数的新生儿称为小于胎龄儿（small for gestation age，SGA）。FGR 的发生率约为 3%~10%，其围产儿死亡率以及残疾儿发生率是正常出生体重儿的 4~6 倍，多数 FGR 新生儿出生后 6 个月体重可追赶达正常水平，身高在 1 岁左右追赶达正常水平，但目前国外研究结果提示，宫内生长明显落后的胎儿出生后可能面临的风险有：2 岁前神经系统发育会明显慢于正常出生体重的新生儿；可能出现轻度认知障碍、多动和注意力缺陷、学龄期易出现学习困难等；在儿童及成年后罹患心血管疾病、糖代谢异常、肾脏疾病、肥胖等风险明显增加。

第二节　导致胎儿生长受限的可能原因

　　胎儿的正常发育要依赖遗传、环境、营养、子宫 - 胎盘的血流量、胎儿 - 胎盘单位的正常功能和促生长激素等多种因素，因此引起胎儿生长发育受限的因素也是多方面的，母亲、胎儿、胎盘三大因素的遗传与表观遗传机制之间的相互影响可能是胎儿发育异常的关键,但具体机制迄今远未阐明。在胎儿生长受限当中,约有 40% 发生于正常妊娠,30%~40% 发生于孕母有各种疾患及妊娠合并症者,10% 发生于多胎妊娠,10% 源于胎儿本身的问题,例如感染或畸形。下列各因素可能与胎儿生长受限的发生有关。

一、母亲因素

胎儿出生体重的差异,40% 来自双亲的遗传因素,且以母亲的遗传和环境因素影响为大。孕母的营养是胎儿营养的基本来源,孕前低体重(BMI<18.5kg/m^2)、孕期体重增长不足、妊娠剧吐、能量-蛋白质摄入不足、不健康的饮食模式(以高摄取精制谷物、加工肉类和高饱和脂肪或高糖食物为特征),以及微量营养素缺乏(如锌、铁、碘、维生素 D)等均是影响胎儿正常生长的重要因素。孕妇有妊娠期高血压疾病、慢性高血压、慢性肾炎、严重的糖尿病、发绀型心脏病、产前出血、贫血和多胎、抗磷脂抗体综合征、自身免疫性疾病等情况时,都可影响胎盘功能,使胎儿缺氧和营养不良而造成生长受限。孕妇的一些不良生活习惯,如吸烟、嗜酒等也能影响胎儿的正常发育。母体暴露于某些致畸物可能导致胎儿生长受限,但受暴露时间、剂量、药物代谢的个体遗传倾向影响,常见的有抗癫痫药(丙戊酸)、抗肿瘤药(环磷酰胺)、抗凝剂(华法林)等。

二、胎儿因素

多胎、胎儿本身的缺陷如先天畸形或染色体异常等常伴有生长受限。胎儿宫内感染,如风疹病毒、巨细胞病毒、单纯疱疹病毒、梅毒螺旋体、弓形虫、水痘和一些细菌的感染,均是胎儿宫内发育受限的重要原因。

三、胎盘因素

胎盘是母-胎之间进行氧和营养物质交换的重要器官,其功能状态直接影响胎儿的正常发育。如胎盘形成异常或胎盘功能不全如胎盘梗死、环状胎盘、副胎盘、血管瘤等，功能性绒毛组织减少，胎盘绒毛广泛损伤，以及胎盘血管异常，都可影响胎儿的生长发育。在多种病理状态下，子宫胎盘的血流量明显减少，影响了氧和营养物质的输送，也可导致胎儿生长受限。

四、脐带异常

脐带的附着异常、单脐动脉、脐带扭结、脐带过长、过细、过度扭转或真假结等，均可影响胎儿 - 胎盘的血流量而导致胎儿生长受限。

第三节 FGR 的膳食营养支持与管理

一旦确诊胎儿生长受限，应尽快查找可能的原因，制订母儿监测和管理方案。

一、生活方式的指导

了解孕妇的生活工作环境，帮助其寻找和判断与胎儿生长受限发病可能的相关因素。建议孕妇作息规律，避免接触有毒有害物质或放射性物质，戒烟或者尽可能减少吸二手烟的机会。没有充分证据支持卧床休息、吸氧、增加饮食可改善胎儿生长受限，但当发现胎儿生长受限后应避免重体力劳动或长时间卧床休息，夜间建议尽可能采用侧卧位，有助于改善胎盘血供。正常情况下，如果没有孕期运动的禁忌证，建议开展规律的孕期运动。

二、孕期体重管理

孕期体重增长可以影响母儿的近远期健康。孕期体重增长不合适与胎儿生长受限、早产儿、低出生体重等不良妊娠结局有关。因此要重视孕期体重管理。2009 年 IOM 发表了基于不同身体质量指数的孕期体重增长建议，尽管该推荐并没有考虑年龄、孕产次、吸烟、种族等因素,对多胎妊娠孕期增重建议的证据也不够充分,但目前该建议仍是临床开展孕期体重管理的基础。应当在第一次产检时确定BMI,提供个体化的孕期增重、饮食和运动指导,监护产科并发症和胎儿生长情况。2022年我国发布了中国孕妇增长标准,参见附表2-3,附表2-4。

低体重的育龄妇女会增加胎儿生长受限的发生风险,备孕妇女可以通过平衡饮食和适当运动来调整体重,使BMI达到$18.5 \sim 23.9 kg/m^2$范围。对于低体重(BMI$<18.5 kg/m^2$)的备孕妇女,可以通过适当地增加食物量来增加热量,每天有1~2次的加餐,如主食50g(包子、面包等)或牛奶200g,坚果一小把。此外,经常保持规律运动,可以帮助消化,促进胃肠道对营养素的吸收能力,提高肌肉含量,也可帮助增加体重。

孕期运动是体重管理的另一项措施。通过运动能增加肌肉力量和促进机体新陈代谢;促进血液循环和胃肠蠕动,减少便秘;增强腹肌、腰背肌、盆底肌的能力;锻炼心肺功能,释放压力,促进睡眠。根据个人喜好可选择一般的家务劳动、散步、慢步跳舞、步行上班、孕妇体操、游泳、骑车、瑜伽及凯格尔运动等形式。但孕期不适宜开展跳跃、震动、球类、登高(海拔2 500m以上)、长途旅行、长时间站立、潜水、滑雪、骑马等具有一定风险的运动。

三、胎儿生长受限的孕期管理

1. **胎动计数**　自我监测胎动很重要,宣教时要指导如何行胎动计数。

2. **定期胎心监护和生物物理评分**

3. **动态行胎儿超声多普勒脐血流监测和胎儿生长发育指标的监测**

4. **母亲生命体征的监测**　胎儿生长受限可能是产科合并症或并发症的首发临床表现,例如子痫前期,在出现高血压和蛋白尿之前已经有胎儿生长受限的临床特征。因此监测FGR胎儿的同时,必须密切关注母亲体重、血压、蛋白尿等变化。

5. **适时终止妊娠** 终止妊娠的时机取决于其发病相关因素、孕龄及母胎监护的结果。美国妇产科医师学会、美国母胎医学会在 2019 年 1 月颁布的《FGR 临床实践公告》中指出：孤立性的 FGR 可在 38~39^{+6} 周分娩；伴有其他危险因素的 FGR（羊水过少、脐动脉血流频谱异常、母亲的危险因素，或者多个危险因素共存）可在 32~37^{+6} 周终止妊娠，其中伴有脐动脉舒张末期血液反流的严重 FGR 可能需要于较早的孕周终止妊娠；监测过程出现胎儿宫内缺氧征兆时应及时终止妊娠，尽可能避免胎死宫内的发生；需在 34~35 周前终止妊娠者应尽可能抓住时机完成促胎肺成熟的治疗，如果妊娠 34~36^{+6} 周之前没有用过促胎肺成熟治疗且预计 1 周内早产者也可用一个疗程的糖皮质激素；需要 32 周之前终止妊娠者可考虑用硫酸镁予以新生儿脑保护治疗。一般来讲，如果监测过程中出现脐动脉舒张末期血流缺失且孕周已达 34 周，应该终止妊娠；出现脐动脉舒张末期血液反流且孕周已达 32 周，也应尽快终止妊娠。如果仅为脐动脉的 S/D 比值升高，但舒张末期血流一直存在，在胎心监护好的情况下可以期待至 37 周终止妊娠。此外，如果合并其他的产科合并症或并发症者，要根据病情综合考虑分娩时机。

四、胎儿生长受限的膳食营养支持

随着生活水平的提高，无论从孕妇本人还是家庭，都会较孕前更关注营养的问题，大多数都会摄入所谓营养丰富的含蛋白或脂肪较多的食物，特别是临床上怀疑或诊断为 FGR 后，普遍会认为胎儿发育慢与平时的营养摄入不足有关，会更加强调要多摄入高蛋白的食物等，包括一些医务人员也会简单的嘱咐孕妇增加营养。但如何增加营养物质的摄入、如何实施精细化的膳食摄入指导却是临床需要考虑的问题。因此产科医护人员需要掌握扎实的、基础的、科学的孕期营养知识，才能在产检过程中给出合理的建议。

（一）孕期基本营养需要

1. **热能** 孕期总热能的需要量增加，包括提供胎儿生长、胎盘发育、母体组织的增长、蛋白质脂肪的贮存,以及增加代谢所需要的热能。妊娠早期不需要额外增加能量,但摄入最低不宜低于 6 270kJ/d(1 500kcal/d)。妊娠 4 个月后至分娩,在原基础上每日增加能量 300kcal。我国居民的主要热能来源是主食,孕妇每天应摄入主食不低于 200~225g。

2. **蛋白质**　孕期对蛋白质的需要量增加,妊娠早期不需要额外增加蛋白质,推荐量为 55g/d;孕中晚期胎儿生长加速,需要增加蛋白质的供给,中期增加 15g/d,晚期增加 30g/d,推荐量分别为 70g/d、85g/d。妊娠各个时期的蛋白质摄入量最低不宜低于推荐量的 10% 以下。蛋白质的主要来源是动物性食品如鸡蛋、奶制品等,孕妇每天应摄入约 150~250g 鱼、250~500g 奶制品。

3. **碳水化合物**　是提供能量的主要物质,宜占总热量的50%~60%。孕中晚期,每天至少要保证 175g 碳水化合物的摄入。

4. **脂肪**　脂肪占总能量的 25%~30%,过多摄入会导致超重,易引起妊娠并发症,但长链不饱和脂肪酸已经证实对胎儿的脑部和眼睛的发育有帮助,所以适当多吃鱼类水产品,尤其是海鱼类、核桃等食物有一定的好处。

5. **维生素**　维生素是调节身体代谢及维持多种生理功能所必需的,也是胎儿生长发育所必需的,尤其在胚胎发育的早期,供给不足或过量都可能导致胎儿畸形的风险,孕中晚期胎儿快速成长需要的维生素也增加,因此整个孕期都需要增加维生素的摄入。如维生素 D,在妊娠早、中、晚期缺乏均可增加低出生体重和小于胎龄儿的发生风险,其发生机制仍不清楚,可能与其具有抗炎活性,而胎盘炎症与胎儿宫内发育迟缓有关系相关。

6. **无机盐和微量元素**　无机盐中的钙、镁,微量元素如铁、锌、碘等是胎儿生长发育所必需的营养物质,缺乏易导致胎儿发育不良,早期缺乏还易发生畸形。孕期血容量增大,较容易发生生理性贫血,因此微量元素也是整个孕期都必须增加摄入的。

7. **膳食纤维**　膳食纤维虽然不被人体吸收,但其可降低糖、脂肪的吸收和减缓血糖的升高,预防和改善便秘和肠道功能,妊娠期应该多吃含膳食纤维丰富的食物,如蔬菜、低糖水果、粗粮类。

(二)不同孕期的膳食摄入及特点

1. **孕早期**　膳食清淡、适口,易于消化,并有利于降低怀孕早期的妊娠反应。包括各种新鲜蔬菜和水果、大豆制品、鱼、禽、蛋及各种谷类制品。采取少食多餐的方式,进食的餐次、数量、种类及时间应根据孕妇的食欲和反应的轻重及时进行调整,少食多餐,保证进食量。保证摄入足量富含碳水化合物的食物,怀孕早期应保证每天至少摄入 150g 碳水化合物(约合谷类 200g)。因妊娠反应严重而不能正常进食足够碳水化合物的孕妇应及时就医,必要时采用肠内营养及肠外营养的方式提供能量及各类营养素,避免对胎儿早期脑发育造成不良影响。

多摄入富含叶酸的食物并补充叶酸,孕早期叶酸缺乏可增加胎儿发生神经管畸形及早产的危险。妇女应从计划妊娠开始多摄取富含叶酸的动物肝脏、深绿色蔬菜及豆类,并建议每日补充叶酸 400μg。

戒烟、禁酒,烟草中的尼古丁和烟雾中的氰化物、一氧化碳可导致胎儿缺氧和营养不良、发育迟缓。酒精亦可通过胎盘进入胎儿体内造成胎儿宫内发育不良、中枢神经系统发育异常等。

2. **孕中晚期**　适当增加鱼、禽、蛋、瘦肉等优质蛋白质的来源,建议孕中晚期每日增加 50~100g。适当增加奶类的摄入:奶类富含蛋白质,也是钙的良好来源。从孕中期开始,每日应至少摄入 250ml 的牛奶或相当量的奶制品,以及补充 300mg 的钙或喝 500ml 的低脂牛奶。

补充足量维生素及矿物质等微量营养素。孕早期服用含叶酸的复合维生素矿物质补充剂可降低 FGR 的发生。常吃含铁丰富的食物:孕妇是缺铁性贫血的高发人群,给予胎儿铁储备的需要,孕中期开始要增加铁的摄入量,如动物血、肝脏、瘦肉等,并可在医生指导下补充小剂量的铁剂。碘是甲状腺素的组成成分。孕妇缺碘尤其是孕早期缺碘,可引起甲状腺激素合成减少及甲状腺功能减退,导致胎儿体格发育迟缓、不可逆性智力损害为主要特征的克汀病。海产品可满足孕期碘的需要。

适量体力活动,维持体重的适宜增长,每天进行不少于30分钟的中等强度的体力活动,如散步、体操等,有利于体重适宜增长和自然分娩。禁烟戒酒,少吃刺激性食物如烟草、酒精,对胚胎发育的各个阶段有明显的毒性作用,因此禁烟戒酒是必需的。浓茶、咖啡也应尽量避免,同样,刺激性食物尽量少吃。

(三) 出现 FGR 后孕妇的膳食摄入关注点

FGR 是产科的病理状况,因此怀疑或诊断 FGR 后,应详细了解孕妇的生活环境、家庭经济状况、工作性质、膳食习惯和特点、体力活动或孕期运动的情况、精神状态、有无妊娠期的合并症或并发症,以及既往的基础疾病等。在膳食管理方面,要详细询问孕妇每餐的食物种类、烹调方法和摄入量、三餐间添加食物的情况等,填写膳食调查问卷,也可以予以血脂、血糖和生化指标等的检查,为下一步的膳食指导提供帮助。通过膳食调查问卷,计算出孕妇摄入的各种营养素的量与比例,对照孕期膳食宝塔中营养素的推荐量,判断 FGR 孕妇的膳食摄入是否合理,并给出改善的建议。在营养指导过程中,还要兼顾食物的烹调方法与饮食习惯,以保证食物的口感和接受度。

对于体重增加不足的孕妇,在进行膳食、运动调查后分析体重增加不足的原因,结合孕期膳食宝塔对各大类食物的推荐范围,针对性调整膳食结构及摄入量,给出膳食指导方案。调整1周后再称量体重,根据体重增长情况再做能量摄入量调整。为避免体重过度波动,每次调整幅度不应高于836kJ/d(200kcal/d)。对于此部分需要增加能量摄入量孕妇,可选择促进食欲的食物,改善烹调方式,多食用清淡、酸甜口味饮食,如水果、适当甜品、发酵乳饮料等。可适量选择风味好、能量密度高的食物,如坚果。推荐少吃多餐,餐后适当运动来达到促进食欲,增加摄食量的目的。必要时可适量服用含 B 族维生素、锌等营养素的复合补充剂。

对于体重增长过快的孕妇,在排除妊娠合并糖尿病、妊娠期高血压疾病、病理性水肿等因素后,可通过膳食调查问卷了解其是否存在不健康的饮食模式。依据中国居民膳食指南平衡膳食模式,提倡食物多样化,每日应摄入谷薯类、蔬果类、畜禽鱼类、乳蛋豆类及油脂类食物,每日种类应达到 20 种及以上,每周应达到 30 种及以上。尽量选择清蒸、炖、白灼的烹调方式,减少油炸、熏烤等食物摄入。

对于能量摄入不足的孕妇,应补充足量的碳水化合物,孕早期不宜低于 150g,孕中晚期不宜低于 200~250g,以提供胎儿生长发育所需的足够能量,并起到节约蛋白质的作用,使得蛋白质真正成为构成胎儿身体组织器官的原材料。对于蛋白质摄入不足的孕妇,应首先指导其通过膳食增加蛋白质摄入量,其中优质蛋白质摄入量应达到 50% 以上(表 16-1)。如经膳食补充,蛋白质仍然不能达标者,可考虑增加孕产妇配方奶粉或者蛋白粉来补充,以达到适宜的蛋白质推荐标准。

表 16-1　不同孕期食物蛋白质摄入量推荐　　　　单位:g

孕早期		孕中期		孕晚期	
食物品种	蛋白质	食物品种	蛋白质	食物品种	蛋白质
粳米 150（标一）	11.5	粳米 200（标一）	15.4	粳米 200（标一）	15.4
小米 50	4.5	玉米(鲜) 200	8.0	玉米(鲜) 200	8.0
鸡蛋(平均) 50	6.6	鸡蛋(平均) 50	6.6	鸡蛋(平均) 50	6.6
猪肉(瘦)50	10.1	猪肉(瘦) 50	10.1	牛肉(肥瘦) 75	15.0
豆腐(平均) 50	4.0	豆腐(平均) 50	4.0	豆腐(平均) 100	8.0

续表

孕早期		孕中期		孕晚期	
食物品种	蛋白质	食物品种	蛋白质	食物品种	蛋白质
牛奶(平均) 300	9.0	牛奶(平均) 400	12.0	牛奶(平均) 500	15.0
河虾 50	8.2	河虾 100	16.4	河虾 100	16.4
核桃(干) 10	1.8	核桃(干) 10	1.8	核桃(干) 10	1.8
合计	55.7	合计	74.3	合计	86.2

妊娠期间要重视血脂水平的监测,特别是合并高血压、肥胖、FGR 等情况时更应予以关注。一般情况下,孕期血脂水平会有轻度的升高,这是母体受激素水平影响为适应胎儿生长而发生的生理性改变,但如果血脂指标特别是胆固醇或甘油三酯水平明显升高,往往会与产科病理情况有关,过高的血脂水平会影响血管内皮功能从而造成胎盘功能异常,继而影响胎儿营养物质的转运,与 FGR 的发生关系密切。食物的摄取对血脂水平有明显影响,对血脂显著升高的孕妇要指导限制脂肪的摄入量,对这类孕妇推荐清淡饮食以及改变食物的烹调方式。

因此,对于 FGR 的孕妇,膳食的指导非常重要,参考我国相关膳食指南各营养素推荐的基础上,结合孕妇的基础生理状况,予以个体化的膳食指导尤为重要。

（王子莲　戴永梅）

第十七章
巨大儿的膳食预防

>>>

近年来,生活水平提高,但有些地区孕期营养健康教育相对滞后,使得孕妇摄入能量过剩,营养过剩,巨大儿发生率显著增加;在近20年中,世界范围内巨大儿的发生呈现上升趋势,多个国家报道的发生率在10%~20%,以挪威、瑞典等国发生率最高,在20%左右。我国对巨大儿的大样本数据研究较少,2006年中国疾病预防控制中心在全国14个省进行的抽样调查显示,我国巨大儿发生率为6.5%,东、中、西部巨大儿发生率分别是8.2%、5.9%、5.2%,城市为7.5%,农村为6.3%。

第一节　概　念

出生体重高于第90百分位体重的新生儿或胎儿被称为大于胎龄儿(large for gestational age,LGA)。巨大儿(macrosomia)是指任何孕周胎儿体重超过4 000g。还有一组以胎儿过度生长发育为特点的遗传综合征,称发育过度综合征,该类患儿出生后持续过度生长。本章中将大于胎龄儿定义为胎儿体重>相应孕龄的第90百分位,以此判断胎儿的过度发育倾向,可以通过干预提前预防巨大胎儿的发生。

第二节　高危因素

（一）孕前超重肥胖

超重或肥胖孕妇不良的代谢状况可产生不良的子宫胎盘环境，导致大于胎龄儿、巨大儿的出现；有研究显示孕前肥胖妇女分娩巨大儿的风险是孕前体重正常妇女的 2.17 倍。

（二）孕期体重增长过多

临床研究显示，新生儿体重与孕母的体重呈现正相关，孕期体重增加越多，胎儿出生体重越重。妊娠中晚期的增重速度与大于胎龄儿的发生风险正相关。

（三）妊娠合并糖尿病，尤其是 2 型糖尿病

妊娠期高血糖与巨大胎儿的发生有密切关系，血糖水平越高越会增加巨大儿的发生，且餐后血糖作用大于空腹血糖。高血糖刺激胎儿胰岛 β 细胞增生肥大，胰岛素分泌增多，加快胎儿组织蛋白质及脂肪的合成，并抑制脂肪分解，使胎儿全身脂肪聚集，导致巨大儿形成。妊娠晚期胎儿胰岛素量与胎儿体积呈正相关。因此没有经过控制的糖尿病性巨大胎儿的发生率高达 25%~40%。

（四）经产妇

相比于未生产过的产妇而言，经产妇机体腹壁及子宫壁相对更加松弛，胎儿的生长空间较大，且环境对妊娠的关注度不足，营养供给失度，体重进而大幅度上升，与此同时也极有可能使得胎儿出现生长过度现象。

（五）妊娠期高血脂

虽然妊娠妇女在孕期特殊的生理、激素环境下，为了适应胎儿生长发育的需要，孕妇肠道吸收脂肪能力增强，导致妊娠中晚期生理性高脂血症。但国内外多项研究显示，分娩巨大儿的孕妇其甘油三酯（triglyceride，TG）、总胆固醇（total cholesterol，TC）水平及低密度脂蛋白胆固醇（low density lipoprotein cholesterol，LDL-C）水平显著高于分娩非巨大儿的孕妇，而高密度脂蛋白胆

固醇（high density lipoprotein cholesterol，HDL-C）水平显著低于分娩非巨大儿的孕妇。国外研究显示，妊娠 24~32 周的母体空腹甘油三酯水平对胎儿体重增长有直接相关性，这种影响独立于孕妇肥胖、体重增长及空腹血糖水平的影响。孕期定期检测血脂水平、合理饮食、适当运动、控制血脂及体重增长，对降低巨大儿的发生及改善母婴结局有重要临床意义。

（六）巨大儿分娩史

国内研究发现，有巨大儿分娩史的孕妇再次分娩巨大儿的危险度较高（OR=4.9）；2 次分娩均为巨大儿的孕妇孕前 BMI 高于前次分娩巨大儿但本次分娩非巨大儿者。

（七）其他因素

包括过期妊娠、父母身材高大、高龄产妇、男性胎儿、种族、民族因素等。以上大于胎龄儿高危因素中除了父母身材高大、高龄、种族、胎儿性别、民族因素等无法进行干预之外，其他如血糖、血脂、体重等因素均可以通过合理的营养及运动干预进行早期的管理和控制，防止胎儿过度发育倾向，预防巨大胎儿的发生。

第三节　对母婴的危害

（一）对母体危害

增加孕产妇的自身负担，孕妇容易出现呼吸困难、下肢水肿、静脉曲张、耻骨联合分离等不适症状；产妇在分娩时因胎头过大，会阴产道可发生严重撕裂伤，严重时可发生子宫破裂；分娩困难造成产程延长，加之子宫过度膨胀，子宫肌纤维过度伸展而发生子宫收缩不良，可致产妇产后大出血。巨大胎儿可导致相对头盆不称等，这些不良因素均不利于正常分娩，增加难产及剖宫产概率。

（二）对胎儿危害

在分娩时由于巨大儿身体过胖、肩部过宽，通常会卡在骨盆里，通过勉强的牵拉过程易引发骨骼损伤；有时因为时间的延长,还会发生窒息,甚至死亡。在处理过程中发生新生儿臂丛神经麻痹、面神经麻痹等,严重的可能导致终身残疾。出生后巨大儿还容易发生低血糖、红细胞增多症、高胆红素血症和其他疾病。

(三) 对子代远期影响

宫内过度生长致胎儿代谢功能紊乱,通过生理和/或表观遗传机制,存在遗传效应,高出生体重儿将来在青春期和成年早期发生肥胖、2 型糖尿病及其他代谢异常,如胰岛素抵抗、高血压和血脂异常,以及行为问题和哮喘等的风险增加。

第四节　膳食预防

(一) 孕前超重肥胖者应减重后再怀孕

降低大于胎龄儿发生率的关口应前移,从孕前宣传教育开始就强调过重或肥胖的危害,使备孕妇女及家属充分认识大于胎龄儿的危害,提高孕前检查的依从性,孕前有意识地通过低能量平衡膳食和适量运动进行体重管理,将体重降至适宜水平,BMI 控制在 18.5~23.9kg/m² 以内再考虑怀孕。针对有巨大儿史的孕妇,再次妊娠应更注重降低孕前 BMI。

(二) 孕期应控制体重增加幅度

在孕早期加强对孕妇体重管理的宣教,教会其计算孕前 BMI,告知每位孕妇的合理增重范围;对超重及肥胖的孕妇(妊娠前 BMI ≥ 24kg/m²)加强管理,ADA 推荐肥胖孕妇每日摄入能量低于 105kJ/kg 标准体重(25kcal/kg),即减少能量需要 30% 左右,这样可以减少平均血糖水平和血浆甘油三酯,减少发生妊娠糖尿病的风险而不增加孕妇酮症的发生。2016 年中国超重/肥胖医学营养治疗专家共识认为,肥胖孕妇应依据身高、体重、年龄、活动水平等进行个体化的膳食能量计划,以使体重适度增长,对于孕期体重增长,参考 IOM 2009 年的推荐标准。考虑到不影响胎儿发育,中华医学会妇产科学分会产科学组建议孕早期最低能量不宜低于 6 270kJ/d(1 500kcal/d),孕中晚期最低能量不宜低于 7 524kJ/d（1 800kcal/d）。

举例：某孕妇身高 160cm，孕前体重 85kg，属于孕前肥胖（BMI=33.2kg/m²）现孕 24 周，属于孕中期，按照公式计算其标准体重为 160－105=55kg，104.5kJ（25kcal）/kg×55kg+1 254kJ（300kcal）= 7 001.5kJ（1675kcal），低于 7 524kJ（1 800kcal），还是给予最低推荐量 7 524kJ（1 800kcal）。

对体重增加过快者，首先对孕妇进行近 72 小时的膳食及运动调查，包括食物摄入种类、能量及营养素的摄入情况，运动的时间、强度等；并分析体重过快的原因，结合孕期膳食宝塔对各大类食物的推荐范围，针对性调整膳食结构及摄入量，给出膳食指导方案。调整 1 周后再称量体重，根据体重增长情况再做能量摄入量调整。为避免体重过度波动，每次调整幅度不应高于 836kJ/d（200kcal/d）。

在临床实践中，我们发现，体重增加过快的孕妇往往喜欢摄入一些高热量的食物：喜食如油条、油饼、锅贴、麻团等油炸的面食；喜食如土豆、芋头、南瓜等高淀粉根茎类食物；喜食甘蔗、香蕉、柿子、桂圆、荔枝、菠萝蜜、榴莲等高糖分水果；喜食香肠、咸肉、五花肉、筒子骨汤、老母鸡汤、蹄髈、肋排等高脂肪肉类；喜食巧克力、可乐、糖果、蜜饯、甜糕点、薯片、月饼、沙琪玛、葡萄干、柿饼、蜜枣、果汁、冷饮、奶茶、洋快餐等零食。

建议体重增加过快的孕妇应把全谷物的杂粮杂豆作为组成部分，推荐每日的杂粮杂豆的摄入量应当达到主食量的 30% 左右。此外，土豆、红薯、芋头等有较好的饱腹感，可以适当选用，但是应当作为主食，而不是蔬菜食用，注意替换掉部分精致主食，如一餐中吃 100g 红薯，就应该减少摄入 25g 大米。

可以多食用西蓝花、豌豆苗、小白菜等绿色蔬菜，最好在就餐时先吃这些食物，可以增加饱腹感。多选择蘑菇、香菇、平菇、银耳、紫菜等菌藻类食物，既富含蛋白质、膳食纤维、多糖等营养成分，又起到辅助调节糖脂代谢的作用。尽量选择低糖分、低升糖指数的水果，如猕猴桃、樱桃、蓝莓、油桃、青苹果等，每日达到

200~400g,可以放在上午及下午加餐时食用,可用黄瓜、西红柿等蔬菜替代部分水果。

可多选用高蛋白、低脂肪的水产品及海产品,如鱼、虾、贝类等,禽类应去皮食用,蛋类每日 50g,尽量选择瘦牛肉、瘦猪肉等红肉,1 周建议食用 1 次动物血,1 次动物肝脏,以补充铁质及维生素,防止贫血。牛奶 300~500g/d,尽量避免全脂牛奶,以低脂牛奶或脱脂牛奶为宜。

坚果每天不超过 10g,如葵花籽仁或开心果 10g。应该控制好用盐量,每天摄入量应小于 6g,为保证碘的摄入,应该使用加碘盐,注意尽量不吃含盐量多的腌制、烧烤食品,否则容易引起肾脏负担加重,诱发水肿及妊娠高血压疾病的发生。烹调油的用量每天应该控制在 20~25g,宜选用大豆油、橄榄油、山茶油等烹调食物,避免油煎炸食物。尽量减少精致白糖、蜂蜜、红糖等调料的使用。

值得注意的是,体重增加过快的孕妇往往是进食一些能量密度高但营养密度并不高的食物,所以体重增加快不代表其他微量营养素摄入也一定充足,临床观察发现不少体重过快的孕妇一样出现贫血、缺钙、维生素 D 缺乏等问题,所以在制订食谱时要充分考虑采用能量密度低一些但营养密度高的食物,具体举例见表 17-1。

表 17-1　1 800kcal 孕中期体重增加过快孕妇一日食谱

餐次	菜名	食物名称	重量 /g
早餐	煮鸡蛋	鸡蛋	50
	小米稀饭	小米	50
	麻油拌西芹花生	芝麻油	2
		芹菜	100
		花生仁	5
早点	麦麸饼干	饼干	25
	樱桃	樱桃	200

续表

餐次	菜名	食物名称	重量 /g
午餐	清蒸鲈鱼	鲈鱼	75
	冬瓜海带汤	冬瓜	100
		海带	10
	西蓝花炒蘑菇	西蓝花	100
		蘑菇	50
	二米饭	稻米	40
		小米	35
	植物油	玉米油	10
午点	西红柿	西红柿	150
	无糖酸奶	酸奶	150
晚餐	红烧牛肉	牛肉	50
	芹菜香菇鸡脯肉	芹菜茎	100
		香菇	50
		鸡脯肉	25
	丝瓜豆腐汤	丝瓜	100
		豆腐	50
	花豆米饭	花豆	25
		粳米	50
	植物油	橄榄油	10
晚点	低脂奶	低脂奶	200
	全麦面包	全麦面包	25
其他	盐	精盐	6

注：重量是食物可食部分生重。

该食谱热量为 7 570kJ(1 811kcal)，蛋白质为 87.5g，脂肪为 51g，碳水化合物为 264g，三大产热营养素比例分别为蛋白质占 19%、脂肪占 25%、碳水化合物占 56%，符合标准。膳食纤维为 24g，钙为 1 031mg，铁为 21mg，锌为 14mg，维生素 A 为 1 735μgRAE，维生素 E 为 24.5mg，维生素 B_1 为 0.9mg，维生素 B_2 为 1.6mg，维生素 C 为 147mg，除了维生素 B_1 和铁略微低于推荐量，其余营养素全部达到孕中期推荐标准以上。蛋白质

52%来源于动物性蛋白,属于优质蛋白;脂肪比例动物性脂肪与植物性脂肪之比为1:2;三餐三点供能比分别为15%、11%、27%、9%、29%、9%。基本符合少吃多餐的原则,且早餐占比相对低于中晚餐。

（三）加强孕期血糖监测及管理

糖尿病性巨大儿是妊娠合并糖代谢异常最常见的并发症,使胎儿围产期和远期并发症显著增加。因此妇幼保健机构应在妊娠24~28周进行规范化糖耐量检测(oral glucose tolerance test,OGTT),对确诊为妊娠糖尿病(gestational diabetes mellitus,GDM)或者糖尿病合并妊娠的孕妇应及时进行医学营养治疗,加强孕期保健和孕期血糖自我监测,严密监测胎儿生长发育情况。

对OGTT正常而孕晚期(妊娠28~40周末)出现胎儿生长过速情况的孕妇应加强血糖监测,必要时再行OGTT,以免漏诊。

（四）加强孕期血脂监测及管理

研究证实孕妇的血脂可以通过胎盘刺激胎儿胰岛β细胞分泌胰岛素量增加,促进胎儿宫内生长发育。由于存在孕期生理性的血脂升高,目前普通成人的正常血脂标准并不适用于孕期。但国内尚无孕期高血脂的诊断标准,《高危孕产妇重症监测与治疗(2014)》建议孕25~28周TG应控制在(2.24±0.66)mmol/L;孕37~40周TG应控制在(3.11±0.86)mmol/L。当出现胎儿生长过速情况时,应及时监测孕妇的TG、TC、HDL-C及LDL-C水平,对TG、TC及LDL-C异常升高的孕妇应制订合适的能量,治疗的核心应是低脂低升糖指数(glycemic index,GI)膳食,膳食脂肪、碳水化合物和蛋白质产能比为(10%~20%):(45%~65%):(10%~35%),需注意膳食搭配的平衡,既不增加必需脂肪酸的缺乏风险又不要增加高碳水化合物诱导的高脂性胰腺炎。

（戴永梅）

第十八章
孕期营养状况的调查及评价

　　孕前、孕期及哺乳期的合理膳食和营养为生命早期1 000天奠定了良好的发育环境。孕期和哺乳期的营养是影响子代健康的关键因素,不仅影响儿童体格生长、神经心理发育,还会影响其成年后慢性病的发生与发展,甚至可以呈现代际传递。孕期营养对孕妇本人的健康也是至关重要的。因此,开展孕前、孕期和哺乳期营养状况评价是保证母亲和子代健康的重要保健内容。营养状况评价的常用方法包括体格测量(anthropometric measurement)、生物指标实验室分析(biomarker laboratory analysis)、临床症状和体征(clinical symptom)及膳食评估(dietary assessment),简称ABCD营养状况评价法。

第一节　体格测量与评价

　　身高和体重是最为常用的评价营养状况的体格测量指标。利用体重和身高可以计算BMI,BMI=体重(kg)/身高(m)^2。根据我国居民低体重、超重和肥胖的评价标准(WS/T 428—2013),BMI<18.5kg/m^{2}为低体重、18.5kg/m^2≤BMI<24.0kg/m^{2}为正常体重、24.0kg/m^2≤BMI<28.0kg/m^{2}为超重,BMI≥28.0kg/m^{2}为肥胖。孕妇和乳母可以依据孕前BMI来判断体重状况。孕期

体重变化可以利用妊娠期体重增长来评价。妊娠期体重增长是分娩前体重减去妊娠前体重所得数值。妊娠中期体重增长值是妊娠 27 周末体重减去妊娠 13 周末体重所得数值。妊娠晚期体重增长值为分娩前体重减去妊娠 27 周末体重所得数值。按照卫生行业标准——妊娠期妇女体重增长推荐值进行判断。

体重的测量需在清晨空腹状态下进行,应在孕检预约时通知孕妇。体检所用设备应符合卫生行业标准——人群健康监测人体测量方法(WS/T 424—2013)所规定的技术规格。用于诊断和筛查的体格测量指标需由经培训合格的专业人员完成。

一、身高的测量

(一)测量仪器

长度为 2.0m、最小刻度为 0.1cm 的立柱式身高计。门诊使用的身高计均应为经质检部门检验合格的产品。

(二)测量环境要求

安静宽敞,地表水平、坚固。

(三)测量前调试

保证立柱与踏板垂直,靠墙置于平整地面上。滑测板应与立柱垂直。

(四)测量步骤

1. 测量时,要求孕妇脱去鞋、帽、外衣,解开发辫。取立正姿势,站在踏板上,收腹挺胸,两臂自然下垂,脚跟靠拢,脚尖分开约 60°,双膝并拢挺直,两眼平视正前方,眼眶下缘点与外耳门上缘点保持在同一水平。脚跟、臀部和两肩胛角间三个点同时接触立柱,头部保持正立。

2. 测量者手持滑测板轻轻向下滑动,直到底面与颅骨顶点相接触,此时观察孕妇姿势是否正确,确认姿势正确后读取滑测板底面立柱上所示数字,以厘米为单位,记录到小数点后一位,注意测量者的眼睛与滑测板在同一水平面上。

二、体重的测量

(一)测量仪器

所使用的体重秤均为经质检部门检验合格的产品。电子体重秤刻度精确到 0.1kg 及以下,最大称量 150kg。使用前体重秤以 20kg 标准砝码为参考物校准体重计,误差不超过 0.1kg。

(二)测量环境要求

安静宽敞,地表水平、坚固,室温 25℃左右。

(三)测量步骤

(1)孕妇脱去鞋、帽子及外套,仅穿单层衣服。取出随身携带的物品,如钱包、手机等。

(2)电子体重秤在测量前按开关键,打开电子体重秤。

(3)等待电子秤显示出 [0.0kg] 后,在 10 秒内站上体重秤。

(4)孕妇平静站于体重秤上,两脚位置左右对称。身体直立,双臂自然下垂,放松于身体两侧,头部直立,双眼平视。

(5)待体重秤读数稳定后,调查员记录读数,注意嘱咐孕妇保持直立状态。

(四)注意事项

(1)测量时注意轻上轻下。孕妇走下体重秤后约 2 秒,电子体重秤电源会自动切断,测量下一位孕妇的体重时需重开体重秤电源。

(2)注意不要把电子秤放置在过于潮湿的环境中,尤其注意避免水浸。

三、血压的测量

(一)测量仪器

使用精确到 2mmHg,经过厂家统一校正,并由国家质检部门检验合格的血压计。

(二)测量要求

(1)血压测量要求有独立、安静的房间,室内等待测量的孕妇不超过 3 人,其他孕妇应在等候区等候,以便测量在安静环境中进行。测量时远离手机辐射。

（2）血压测量应在温暖舒适的房间进行，理想的室内温度在21℃左右。

（3）孕妇测量前1小时内应避免剧烈的运动或锻炼以及进食、喝饮料（水除外），特别是含咖啡因的饮料，例如茶、咖啡，避免长时间暴露于过高或过低的温度下。测量前30分钟应停止吸烟，精神放松，排空膀胱，安静休息5分钟。

（4）测量时孕妇精神应放松，避免用力、说话及移动。

（5）血压测量要求在上午进行。

（三）测量步骤

（1）询问孕妇之前是否做过血压测量，如果没有做过，则告诉对方测量时臂带会膨胀并轻微压迫手臂，不要紧张。第一次测量前，要求孕妇静坐5分钟。

（2）孕妇坐在调查员医生或护士左侧对面，左手肘部平置在桌上，双脚平置不交叉（左侧手臂有疾患的换用右侧手臂测量）。

（3）确认将臂带的空气管插头插入血压计的空气管插孔，并将臂带缠在左臂上（最好是将袖带缠在裸露的肌肤上，若有较厚的上衣，测量时应脱去上衣，切勿卷起衣袖）。

（4）确定臂带的位置：孕妇左手手掌向上，臂带从上方缠绕，臂带底部应位于上臂肘关节内侧往上1~2cm，臂带不可覆盖肘关节部，空气管应在中指的延长线上。

（5）缠上臂带：沿着上臂的形状将臂带缠紧（手臂与臂带间无缝隙），用布搭扣固定。

（6）手臂放置位置：手心向上，轻轻松开，臂带的中心处与心脏保持在同一水平位置。若手臂过低，应将手臂垫起使得臂带中心与心脏保持水平。

（7）如果使用电子血压计，按下"开始"键（按下开始按钮后，手须在3秒内离开按钮），待电子血压计经历增压和减压过程，并在血压计电子屏出现"心形"图案后，读取血压（注意读取mmHg血压，非kPa血压）。若测量对象血压较高，如收缩压超过180mmHg，血压计则需进行2次充气，测量时应将血压计开始键持续按下(超过 3 秒),并使得充气最高压比预期收缩压高 30~40mmHg。

(8)完成 1 次测量后,松开臂带,可让测量对象稍微活动一下手臂,静坐 1 分钟,进行下 1 次测量。总共测量 3 次,每次测量间隔 1 分钟。

第二节 生物化学指标检测与评价

贫血、妊娠糖尿病、铁缺乏、叶酸缺乏致出生缺陷、碘营养相关的胎儿呆小症、孕期甲状腺功能异常、维生素 D 等营养素缺乏等是孕期常见的营养相关性疾病。孕期建议进行血红蛋白、空腹血糖、糖耐量(OGTT)、胆固醇、甘油三酯、高密度脂蛋白胆固醇、低密度脂蛋白胆固醇、促甲状腺激素、总蛋白、白蛋白等检测。有条件医院可进行维生素 A、维生素 D、锌、血清铁蛋白、C 反应蛋白和尿碘等检测。若存在血糖异常,需定期检测糖化血红蛋白(glycosylated hemoglobin,HbA_{1c})。采用氰化高铁法测定血红蛋白(WS/T 341—2011),采用葡萄糖氧化酶法、己糖激酶法测定血糖,采用高效液相色谱法测定糖化血红蛋白,采用胆固醇氧化酶氨基安替吡啉酚法(CHOD-PAP)测定胆固醇,采用磷酸甘油氧化酶 4-氯酸法测定甘油三酯,采用直接法测定高密度脂蛋白胆固醇和低密度脂蛋白胆固醇,采用高效液相色谱法测定维生素 A,采用液相色谱/质谱串联测定维生素 D,采用免疫比浊法测定铁蛋白和 C 反应蛋白,采用电感耦合等离子体质谱法测定锌等微量元素,采用砷铈催化分光光度法测定尿碘。

一、贫血

血常规:参照 WS/T 341-2011、WS/T 406—2012 标准,使用氰化高铁法检测孕产妇血红蛋白;利用电阻抗原理,采用血液分析仪测定红细胞、白细胞、血小板、血细胞比容等指标。

以 WHO 制订的贫血诊断标准(孕妇血红蛋白<110g/L),并经海拔高度调整后进行评价。海拔校正方法依据 2001 年

WHO 建议进行校正(表 18-1)。

表 18-1 WHO 贫血诊断标准的校正

海拔高度 /m	血红蛋白界值增加量 /(g·L^{-1})	海拔高度 /m	血红蛋白界值增加量 /(g·L^{-1})
<1 000	+0	3 000~3 499	+19
1 000~1 499	+2	3 500~3 999	+27
1 500~1 999	+5	4 000~4 499	+35
2 000~2 499	+8	≥4 500	+45
2 500~2 999	+13		

注:在 WHO 贫血诊断标准的基础上加上海拔血红蛋白校正值为判定值,并对实测值进行判定。

二、铁缺乏

血清铁蛋白是常用的评价机体铁储存的指标,可采用电化学发光免疫法来测定。由于急性感染、炎症反应等可引起血清铁蛋白增高。因此常结合 C 反应蛋白(C-reactive protein,CRP)和血清铁蛋白含量进行铁缺乏的判定。血清 C 反应蛋白采用免疫比浊法测定。根据 2014 年我国《妊娠期铁缺乏和缺铁性贫血诊治指南》建议,血清铁蛋白浓度<20μg/L 诊断为铁缺乏。

三、空腹血糖、口服葡萄糖耐量试验和糖化血红蛋白

血液葡萄糖(血糖)多采用酶学方法(葡萄糖氧化酶法、己糖激酶法),利用生化分析仪方法来测定。口服葡萄糖耐量试验(oral glucose tolerance test,OGTT)在孕 24~28 周期间,口服 75g 葡萄糖后 2 小时内,进行系列血糖测定。采用《妊娠期合并糖尿病诊治指南(2014)》标准:空腹血糖(fasting plasma glucose,FPG)≥5.1mmol/L、服糖后 1 小时血糖 ≥10.0mmol/L、服糖后 2 小时血糖 ≥8.5mmol/L,任何一项异常即诊断为妊娠期合并糖

尿病。临床上常用 HbA_{1c} 代表总的糖化血红蛋白水平,利用高效液相色谱法的原理来测定,不推荐妊娠期常规用 HbA_{1c} 进行糖尿病筛查,血糖异常情况下,建议<5.5%。

四、血脂

孕后期处于胰岛素抵抗的状态,除了糖代谢的改变以外,脂代谢也异常活跃来满足母体和胎儿营养需求。血脂通常包括胆固醇、甘油三酯、高密度脂蛋白胆固醇、低密度脂蛋白胆固醇。胆固醇和甘油三酯是通过酶法来测定。高密度脂蛋白胆固醇和低密度脂蛋白胆固醇多通过匀相法测定。目前,缺乏孕期血脂的参考值范围,可以动态观察孕妇血脂的状况。

五、维生素 A

采用高效液相色谱法测定血清视黄醇水平,以 2011 年 WHO 发布的"血清视黄醇浓度用于确定人群维生素 A 缺乏的患病率"中推荐的维生素 A 缺乏的判定,详见表 18-2。

表 18-2 维生素 A 缺乏判定标准

维生素 A 状况	血清维生素 $A/(mg \cdot L^{-1})$
缺乏	<0.2
边缘缺乏	0.2~<0.3

六、维生素 D

采用液相色谱串联质谱法或免疫学方法测定血清 25-OH-维生素 D。按照 2011 年美国医学研究所标准判定儿童维生素 D 状况,血清 25-(OH)-D<12ng/ml 为维生素 D 缺乏,12ng/ml ≤ 血清 25-(OH)-D<20ng/ml 为维生素 D 不足。

七、促甲状腺激素

促甲状腺激素常作为甲状腺功能紊乱筛查的首选指标。一般采用化学发光免疫法和电化学发光免疫法测定血清促甲状腺激素水平。成人的参考值范围为 0.27~4.2mIU/L，需结合试剂盒的参考值范围对孕妇和乳母进行评价。如果不能获得 TSH 妊娠期特异性参考范围，妊娠早期 TSH 上限切点选择方法：普通人群 TSH 参考范围上限下降 22% 或者 4.0mU/L。

八、血清锌

锌是重要的营养素，孕妇为锌缺乏的高风险人群。一般采用电感耦合等离子体质谱法、原子吸收分光光度法、吡啶偶氮酚比色法检测。孕早期血清锌< 56μg/dl、孕中晚期血清锌<50μg/dl，可以判定为锌缺乏。

九、尿碘

碘是机体合成甲状腺素所必需的营养素。孕期和哺乳期妇女碘需要量显著增加，孕期和哺乳期碘缺乏可以影响胎儿和新生儿神经发育，严重可出现地方性克汀病。尿碘是常用的碘营养状况评价指标。常用砷铈催化分光光度法、电感耦合等离子体 - 质谱法检测尿碘。孕妇和乳母尿碘水平低于 150μg/L 提示碘缺乏风险增加。

第三节　临床评价

通过病史询问和体格检查了解是否有营养相关性疾病如贫血、甲状腺功能减退、妊娠糖尿病等疾病的症状(是否有无虚弱、乏力等不适)和体征；此外，应了解既往病史(如贫血、糖尿病、高血压等)、家族史(糖尿病、高血压等)、孕产史(产次、异常妊娠、GDM、妊娠高血压疾病、巨大儿分娩史等)。

多数症状与体征非特异，如乏力可能与贫血、甲状腺功能减退等都有可能相关，体重变化与妊娠糖尿病、妊娠高血压疾病等可能相关。同时，多数症状和体征出现在营养素缺乏或过剩发生的后期。因此，切勿将临床评价作为营养评价的唯一方法。实验室检查有助于早期识别和发现营养缺乏或过剩。

第四节 膳食评价

膳食评价的核心是食物摄入量的评价。常用的膳食评价方法包括食物频率法、24小时膳食回顾和称重记录法。此外,还可以了解孕妇的饮食习惯及偏好等。

一、食物频率法

食物频率法(food frequency questionnaire,FFQ)一般为定性或半定量问卷,其优点是方法相对简单、花费少、应答率高;可以反映调查对象较长期的膳食模式,获得个体在过去一段时间食物及营养素的摄入量,了解调查对象相对长期的膳食模式及饮食习惯。针对孕期生理和膳食变化快的特点,FFQ通常了解过去1个月里膳食摄入状况(表18-3)。基于不同的膳食习惯,FFQ可以进行相应的调整。通过FFQ表,了解孕妇在通常情况下,是否食用各类食物,以及各类食物的食用频率和食用量。"食用频率"一档包括3个小栏目。平均每天食用1次以上的食物在"次/天"一栏填写,每周食用1~6次的食物在"次/周"一栏填写,每月食用1~3次的食物在"次/月"一栏填写。在食物量估计的时候,首先需要明确各行食物指的是多种食物,还是一种食物,对于多种食物需要考虑将各种食物重量进行相加,在相加时,需要考虑同质化的原则。如大米及其制品的生重是指将各类大米制品(米饭、米粉、米粥等)折合成原料大米的生重量,然后进行记录;对于猪肉(猪肉、猪排骨等)需要按可食部重量折合后记录。在重量估计时,需借助当地食材、预包装食品的重量、一些工具包括食物模具、食物图谱、标准餐盘、标准碗、标准杯、日常的参照物等进行重量估计。

由产科或营养科的医护人员通过面对面、一对一询问孕产妇,记录其在过去1个月内的各类食物及膳食补充剂的摄入频率及摄入量。由于食物频率法相对膳食评价方法简单,可以在相对大的孕妇人群中使用,基于食物频率的结果,可进行膳食干预。如果孕产妇的教育程度允许的话，也可以考虑选用自填方式。

　　基于食物频率法可评价食物摄入量、膳食模式等，然后依据2016年版中国孕产妇平衡膳食宝塔将日常摄入的食物按谷类、畜禽肉类、蔬菜类、水果类等分为9大类进行评价。由于食物频率为半定量的膳食评价方法，其对营养素摄入评价相对较粗。

表 18-3　食物频率问卷

食物类别		是否食用 1是，2否	食用频率（只填其中1项）			平均每次食用量
			次/d	次/周	次/月	
主食						
1	大米及制品（米饭、米粉等）（按生重记录）	☐	☐	☐	☐	☐☐☐ g
2	小麦面粉及制品（馒头、面条等）（按生重记录）	☐	☐	☐	☐	☐☐☐ g
3	玉米及其制品（玉米面、玉米碴等）（按生重记录）	☐	☐	☐	☐	☐☐☐ g
4	其他谷类及制品（荞麦、小米等）（按生重记录）	☐	☐	☐	☐	☐☐☐ g
5	杂豆（绿豆、红豆、花豆等）（按生重记录）	☐	☐	☐	☐	☐☐☐ g

续表

	食物类别	是否食用 1是,2否	食用频率(只填其中1项)			平均每次食用量
			次/d	次/周	次/月	
6	薯类(土豆、芋头、红薯等)(按生重记录)	☐	☐	☐	☐	☐☐☐ g
7	油炸面食(油条、油饼、炸糕、麻团等)	☐	☐	☐	☐	☐☐☐ g
8	方便面	☐	☐	☐	☐	☐☐☐ g
豆类						
9	干豆(大豆、黄豆、青豆、黑豆等)(干重)	☐	☐	☐	☐	☐☐☐ g
10	豆浆、豆腐脑	☐	☐	☐	☐	☐☐☐ g
11	豆腐	☐	☐	☐	☐	☐☐☐ g
12	其他豆制品包括豆腐丝、豆腐皮、千张、豆腐干等、腐竹、油皮等(腐竹干重折合为豆腐丝的比例为1:2.3)	☐	☐	☐	☐	☐☐☐ g
蔬菜类(按可食部重量记录)						
13	新鲜深色蔬菜(生重)	☐	☐	☐	☐	☐☐☐☐ g
14	新鲜浅色蔬菜(生重)	☐	☐	☐	☐	☐☐☐☐ g
15	腌制蔬菜(泡菜、酸菜、咸菜等)	☐	☐	☐	☐	☐☐☐ g

续表

食物类别	是否食用 1是,2否	食用频率(只填其中1项)			平均每次食用量
		次/d	次/周	次/月	
菌藻类					
16 蘑菇(鲜重计)	☐	☐	☐	☐	☐☐☐ g
17 木耳、银耳、竹荪等(干重)	☐	☐	☐	☐	☐☐☐ g
18 海带(鲜重)	☐	☐	☐	☐	☐☐☐ g
19 紫菜(干重)	☐	☐	☐	☐	☐☐☐ g
20 海苔(干重)	☐	☐	☐	☐	☐☐☐ g
水果类(按可食部重量记录)					
21 新鲜深色水果	☐	☐	☐	☐	☐☐☐☐ g
22 新鲜浅色水果	☐	☐	☐	☐	☐☐☐☐ g
23 干果类如枣、葡萄干、柿子干、香蕉干、杏干等	☐	☐	☐	☐	☐☐☐ g
乳类					
24 全脂奶(奶粉鲜奶折算比例为1:7)	☐	☐	☐	☐	☐☐☐☐ g
25 低脂、脱脂奶(奶粉鲜奶折算比例为1:7)	☐	☐	☐	☐	☐☐☐☐ g
26 酸奶	☐	☐	☐	☐	☐☐☐☐ g
27 奶酪	☐	☐	☐	☐	☐☐☐ g
肉类(按可食部生重量记录)					
28 猪肉	☐	☐	☐	☐	☐☐☐ g
29 禽肉	☐	☐	☐	☐	☐☐☐ g

续表

	食物类别	是否食用 1是,2否	食用频率(只填其中1项)			平均每次食用量
			次/d	次/周	次/月	
30	其他畜肉类(牛肉、羊肉、驴肉、马肉、兔肉等)	□	□	□	□	□□□ g
31	肉制品(香肠、火腿肠、午餐肉等)	□	□	□	□	□□□ g
32	动物内脏	□	□	□	□	□□□ g
水产品(按可食部生重量记录)						
33	海水鱼(带鱼、黄花鱼、黄鱼、平鱼等)	□	□	□	□	□□□□ g
34	淡水鱼(鲤鱼、鲢鱼、鲈鱼、武昌鱼)	□	□	□	□	□□□□ g
35	虾蟹	□	□	□	□	□□□ g
36	软体动物类(鱿鱼、贝类、螺类、海参等)	□	□	□	□	□□□ g
蛋类						
37	鲜蛋(鸡蛋、鸭蛋、鹅蛋、鹌鹑蛋等)	□	□	□	□	□□□ g
38	咸蛋(咸鸭蛋、咸鸡蛋、咸鹅蛋)	□	□	□	□	□□□ g
39	皮蛋	□	□	□	□	□□□ g
其他						
40	点心(如面包、饼干、糕点、薯片、膨化食品)	□	□	□	□	□□□□ g

续表

食物类别		是否食用 1 是，2 否	食用频率（只填其中 1 项）			平均每次食用量
			次 /d	次 / 周	次 / 月	
41	坚果(如瓜子、花生、核桃、开心果、榛子等（按可食部重量）	☐	☐	☐	☐	☐☐☐ g
42	果脯、蜜饯	☐	☐	☐	☐	☐☐☐ g
43	巧克力	☐	☐	☐	☐	☐☐☐ g
44	糖果	☐	☐	☐	☐	☐☐☐ g
45	冰淇淋、冰棍、雪糕	☐	☐	☐	☐	☐☐☐ g
饮料						
46	碳酸饮料	☐	☐	☐	☐	☐☐☐☐ ml
47	鲜榨果、蔬汁	☐	☐	☐	☐	☐☐☐☐ ml
48	果、蔬汁饮料	☐	☐	☐	☐	☐☐☐☐ ml
49	乳酸菌饮料	☐	☐	☐	☐	☐☐☐☐ ml
50	其他含糖饮料	☐	☐	☐	☐	☐☐☐☐ ml

二、24 小时膳食回顾法

24 小时膳食回顾法是一种回顾性膳食调查方法。其优点为省事、省力、相对简便易行；作为回顾性调查，不影响孕妇饮食习惯和进餐方式，对膳食内容和进餐量不产生影响；可连续进行，一般进行 1~3 天；食物的摄入能够量化。但其依赖于孕妇记忆，易产生误差；回顾时间越长，误差越大；临床或营养科医护人员需要具备熟练技能；孕妇态度有决定作用；估计食物份量的困难；食用油盐量难以估计；耗时较长成为其主要的缺点。因此该方法适用于需要较准确了解其营养素摄入的孕妇人群。

依据膳食调查方法国家标准（WS/T 426.1—2013），由孕妇回顾和描述过去 24 小时内所摄入的全部食物（包括饮料）的种类和数量,医务人员包括营养师来确定各种食物的摄入量。通过面对面、一对一的询问方式来完成。可连续多日进行,常用3天。3天通常包括2个工作日和1个休息日(可以是周末,也可以是假期)。每次询问过去24小时所有食物和液体的摄入情况,填入24小时膳食回顾询问表(表18-4)。食物名称栏记录每一份食物的名称,如米饭、饺子、西红柿炒鸡蛋、猪肉白菜包子等。原料名称栏填写"食物及其制品编码"中出现的食物,按照每种食物的构成写出原料名称。原料编码根据所吃食物原料的品种、生熟、产地等由《食物及其制品编码》表中查找。确保原料名称、原料编码和原料重量保持一致。可食部重量是指在加工、烹调和饮食习惯中,去掉其中不可食用部分后剩余的食物重量。对于重量估计需结合上文所提到的工具进行估计。需要明确标明进餐的餐次和每日的进餐的人日数。结合中国食物成分表,计算营养素摄入和能量摄入,并依照中国居民推荐摄入量[例如平均需要量(estimated average requirement,EAR)]进行评价。

表 18-4 24 小时膳食回顾询问表

24 小时膳食回顾询问表									
姓名:				个人编码:					
是否为休息日:1. 是 2. 否				调查日:1. 第 1 天 　2. 第 2 天 　3. 第 3 天					
食物编号	食物名称	原料名称	原料编码	原料重量 /g	是否为可食部重量	进餐时间	进餐地点	制作方法	制作地点

续表

24 小时膳食回顾询问表									
姓名：				个人编码：					
是否为休息日：1. 是 2. 否				调查日：1. 第 1 天　2. 第 2 天　3. 第 3 天					
食物编号	食物名称	原料名称	原料编码	原料重量 /g	是否为可食部重量	进餐时间	进餐地点	制作方法	制作地点

第五节　称重记录法

称重记录法是一种前瞻性膳食调查,该方法的优点在于不依赖于被调查者的记忆;可连续进行,低频食物不容易漏报;调查数据准确性高;两天以上调查可提供个人每日膳食的波动情况。但该方法存在人力、物力、时间等投入较大;作为前瞻性调查可能影响受试者饮食习惯和进餐方式,使调查数据产生偏倚;需要孕妇具有一定的文化、能力和积极配合;家庭外进食容易被漏报或者误报;如果调查天数较长时,准确性可能降低等缺点。因此该方法多适用于需要准确评价营养素摄入并进行膳食干预那部分孕妇。由医护人员或孕妇或代理人在一定时期内完成。调查期 1~7 天(根据样本大小和膳食的变化程度而定)。在食物的采购、烹调等环节对食物进行称重。

称重的原则是称重记录孕妇在调查日摄入所有的食物和水。对孕妇进食所用到的碗、盘子、水杯,以及制作孕妇食物过程中可能用到的碗、盘子、盆、锅、电饭锅内胆等进行编号、称重和记录。在正式调查餐次之前提前完成调味品结余量称量,称量家庭所有调味品结存重量,特别是食用油(动物油脂、花生油、色拉油、橄榄油等)、盐、糖、味精、酱油、醋、酱、腐乳、咸菜等。备菜时开始称重;每种原料逐一称量并记录;称量下锅前的生重:去除所有原料不可食用部分,如去皮、去瓜蒂、去内脏、去籽,一些难以去除的如鱼刺、鸡骨头等除外。然后称量整个菜品总熟重;记录当天所有入口食物的实际食用量(表 18-5)。

表 18-5　24 小时家庭食物称重记录表

餐次	食物名称	原料名称(包括调味品)	原料编码	制作方法	进餐地点	每个原料生重/g	全部原料熟重/g	分配给该孕妇的食物熟重/g	新添食物熟重/g	剩余食物熟重/g	浪费食物熟重/g	该孕妇实际食用量熟重/g	该孕妇实际食用量生重/g

第六节　孕期膳食习惯评价

除了以上所涉及的膳食摄入评价外,还可以对孕妇进行膳食习惯评价,比如营养素补充剂、进餐地点、食物喜好、零食等。

(1)过去 1 个月,你是否服用营养素补充剂?

【1】是【2】否

如果是,请分别列出营养素补充剂的名称、服用频率和服用剂量。

(2)过去 1 个月,你通常每天吃几餐?

(3)过去 1 个月,你正餐是否规律(吃饭时间相对固定)?

【1】经常【2】偶尔【3】很少

(4)过去 1 个月,你通常在哪里吃早餐?

【1】家【2】单位【3】餐馆 / 摊点 / 快餐店【4】买回家吃(外卖 / 订餐 / 盒饭)

(5)过去 1 个月,你通常在哪里吃午餐?

【1】家【2】单位【3】餐馆 / 摊点 / 快餐店【4】买回家吃(外卖 / 订餐 / 盒饭)

(6)过去 1 个月,你通常在哪里吃晚餐?

【1】家【2】单位【3】餐馆 / 摊点 / 快餐店【4】买回家吃(外卖 / 订餐 / 盒饭)

(7)过去 1 个月,你吃汉堡、薯条、炸鸡、比萨等食物的情况。

【1】每周 3 次以上【2】每周 1~3 次【3】每月 1~3 次【4】未吃过

(8)过去 1 个月,你吃过几次油条、油饼、炸糕等油炸食物?

【1】每周 3 次以上【2】每周 1~3 次【3】每月 1~3 次【4】未吃过

(9)请从下面的选项中,挑选最近 1 个月内,你最常吃的三种零食:

【01】蔬菜【02】水果

【03】花生、瓜子等坚果【04】薯片、虾条等膨化食品

【05】干脆面、方便面等【06】面包、饼干、蛋糕、派

【07】辣条等面制小食品【08】糖果、巧克力等

【09】豆腐干等制品【10】牛肉干、鱼片、猪肉脯等

【11】纯牛奶、酸奶等【12】雪糕、冰棍等冷饮

【13】果脯、蜜饯等水果制品【14】各种饮料

（10）你通常吃饭吃到几分饱？

【1】吃到很饱才停下来【2】基本吃饱就不吃了【3】吃半饱就不吃了

体格测量（anthropometric measurement）、生物指标实验室分析（biomarker laboratory analysis）、临床症状和体征（clinical symptom）及膳食评估（dietary assessment），简称ABCD营养状况评价法，是我们实际工作中营养状况评价的主要方法。选择适当的指标和标准化的评价方法可以确保营养评价准确可靠，可以更好地用于指导孕妇和乳母，使其达到最适的营养与健康状况，另外在使用这些评价方法时，需要注意各种评价方法自身的适用范围和局限性。

（赖建强　杨振宇）

第十九章
孕产期运动

生命在于运动,运动是身体富有活力的一种体现,也是建立健康的生活方式必不可少的一个基础。运动要讲究方式方法,科学的运动才是生命健康所需要的。孕产期是大部分女性要经历的特殊生理时期,这个时期如何科学运动才合适,本章将着重讲解。

第一节　孕期运动的益处

身体评估状况良好,没有运动禁忌,就可以规划孕期日常运动。在做出计划前,先要让孕妇了解孕期运动可以给孕妇和宝宝带来哪些益处。因为并不是所有的孕妇对运动感兴趣,或者有恒心,只有了解了运动的益处后,相信孕妇会理性的选择持之以恒地进行孕期运动,并将它作为日常生活中很重要的一部分。

一、身体方面

如果说怀孕是孕妇与胎儿的一次合体旅行的话,适宜的运动将为这个充满希望与美好的行程保驾护航。从生理上的变化看,孕期伴随着胎儿发育,孕妇体重逐渐增加,增大的子宫改变身体重心,影响身体平衡力,同时体态的变化会增加下腰背部、骨盆的肌肉和关节压力。下腰背部、骨盆属于身体的核心区域,近年来有研究表明,50%左右的孕妇会出现下腰背部和骨盆的疼痛。通过合理的孕期运动可以有效缓解后背疼痛,改善这个特殊时期的生活质量。

另外,核心区域的盆底肌肉群、筋膜及其神经相互作用和支撑构成像"吊床"一样的支持系统,承托并保持腹腔内胎儿和其他脏器的正常生理位置。因胎儿日渐长大,子宫重量增加以及分娩时对盆底的压迫,容易引起盆底组织损伤,可以表现为孕期及产后尿失禁。从中期开始进行盆底肌的力量锻炼,加强盆底肌肉力量,有利于预防盆底功能障碍性疾病,增加产力,促进产程顺利,提高孕期及产后生活质量。

孕期体内激素变化及腹部容量的减少,引起肠蠕动减慢,容易导致便秘,孕期运动增加可以促进孕妇胃肠蠕动,缓解便秘。

孕期体重过度增加使得妊娠期并发症风险增加,影响孕妇和胎儿近远期健康。合理的饮食和适量的运动,可以有效维持适宜的体重增长,促进产后体型恢复。

适宜运动还可以减少妊娠糖尿病、子痫前期和剖宫产的风险。另外,适量的运动增强机体功能,增加心血管功能。

二、心理方面

国内很多研究发现,妊娠期孕妇容易发生焦虑抑郁情绪,发生率在9%左右。孕妇不良的情绪,容易引起胎儿早产、流产及新生儿发育迟缓等不良妊娠结局,也容易对胎儿心理发育产生不良影响,以及容易引发产后抑郁。国内外大量研究发现,运动是缓解心理问题的良药,只要运动就比不运动强,尤其是团体运动对缓解心理问题有巨大帮助。

三、给胎儿带来的益处

运动给胎儿带来的益处包括降低巨大儿分娩率,有研究表明,孕末期坚持适量运动的孕妇娩出新生儿出生体重比不运动组少200~400g。适量运动可减少巨大儿的发生,并且不增加胎儿在宫内生长受限的风险。也有研究表明,孕期运动对提高子代的认知能力、学习记忆能力有帮助。

第二节　孕期运动前的评估

一、孕期运动安全性

大量的研究证实健康孕妇在孕期进行中等强度的体育锻炼对母儿是安全有益的。国外对孕期运动的研究较早,有研究表明,孕期的身体活动可减少早产、妊娠糖尿病及子痫前期的不良风险,而不适宜的身体活动会增加妊娠早期因运动导致流产的风险。所以需要通过适宜的孕期运动,以保证安全度过整个孕期,从运动中获得最大益处,减少不良风险,保障最终拥有一个完美的妊娠结局。

二、安全评估运动的强度和时间、类型

运动处方的制订必须遵循运动的 FITT 原则,即频度(frequency)、强度(intensity)、时间(time)和类型(type),运动的评估也要从这几个方面考虑。要想在安全的运动过程中取得良好的锻炼结果,孕妇就必须在体育锻炼中科学地控制锻炼的频度、运动的强度、持续运动的时间,并选择恰当的体育锻炼类型。

(一)频度

体育锻炼需要有规律地进行,如每周的锻炼次数。要想获得良好的锻炼效果,目前美国和加拿大妇产科医师协会孕期运动指南均建议,孕妇每周 5 天,每天 30 分钟的锻炼频率比较适宜。每周至少 150 分钟,循序渐进,可以从 5 分钟开始,1 周后增加 5 分钟,最终达到每次 30 分钟。

(二)强度

理想状态下,孕妇每周应至少进行 150 分钟中等强度的有氧运动。有氧运动是一种以有节奏的方式活动身体的大块肌肉(比如腿和手臂的肌肉)的运动。但是在初始锻炼阶段或者既往体能欠佳的孕妇,也可以从低强度运动开始。对有氧运

动的强度控制可以通过测量心率来衡量,表 19-1 为孕期锻炼人群提供了不同锻炼强度下的目标心率范围,孕妇可根据心率变化调整锻炼强度。此外,"谈话法"也是评估运动强度的重要方法,即中等强度指心率加快、微微出汗、可以说话但不能唱歌。

（三）时间

指每次运动的持续时间。为了提高心肺循环系统的耐力,至少应该持续进行 20~30 分钟的有氧运动。运动时间并不是越多越好,有研究发现,90 分钟以上并没有获得益处,反而可能带来血糖增高的风险,所以适宜为好。运动要长期坚持,持之以恒。

（四）类型

孕期可以进行抗阻力运动和有氧运动。荟萃分析结果表明,与孕期单独进行有氧运动相比,有氧运动结合抗阻力训练(俯卧撑、哑铃、杠铃)可更有效地改善母胎健康结局。不同类型的锻炼项目会产生不同的锻炼效果,因此应当通过测试了解自身状况和喜好,有针对性地选择项目进行锻炼。

表 19-1　孕妇在不同锻炼强度时的目标心率范围

孕妇年龄	锻炼强度 [a]	心率 /(次·min⁻¹)
<29 岁	轻度	102~124
	中等	125~146
	剧烈	147~169
≥29 岁	轻度	101~120
	中等	121~141
	剧烈	142~162 [b]

a. 中等强度锻炼心率储备 40%~59%,剧烈强度锻炼心率储备 60%~80%;

b. 由于有关高强度锻炼对心率影响范围上限的信息很少,因此希望在这种强度或超过该强度下进行锻炼的孕妇应咨询专科人员。

三、安全评估孕妇健康

每个孕妇孕前自身的体质是不同的,年龄、运动习惯、身体健康状况都会影响孕妇孕期运动处方的制订。

(一)评估孕妇基本情况

包括年龄、孕前运动习惯等,运动之前要清楚自己的身体状况,才能更好地制订孕期的运动方案。

(二)孕妇健康状况

孕妇的健康状况对运动方案的制订有至关重要的影响,医护人员需要了解孕期有氧运动的绝对禁忌证和相对禁忌证,帮助孕妇监测健康方面的状况,来为孕妇制订运动方案提供参考。

1. **孕期有氧运动的绝对禁忌证** 2019 年美国妇产科医师协会孕期运动指南指出,在以下情况下,孕期运动是不安全的,包括某些心脏和肺部疾病、出现宫颈内口闭锁不全或做了环扎术、有早产风险的双胎或三胎(或更多胎)、孕 26 周之后被诊断的前置胎盘、在进行规律运动时出现早产或胎膜破裂、先兆子痫或妊娠高血压、严重的贫血等。如果存在上述情况,除了日常的自理行为,比如洗漱、进食、去卫生间等都是可以考虑自行安排外,同时要考虑适当禁止有氧运动。

2. **孕期有氧运动的相对禁忌证** 包括复发性流产史、贫血、未评估的母体心律失常、慢性支气管炎、控制不佳的 1 型糖尿病、极度低体重者($BMI \leq 12kg/m^2$)、有极静态生活方式史、胎儿宫内生长受限、控制不佳的高血压、骨盆活动受限、控制不佳的癫痫发作、控制不佳的甲状腺功能亢进、严重吸烟者、自发性早产史、轻度 / 中度心血管或呼吸系统疾病、营养不良、进食障碍、28 周后的双胎妊娠及其他健康问题。

加拿大妇产科医师协会联合加拿大运动生理学会发布的《2019 年加拿大孕期锻炼临床实践指南》指出,有绝对禁忌证的妇女可继续日常生活中的常规活动,但不应参与更剧烈的活动及锻炼。有相对禁忌证的女性应与产科医师、护理人员及专科运动指导人员共同评估中度至剧烈强度体力锻炼的利弊后,再决定是否进行相应的锻炼。

第三节　孕期运动规划

　　加拿大的孕期运动指南推荐：没有禁忌证的女性应在整个孕期内持续进行身体锻炼。对特定人群的建议：①孕前体育锻炼不活跃的女性孕期应坚持规律锻炼；②GDM 孕妇应持续进行孕期锻炼；③超重或肥胖女性（孕前 BMI ≥ 25kg/m²）应持续进行孕期锻炼。美国妇产科学会大众运动指南指出，在没有复杂妊娠情况下，应该鼓励孕妇在备孕期、孕期和产后进行有氧运动和抗阻力训练。国内还没有相应的指南指导，可参照国外指南进行孕期运动规范。

一、运动起始时间

　　妊娠早期的适当锻炼并不会增加流产及胎儿先天性异常的发生率。然而，有证据表明，如从妊娠中期开始还不进行锻炼，则可增加 GDM、妊娠期高血压及子痫前期、妊娠期体重过度增加和抑郁症等妊娠期并发症的风险。研究表明，对于孕期特定人群孕前锻炼少、GDM 患者及超重或肥胖女性，其锻炼的好处大于弊处，因此支持这些特定人群在孕期坚持锻炼。也有研究指出妊娠早期开始运动可以预防 GDM，减少妊娠期高血压的发生率，因此运动应结合个体情况尽早开始，我国多建议从孕中期开始规律运动。如果备孕期运动量小，习惯久坐，可以从低强度短时间的运动项目开始，循序渐进地增加运动量；如果以前经常运动，有一定运动量，心肺功能较好，比如习惯性快走运动（每次 30 分钟，每周 150 分钟），可以继续在教练的指导下进行运动，适当降低强度。

二、运动的地点

　　室外运动可以选择路面平整、空气清新、低噪声、无车辆的公园或广场。避免在闷热天气或发热状态下运动，减少在空气质量差、雨、雪等天气条件不佳的室外运动。

三、运动方式

孕期运动方式推荐有氧运动和抗阻力训练两种。

有氧运动可以改善心肺功能,提高机体耐力,预防妊娠期并发症。有氧运动要规律运动身体大肌肉群如胳膊、大腿,项目有步行、慢跑或快走、养生保健操、游泳、固定自行车等。如果孕妇是长跑运动员,怀孕后依然可以跑步,但要调整强度。

大量研究发现,抗阻力运动对孕妇是安全的。抗阻力训练可增强肌肉力量,增加机体功能,为应对分娩做充分准备。辅助器具的抗阻力训练要在教练的指导下进行,避免运动损伤。以前有抗阻力训练基础的,孕期可以从小强度逐渐增加到中等强度的肌肉练习,来增加四肢肌肉和核心肌群(腹部和腰背部肌肉)力量。中等强度的力量练习可以按照有氧运动的中等强度简单评估,也可根据自体感觉来评估运动强度,在介于"没有用力"与"用尽全力"之间的"中等用力"强度为准。抗阻力练习每周1~2次,每次30分钟左右即可。

应避免的运动项目:跟身体有接触或者运动中容易伤到腹部的运动,像拳击、足球、篮球等;运动中容易跌倒的,像滑雪、滑冰、冲浪、越野骑行及骑马;高温瑜伽、高温普拉提可导致孕妇身体过热,使体液流失导致脱水,影响母婴健康;还有潜水、跳伞等运动项目。

四、运动项目

适合孕妇的运动项目有很多种,以下介绍推荐的项目。

(一) 步行

适合所有没有禁忌证的孕妇,是安全、简单易行,并被普遍接受的运动项目。快走能全面锻炼身体,对关节和肌肉也有好处。有研究指出,步行可以同时锻炼臀部、大腿、盆底、腰部、手臂及肩膀等多个身体部位,是一项全身运动,可调节身体柔韧性和协调性,改善心肺功能。经过一段时间的锻炼,步行可以锻炼意志力,增加信心,对稳定孕妇在妊娠期和分娩期的情绪,树立自信有帮助,有利于促进自然分娩。

(二)游泳和水上运动

水上运动能够动用身体的很多肌肉,有利于肌肉的锻炼;也能增强心肺功能,从而改善全身体能状况。

水可以支撑孕妇的体重,避免受伤和肌肉拉伤。孕妇由于激素的影响,关节韧带比怀孕前松弛,不小心的话关节容易受伤,池水的浮力可以减少关节受损伤的风险。

孕前有游泳习惯的孕妇,孕中期以后可以开始游泳,但要注意选择正规游泳池,注意环境卫生和安全,防滑、防跌倒、防拥挤,避免撞击腹部,入水前做好准备活动,每次活动不超过1小时。

(三)固定骑自行车

因为孕妇腹部的增大,会影响孕妇的平衡能力,容易摔倒,所以怀孕期间骑标准自行车是有风险的,基于大量的研究证据表明,骑固定自行车是更好的选择。

(四)凯格尔运动

凯格尔运动也叫提肛运动,可以加强盆底会阴和肛门肌肉的力量,增加会阴弹性,有助于阴道分娩,预防产后子宫脱垂和尿失禁,改善产后夫妻生活质量。凯格尔运动是一项简单易行自控性比较强的运动。

凯格尔运动训练前,孕妇排空小便,训练时不能憋尿。选择坐位姿势、站立姿势都可以,要放松大腿面和腹部肌肉力量,只训练盆底肌肉。可以配合呼吸来做,吸气时向上收紧会阴和肛门,用力的感觉像要排尿时,用力憋住的用力方式,呼气时缓慢放松盆底肌肉。一吸一呼为一次提肛运动,坚持15次为一组。只要不觉得疲劳,随时都可以做这项运动。

(五)孕妇体操

经过临床试验证明安全有效的体操是可以在孕期开展的,比如专门为孕妇设计的改良瑜伽,可以减少压力,提高柔韧性。专为孕妇设计的孕妇体操,针对孕期生理变化和分娩需要,设计孕妇可以耐受的有作用的动作来开展。在这里我们推荐大家一套曾获得北京医学科技奖,专门为中国孕妇设计的体操——孕妇养生保健操。

这套体操安全性好、方便练习,坚持练习对改善孕期不良症状有效。

由首都医科大学附属北京妇产医院,在北京市科委的支持下研发的孕妇养生保健操,是到目前为止唯一的一套由国家体育总局、北京体育大学、北京中医药大学及北京市妇幼保健知名专家参与研发,经过北京地区临床验证研究的孕妇体操。它结合了中国养生理念和传统医学疗法,配合具有浓浓中国特色的古典音乐。该体操的临床研究结果表明:整个孕期做体操10次以上的孕妇,比没有做体操或10次以下者,孕期便秘、失眠、腿抽筋(腓肠肌痉挛)、水肿、腰背痛的发生率明显低,利于控制血糖和髋关节的打开。

孕中期以后,如果孕妇没有运动禁忌可以每周做4~7次,每次30分钟保健操。整套操活动肢体大肌群,包括手臂、大腿、胸肌、腰背部肌肉力量,活动大关节,包括肩关节、双膝、脚踝关节及髋关节。有针对性的活动骨盆、核心肌肉和盆底肌肉力量,同时调理呼吸。还配合着传统的养生方法按揉穴位,有效缓解孕期身体不适症状。整套操做完后孕妇会感觉身体舒畅,精力充沛。

整套体操共有九节操,动作要领如下。

第一节伸展运动,做准备活动,调动身体进入运动状态。动作要点:双脚打开与肩同宽,垂肩坠肘(称站姿),吸气,微屈膝,手臂从体侧展开向上伸展,至头顶,呼气,双手指尖相对,掌心向下沿胸前向下按至脐下三寸处(脐下四横指),同时伸直双膝。

第二节扩胸运动,疏肝理气,促进乳房组织血液循环,为母乳喂养做准备。动作要点:站姿,双手叉腰,拇指朝前,呼吸停留在胸部,随呼气,感受胸廓的收缩,低头,含胸驼背,吸气展开胸廓,感受氧气充满胸腔,双手肘向后夹,肩胛骨向后夹紧。之后按揉章门穴,作用疏肝健脾,理气散结,清利湿热,章门穴在腋中线上,合腋屈肘时,肘尖对应部位。手掌由胸两侧沿肋骨向胸前搓章门穴。

第三节提肛运动,锻炼盆底组织,促进自然分娩。动作要点:站立,吸气,微屈膝,屈手肘,手掌朝上,缓慢上提至胸前,同时上提会阴,收缩盆底肌肉,然后呼气放松。

第四节下肢运动,缓解下肢水肿和部分腿抽筋的现象。动作要点:并腿站立,双手叉腰,左脚向左侧跨出1步,屈左膝,重心左移,重复1次,做反侧。跨步站立的姿势,左脚向外旋转90°,屈左膝,重心前移,还原,重复1次,做反侧。

第五节脚部运动,缓解孕中晚期下肢水肿及部分腿抽筋的现象。动作要点:坐立,双脚并拢,上身直立,手掌撑在体后,双肩向后夹,做踝部伸展,绷脚背,再将双脚回勾回来。脚并拢,左右摇摆。

第六节髋部运动,改善腰腿痛,锻炼髋部组织柔韧性,健脾,调肝补肾,改善便秘,促进自然分娩。动作要点:坐立,屈膝,脚掌心相对(如果困难可盘腿而坐)双手向上向下活动双膝关节以活动髋关节。按揉两侧三阴交穴,有健脾益血、调肝补肾、安神的功效,可帮助睡眠。三阴交穴是足太阴、少阴、厥阴经交会穴,在足内踝上三寸(四指宽)。点压双侧承山穴,有治疗小腿肚抽筋、腰背痛、腰腿痛、便秘等作用,取穴在小腿后侧,脚尖点地板,脚跟抬离地板时,小腿后侧腓肠肌肌腹下出现的尖角凹陷处。

第七节揉穴运动,治疗心烦、健忘、失眠、尿频。点按双侧神门穴,是手少阴心经上重要穴位之一,有缓解便秘、焦躁、心悸、失眠、食欲下降等作用,取穴在手腕关节掌侧横纹尺侧凹陷处。点按双侧照海穴,是八脉交汇穴,主治咽喉干燥、失眠、惊恐不宁、小便频数等不适,取穴在脚内踝正下缘的凹陷处。揉搓两侧涌泉穴,是肾经的首穴,主治精力减退、失眠等症状,取穴在脚底,脚尖回勾,第二、三脚趾缝纹头端与足跟连线的前1/3处的凹陷处。

第八节腰背运动,缓解腰背部酸痛,改善精神状态。动作要点:跪立,双手放在双肩正下方,手指尖朝前,低头含胸弓背,左膝抬起来够鼻子,然后抬头挺胸,腰背平直,左腿向后伸展,收回来,做反侧。回到跪立姿势,左腿外展开,收回来,再做反侧。

第九节放松运动,全身放松,调整呼吸,身体从运动中逐渐恢复平静。动作要点:舒适的坐姿,吸气,手臂从体侧展开向上伸展,至头顶,呼气,双手指尖相对,掌心向下沿胸前向下按至脐下三寸处(脐下四横指),然后闭目养神,全身放松,自然呼吸。

第四节　孕期运动的注意事项

一、运动前的准备

分为衣物准备和身体准备。孕妇要选择宽松、舒适、纯棉透气的衣服,轻便、防滑、软硬适中的鞋,要注意穿舒适的内衣,给予胸部支持和保护,预防乳房下垂。身体准备包括要确保运动消耗的是日常多余的能量。不要空腹运动,以免血糖过低,可以餐后半小时到1小时后运动,也可以备些水果、全麦面包或酸奶加餐用。

二、运动实施三部曲

运动分三部分:身体准备、运动实施、身体放松。运动前身体准备活动,让身体逐步进入运动状态,孕妇可以选择3~5分钟的低强度运动,比如慢走让身体逐渐进入到运动的状态中。运动之后也要有放松运动,让身体逐渐放松,适应日常状态。

三、运动需持之以恒

按照计划锻炼,持之以恒才能获得运动益处,无计划、自发的锻炼不能带来益处。有研究发现如果想要促进自然分娩,需要规律运动6周以上。

四、注意孕妇身体的特殊变化

怀孕期间孕妇的身体会经历很多变化,运动时要注意这些变化,避免不必要的风险:

（一）关节

怀孕期间产生的荷尔蒙会使支撑关节的韧带放松,使关节更灵活,有受伤的危险,所以不要做会增加关节受伤风险的剧烈运动。

(二) 保持平衡

随着孕周的增加,身体前部的额外重量增加,孕妇的重心会发生转移,这会给关节和肌肉带来压力,尤其对孕妇的骨盆和下背部增加了压力。因为孕妇不太稳定,更容易失去平衡,所以孕妇有更大的摔跤风险。

(三) 呼吸

当孕妇运动时,氧气和血液流向孕妇的肌肉,身体其他地方的供氧量就会减少,而孕妇怀孕时对氧气的需求会增加,所以孕妇不能做太剧烈的运动,尤其对于超重或肥胖的孕妇,运动强度不能过大,时间不可过长。

(四) 运动时的注意事项

(1)锻炼前、中、后要喝大量的水,以免引起脱水。脱水的症状包括头晕、心搏加速、排尿量少或尿液呈暗黄色。

(2)运动文胸可给孕妇的胸部提供支撑,保护孕妇的乳房。在怀孕后期,腹部可以用腰带支撑,减少步行或跑步时的不适。

(3)避免在高温、高湿度的环境下进行锻炼(如热瑜伽),以免脱水。避免过热,尤其是在怀孕的前 3 个月,温度过高对胚胎的发育不利。所以运动应选择有空调的房间,当天气很热或很潮湿时,不要在室外运动。

(4)所有的动作应该避免姿势静止或长时间仰卧。站立不动会导致血液淤积在腿和脚上。当孕妇仰卧时,子宫会产生压力,压迫下腔静脉,导致回心血量减少,孕妇的血压在短时间内下降。

(5)低海拔地区(海拔<2 500m)居住的女性应避免在高海拔地区(>2 500m)进行锻炼。如有必要进行此类高海拔活动,专科人员应进行个体化指导,了解高海拔对孕妇和胎儿的影响。

(6)在锻炼期间应让孕妇了解运动中的危险信号,且在发生该类情况时,孕妇能立即终止活动,并寻求医疗保健机构的帮助。

（五）运动中出现以下危险信号，孕妇应该停止锻炼

孕妇运动的时候，应注意以下的警告信号：阴道出血、感到头晕或无力、开始运动前呼吸短促、胸痛、头痛、肌肉无力、小腿疼痛或肿胀、子宫有规律收缩、液体从阴道流出等，一旦有这些情况出现，需要停止运动，经过休息不见缓解应及时就医。

（六）运动后放松

使身体从运动状态中逐渐恢复平静。孕妇可以选择慢走、做深呼吸，5~10 分钟，以减少突然停止运动造成身体不适应。

第五节　产后运动

一、产后运动的益处

产妇尽早开始活动，会对身体产生很多益处：有助于增强和调理腹肌、有助于体能恢复、有助于预防产后抑郁症，以及促进睡眠、缓解压力、减少产后体重滞留的发生，还有助于改善情绪，降低患深静脉血栓的风险。

二、产后开始锻炼的时间

产后只要身体许可，就可以开始锻炼。通常情况下，产后几天开始锻炼是安全的。当产妇第一次开始锻炼时，先试试简单的产后锻炼体操，这有助于增强主要肌肉群（包括腹部和背部肌肉）的力量，逐渐增加中等强度锻炼，即使是 10 分钟的锻炼对产妇的身体也有好处。

产后产妇应该每周至少进行 150 分钟中等强度的有氧运动。可以把每周 150 分钟的锻炼分成 5 天、每天 30 分钟的锻炼，或者每天分成 10 分钟的间歇锻炼，例如，每天散步 3 次，每次 10 分钟。

有氧运动是指有节奏地活动身体的大块肌肉（如腿和胳膊上的肌肉）。

中等强度指的是运动量足以达到提高心率并开始出汗，可以正常说话但是不能唱歌。中等强度的有氧运动包括快走和骑固定自行车等。

三、产后恢复常规运动

孕前经常运动的人,产后多久可以恢复到孕前的运动强度?一般来讲,如果没有特殊情况,产后 42 天以后可以逐渐恢复的孕前的运动状态。孕前有高强度运动习惯者,产后可以逐渐恢复高强度运动。比如孕前竞技运动员,可以进行高强度的运动,如果感到疼痛就停止锻炼。

高强度的运动指心率加快、说话时很难不停下来喘口气。如果有特殊情况,一定要医生和康复师共同评估,制订运动处方。

四、产后运动方式

有氧运动和抗阻力运动结合进行。

散步是恢复体形的好方法。另一种很好的日常锻炼方式就是参加健身班,做体操、动感单车、跳舞、瑜伽等。除了常规的有氧运动外,至少还应该做一些增强肌肉的活动,一周两天锻炼身体的主要肌肉群,如腿、手臂和臀部。包括瑜伽、普拉提、举重、仰卧起坐及俯卧撑,也有一些特殊的练习(如凯格尔练习)可以帮助调节盆底肌肉。

五、产后运动准备

可以提醒产妇做好以下准备:

(1)穿宽松的衣服可以让产妇保持凉爽。

(2)如果产妇正在哺乳期,可在锻炼前给宝宝喂奶或哺乳,以避免任何可能出现的乳房肿胀的不适。穿一件合身的胸罩,它能给乳房提供足够的支撑力。

(3)手边准备一瓶水,在锻炼时小啜几口,补充水分。

(游　川)

第二十章
孕前、孕期及哺乳期各阶段常见膳食误区及应对

第一节　孕前常见误区及应对

很多人认为孕期营养很重要,而对孕前的合理营养却往往不够重视。因此,如果女性一旦计划怀孕,除了需要注意身体有无疾病外,还要注意均衡营养,为孕育健康的胎儿奠定物质基础。但在孕前营养补充方面,很多女性及其家人还存在一些误区。

一、孕前营养并不重要

有将近 50% 的怀孕都是没有任何准备的情况下发生的,所以很难在孕前做好充分的营养准备。而有些备孕女性即使有计划怀孕,也可能会认为等怀孕后再好好补充营养就可以。但实际上,孕前充足的营养储备对于孕期健康有着非常重要的作用。首先,在孕早期,很多孕妇都会出现不同程度的早孕反应,此时,营养物质很难被有效地进行消化吸收。同时,孕早期也是胎儿发育最重要的时期,很多重要的器官在这一时期分化完成,大脑也在迅速发育,因此对于营养素的需求量增加。所以孕前营养储备就成为胎儿发育所需营养的重要来源。如果等到怀孕后才

开始补充营养,既很难弥补孕前亏欠的营养赤字,也有可能引起在孕期新的营养缺乏,不但对孕妇自身的健康造成影响,也难以保证胎儿的正常发育。

二、等到怀孕后再补充叶酸

叶酸是一种 B 族水溶性维生素,自然界中存在于绿色蔬菜中,是新细胞产生和维持所必需的物质。孕妇叶酸缺乏可以引起胎儿神经管畸形,神经管畸形多发生在受精后的 16~30 天(即末次月经第 1 天后 30~44 天),这个时期是神经管形成与闭合的关键时期,而这个时候,大多数女性还没有意识到自己已经怀孕。而每天补充叶酸 0.4mg 连续 4 周后,体内叶酸缺乏的状况才能有所改善,持续补充 12~14 周后,血清或血浆叶酸浓度才可以达到有效水平和稳定状态。所以,只有从孕前 3 个月开始补充叶酸,才能满足胚胎神经管分化对甲基的需求,起到预防胎儿神经管畸形的作用。

三、食补叶酸就可以,没有必要服用叶酸制剂

每人每天都需要叶酸,但叶酸既不能在人体内合成,又不能大量地储存在人体内,体内的叶酸总量为 5~6mg,完全依赖于外源性物质供给。因此,人必须每天摄入叶酸以满足机体功能的需要。

叶酸主要来源于食物中天然叶酸、强化叶酸食品和合成的叶酸制剂。食物中天然叶酸是结构复杂的多聚谷氨酸的链状大分子,必须被分解为小分子的单一谷氨酸盐链后才能被小肠吸收,具有不耐热、密度低,对热、光和酸敏感的特点,烹调加工的损失率可达 50%~90%;而合成叶酸本身就是能被身体吸收的单谷氨酸盐链结构,不需分解,且比较稳定。强化食品中的叶酸可吸收度是食物天然叶酸的 1.7 倍,合成叶酸的可吸收度是天然叶酸的两倍。换言之,食物叶酸只有 50% 能被身体吸收,强化食品中约 85% 的叶酸可被吸收,而合成叶酸制剂中的叶酸100% 可以被身体吸收。因此,在摄入富含叶酸的食物的同时,

每天口服小剂量叶酸制剂,是保证叶酸摄入达到理想水平的有效措施。

四、等到怀孕后再补充铁或碘

育龄女性是铁缺乏和缺铁性贫血患病率较高的人群,孕前缺铁可导致孕期贫血。因此备孕女性应经常摄入含铁丰富、利用率高的动物性食物,铁缺乏或者缺铁性贫血者应及时纠正贫血后再怀孕。

碘是合成甲状腺激素不可缺少的微量元素,为避免孕期碘缺乏对胎儿智力和体格发育产生不良影响,备孕妇女除选用碘盐外,还应每周摄入 1~2 次富含碘的海产品。

五、孕前太胖或太瘦都无所谓,等到怀孕后再调整体重

孕妇的孕前体重和胎儿出生体重、新生儿死亡率及孕期并发症等不良妊娠结局有密切关系,孕前低体重或肥胖的女性是发生不良妊娠结局的高危人群。如果孕前一味减肥,摄入低脂食物而使体内脂肪缺乏,体重过轻,则会影响排卵,将导致受孕失败或者即使受孕了也会危及胚胎的发育。而且,怀孕会消耗女性的身体储备,因此,孕前身体应积累少量脂肪。而脂肪过多也会因为影响新陈代谢和激素分泌,从而影响正常排卵,同时孕前肥胖的女性怀孕后发生孕期并发症的风险也明显高于体重正常者。因此,备孕女性在孕前就应通过平衡膳食和适量运动来调整体重,使体重保持在理想范围。

第二节　孕期常见误区及应对

一、呕吐厉害就要多吃零食

怀孕早期许多孕妇都会出现呕吐、恶心、胃口不佳等早孕反应。为了抑制妊娠呕吐,有的孕妇就准备了很多零食,或索性餐餐吃这些零食以缓解症状。目前认为妊娠呕吐原因不明,可能与

神经内分泌因素有关,包括绒毛膜促性腺激素、甲状腺素及促甲状腺激素等内分泌原因,以及精神紧张等因素导致。此外,妊娠时胃酸分泌不足、胃肠道张力及蠕动减弱,使胃排空时间延长,更容易加重呕吐。有些孕妇准备的多为酸辣口味的零食,虽可以刺激胃酸分泌,提高食欲,但如果长期大量使用,不仅会影响食欲,还可能损害胃肠功能,增加热量的过多摄入,导致孕早期体重增长过多,到妊娠中后期也会增加妊娠糖尿病、巨大儿等风险。

因此,妊娠呕吐较为明显的孕妇不必为此焦虑,应当保持愉快心情,不需要过分强调膳食平衡,也无须强迫进食,可根据口味选择容易消化的食物,少食多餐,注意色香味合理调配,有助于缓解呕吐症状。而依靠不停吃零食缓解呕吐是不正确的选择。

二、孕期补钙多多益善

大多数孕妇都知道钙的重要性,所以很多孕妇在孕期都补钙,但是有些孕妇体内并不缺钙也盲目进补,这样就适得其反了。超量补钙,会增加肾结石的危险。故正常孕妇应尽量从膳食中获取钙,缺钙孕妇可在医生指导下服用钙制剂。

三、吃营养补充剂要趁早,多点没关系

很多孕妇认为怀孕了要多吃营养补充剂,这样才能保证胎儿的营养供应,这种看法是错误的。因为孕妇要承担供应自己和胎儿的需要量,所以孕妇对维生素、铁、钙等各种营养素的需求量较非孕妇多,同时孕早期是胎儿器官发育最为活跃的阶段,如果缺乏维生素 A、D 和 B 族维生素,以及缺乏碘、铁、锌等营养素,会引发流产或出生缺陷等情况,孕晚期如果缺乏则可能引起胎儿窘迫或胎儿死亡。因此,孕期不能忽视维生素和微量元素等营养素的摄入。

然而,对消化吸收功能正常、孕前健康状况良好的孕妇,靠均衡合理的饮食就能够满足孕期营养需求,不需要额外补充其他营养素。但日常饮食中五谷杂粮、绿叶蔬菜或者动物性食品摄入不足的孕妇,适当补充维生素等营养补充剂有益无害。对

于铁和钙缺乏的孕妇来讲，需要遵医嘱补充铁和钙营养素。此外，如果孕妇不能经常接触日光，适当补充维生素 D 对钙的吸收有帮助。此外，孕妇所关注的 DHA 也不一定需要额外补充，每周食用 2~3 次鱼类就可以充分补充胎儿发育所需要的 DHA。

总之，孕期是否要吃营养补充剂，何时吃，要根据孕妇个体情况，咨询医生后决定。但并不是营养素补充越多越好，因为盲目大量补充营养素，结果可能会适得其反，胎儿流产或其他发育问题等不利影响，如维生素 A 早期摄入过多甚至可能增加胎儿畸形（神经嵴缺陷）的风险。因此，如需要服用，要格外注意服用剂量，适可而止，不要超过我国膳食营养素参考摄入量规定的安全范围。

四、主食没营养尽量少吃

中国人的主食，主要以谷类为主。而谷类食物含有丰富的碳水化合物，是提供人体所需能量的最经济和最重要的食物来源，也是提供 B 族维生素、矿物质、膳食纤维和蛋白质的重要食物来源，其主要作用是提供能量、维持血糖、节约蛋白质、抗生酮等。孕妇和胎儿脑细胞的代谢和胎盘也都要靠消耗血糖来得到能量。同时，谷类中的 B 族维生素中的泛酸、烟酸、维生素 B_1 及少量的维生素 B_2 等，是胎儿神经系统发育所必需的。谷类食物中也还有一定的植物固醇和卵磷脂，能促进胎儿神经发育。B 族维生素对孕期反应如妊娠剧吐，具有很好的减轻作用，能够促进消化液的分泌，增进食欲。如果主食吃得过少，机体会动员脂肪或蛋白质来供能，不仅易发生低血糖，还可能产生对神经系统有毒性作用的酮。如果过多进食高脂肪高蛋白质食物，也会增加孕妇的肝、肾负担。因此，孕妇在孕期，应保持营养均衡的膳食，在怀孕早期无明显早孕反应的孕妇，应继续保持孕前平衡膳食，而对于孕吐比较明显或者食欲不佳的孕妇，应尽可能摄入富含碳水化合物的谷薯类主食。

五、想怎么吃就怎么吃

怀孕期间不应该随心所欲地吃自己想吃的东西，对一些食物还是应该有所忌讳。以下食物孕妇应少吃：

(一)冷饮

孕期胎盘产生的大量孕激素,可以使肠道平滑肌张力减小,胃肠蠕动减弱,胃酸酸度减低,胃肠对冷饮刺激非常敏感。如果孕妇饮用过多的冷饮,就会使胃肠血管突然收缩,胃液分泌减少,消化功能减弱,从而出现食欲下降、消化不良、腹泻、胃痉挛等症状。同时,由于孕妇的呼吸道黏膜往往充血并产生水肿,如果突然吃很多冷饮,充血的血管会突然收缩,导致血流量减少、局部抵抗力下降,严重时会引起上呼吸道感染和扁桃体炎症等。此外,胎儿对冷的刺激比较敏感,当孕妇饮用冷饮时,会引起胎儿躁动不安,胎动变得频繁。所以,孕妇应有节制地吃冷饮。

(二)刺激性食物

刺激性食物,主要是指葱、姜、蒜、辣椒、芥末、咖喱粉等调味品和蔬菜。这些食物用于调味或做菜,可以促进食欲、促进血液循环,以及补充人体所需的维生素、微量元素。但孕妇如果经常使用辛辣食物,一方面会加重消化不良和便秘或痔疮的症状,另一方面也会影响对胎儿的营养供给,甚至会影响分娩。

六、为了保持正常体重,不应该摄入脂肪

脂肪是孕妇体内不可缺少的营养物质,胎儿神经系统的发育及细胞膜的形成都需要脂肪参与。而且脂肪还有利于脂溶性维生素 E 的吸收,起到安胎的作用。此外,脂肪还有保护皮肤、神经末梢、血管及脏器的作用。所以,孕妇的食物中,脂肪也是不可或缺的。建议孕妇每日膳食中脂肪的供给量要达到 20%~30%。

七、水果可以代替蔬菜

虽然蔬菜和水果中都含有维生素,但与蔬菜相比,水果中的维生素和矿物质含量明显偏低。而且有些特殊物质都是水果所不具备的,如大蒜中含有辣素和硫基化合物,胡萝卜里含有的β-胡萝卜素等。此外,蔬菜中还有大量的纤维素,这些也是水果不能相比的。孕妇肠蠕动较弱,多吃蔬菜可以增强胃肠蠕动,

缓解便秘。水果虽然能提供维生素，但如果孕妇长时间不吃蔬菜，则可出现便秘、肠道环境紊乱等症状。

八、孕妇应远离茶叶

很多人认为茶叶中含有的咖啡因对胎儿发育有较大的影响，因此很多孕妇就会认为，怀孕后就应该远离茶叶。但并不是所有的茶叶都不能喝。有些茶叶，不仅不含咖啡因，还有一些在孕期帮助孕妇修身养性的作用。一些花草茶，如菊花茶、玫瑰花茶、菩提茶、薄荷茶等，具有缓解呕吐症状、安神及舒缓疲劳的作用，可以饮用。但在选择花草茶时，也要遵循专业人士的意见，饮用量也不宜太多。

九、孕妇多吃水果，孩子皮肤白

孩子的皮肤颜色很大程度上和父母遗传基因有关，孩子皮肤的颜色是由基因决定的，并没有证据表明，孕妇多吃水果可以影响胎儿的皮肤颜色。但孕妇适量吃水果对自己和胎儿还是有很大的益处的。

十、孕妇专用食品营养高应该多吃

很多时候孕妇专用食品是厂家的噱头，因为一旦贴上"孕妇专用"，可以身价大涨。但孕妇专用食品的营养指标五花八门，很多还只是采用企业本身的标准，国家没有相关标准，只要达到厂家的标准就算合格。因此，很难说孕妇专用食品的营养价值就高。同时，孕期注意饮食和营养是必要的，但并不是越多越好。如果孕妇在孕期盲目摄入营养物质，容易使身体的营养含量超出正常数值，从而产生副作用，严重者还会导致流产、早产等。

十一、动物肝脏毒性高，吃了会中毒

民间流传"吃肝脏会中毒"的说法，让很多人对肝脏望而却步。肝脏确实是体内最重要的营养合成器官，也是解毒器官，而且动物如有疾患，或服用过药物，或饲料中污染物多，毒素可能在肝脏中长期积累。但是,只要食用经过动物检验检疫合格的产品,注意控制摄入量和烹调方法,一般不会发生中毒。尤其是孕妇或哺乳期女性,因为各种营养素的需求量高于一般成年人,尤其孕中期以后由于血容量的稀释,孕妇容易发生贫血,动物血、肝脏及红肉中含铁量较为丰富,且易吸收,因此中国营养学会建议孕中晚期每天可增加 20~50g 红肉,每周 1~2 次动物血制品和肝脏,每次 20~50g,以满足孕期对铁的增加需求。

十二、怀双胞胎就要吃两倍的食物

有人认为,怀双胞胎就要吃双倍的食物,这样才能保证营养,这种看法是错误的。孕育双胎确实需要摄入更多的能量和营养素才能满足孕期的需要,但也不意味着需要两倍的摄入。和单胎孕妇一样,双胎孕妇饮食要尽量健康均衡,为孩子提供全面的营养,同时要达到适宜的体重增长,保证胎儿的正常生长发育。根据 IOM 推荐,孕前体重正常的双胎孕妇整个孕期体重增长 16.8~24.5kg,超重者增长 14.1~22.7kg,肥胖者增长 11.4~19.1kg。若体重增加过多,双胎孕妇也会增加妊娠期高血压疾病的发生危险。双胎孕妇由于子宫增大明显,会比单胎更频繁感觉胃灼痛,要少食多餐,以减轻症状。由于双胎孕妇贫血、子痫前期、早产、低出生体重等疾病发生风险较高,孕期要注意摄入富含蛋白质、维生素、铁、钙和其他微量元素的食物,纠正不良生活方式和饮食习惯。

十三、红糖、红枣是补血食品,要多吃

红糖和红枣含一些非血红素铁,但是含量有限,摄入量也有限,不足以达到补铁的效果。不过如果孕妇需要用糖调味,与白糖或蜂蜜相比,红糖比可以提供较多的微量元素。此外,经过炖煮的红枣有利于提高消化能力,还含有少量的维生素 C,对补血有一定好处。与非血红素铁相比,动物食品中含有的血红素铁不仅多,还更容易吸收。因此,瘦肉、动物肝脏和血制品等动物食物才是补血的佳品。

十四、防止妊娠期高血压疾病,孕妇应该忌盐

有的孕妇到了妊娠中期,会出现血压增高,是妊娠高血压疾病的主要表现之一。因为钠盐可引起血压升高,很多人就认为孕妇血压升高和摄入钠盐过多有关系,让孕妇严格限制食盐的摄入,甚至不吃盐。这是错误的。研究显示,限制钠的摄入并不影响妊娠高血压疾病的发生率,且会导致能量、蛋白质和钙等摄入不足。因此,孕期不过分限制盐的摄入。

妊娠期高血压疾病至今病因尚未完全明晰,但是该病与营养有一定关系,合理的日常饮食可以起到积极的预防作用。如孕期过多能量摄入可导致孕妇肥胖,引发妊娠高血压疾病;高糖、高脂、高蛋白饮食都是妊娠高血压疾病的危险因素。因此,孕妇要饮食清淡,膳食结构均衡,做好体重管理。此外,要适当补充含有叶酸的复合维生素和钙剂等营养素。

十五、吃高钙食物太多会导致胎儿头颅硬,容易难产

有不少孕妇担心吃高钙食物过多,会导致胎儿头颅变硬,将来会难产。这种担心也是多余的。单靠饮食补钙,食物中钙的摄入量很难超出安全范围,能达到推荐量就已经很不容易,所以不会出现胎儿头颅长得太硬的问题。钙是母体健康和胎儿发育的重要营养素,孕期缺钙不仅容易胎儿生长受限和早产,母体患妊娠高血压疾病、产后出血等概率也增高,因此,当孕妇单靠膳食不能满足身体对钙的需要时,要在医生的指导下额外补充钙剂。需要强调的是,过度补钙对孕妇和胎儿也不利。孕妇每日钙的最高摄入量是 2 000mg,补钙剂量需要合理安排,避免超量。

第三节 哺乳期(含产褥期)常见误区及应对

一、坐月子不能吃蔬菜水果

部分地区流传一些习俗,如蔬菜水果属于生冷食物,蔬菜

水汽大,产妇吃了会受寒血瘀等。这些说法是错误的。产妇由于分娩过程中体力消耗大,腹部肌肉松弛,加上卧床时间长,运动量小,导致肠蠕动减慢,容易发生便秘。新鲜蔬菜水果含有多种维生素(包括维生素 C 和维生素 B_2,橙红色和深绿色蔬果中还有丰富的胡萝卜素等)、矿物质、膳食纤维、果胶、有机酸等成分,可以改善食欲,增加肠蠕动,防止便秘,促进乳汁分泌,促进侧切或者剖宫产伤口愈合,是产后和哺乳期女性不可缺少的食物。乳汁中维生素 C 含量和产妇的膳食密切相关。如产妇不吃蔬菜水果,不仅会加重便秘、痔疮,还会造成某些微量营养素缺乏,影响乳汁中维生素和矿物质的含量,进而影响婴儿生长发育。

因此,不仅是产褥期,整个哺乳期女性都要重视蔬菜水果的摄入,每天保证蔬菜 500g,水果 200~400g。由于不同蔬菜水果的维生素 C 含量有所不同,要注意蔬菜水果的合理搭配,以绿叶蔬菜和橙黄色蔬菜为主,注意食物摄入的多样化。部分产妇分娩后消化能力弱,可以把蔬菜、水果做熟之后再吃,以促进消化。待身体恢复后,可以直接生吃水果。

二、产后多吃鸡蛋营养好

鸡蛋营养丰富,是我国产妇坐月子的传统食物,但也不是越多越好。每个鸡蛋的蛋白质含量约为 5~6g,和一杯牛奶差不多,但是含钙量远远不足,而且蛋黄胆固醇含量较高,不宜过多食用。优质蛋白质的来源包括肉蛋奶和大豆类食品,食物多样化才是最佳选择。建议产妇每天吃 1~2 个鸡蛋即可,适当增加禽、鱼、肉、奶类或大豆制品,可保证充足蛋白质摄入。

三、产后体虚要多进补

产后适当进行营养滋补是有益的,不仅有利于产妇康复,还可以有充足的母乳喂养营养。然而,每天鸡鸭鱼肉、大补特补属于滋补过量,对产妇和婴儿健康不利。过度滋补可以引起产妇肥胖,将来引发糖尿病、高血压等各种疾病,对女性以后的健康危害极大。此外，产妇营养过剩，乳汁脂肪含量也会增多，容易导致婴儿肥胖、脂肪泻等情况发生。

还有很多人认为人参补气血，产后大量服用人参是有害无益的。人参中含有多种成分对人体产生广泛的兴奋作用，服用后可以出现失眠、烦躁、心神不宁等不良反应，会影响产妇精力恢复。此外，人参虽然补气，但是食用过多可以促进血液循环，加速血液流动，影响胎盘剥离面的愈合，造成血性恶露增多。因此，按照哺乳期膳食推荐，食用各种食物，摄入全面营养素，才是补充营养的最佳选择。

四、下奶就要喝各种浓汤

乳母每天汤水摄入量与乳汁分泌密切相关，适量汤水对下奶有帮助。乳母每天应该补充水分，多吃流质食物，每餐保证带汤水的食物，如鸡汤、鲜鱼汤、豆腐汤等。但是，汤水的营养价值不高，尤其是各种浓白汤，白色多来自脂肪的乳化作用，汤熬的越浓白脂肪含量越高。过量喝汤会影响其他食物的摄入，导致营养不足，同时过度摄入汤水也会抑制乳汁分泌。喝汤也有些注意事项：一是餐前不宜喝太多汤，以免影响其他食物摄入；二是要注意喝汤的同时要吃肉，肉汤的成分只有肉的1/10，因此连汤带肉一起吃才能满足哺乳的营养需求；三是不宜喝多油浓汤，喝汤时应适当撇油，否则不仅会影响产妇的食欲和导致产后肥胖，也可以引起婴儿脂肪消化不良性腹泻。为保证营养，煲汤时也可根据产妇需求，加入对补血和催乳有帮助的食材。

五、产后要多吃大鱼大肉

很多人认为产后"气血双亏"，需要大补，多吃大鱼大肉才能为产妇进补，这种看法是错误的。产后比平时多吃些鸡鱼肉蛋等动物性食品，以补充优质蛋白质、促进乳汁分泌是非常必要的，但并非越多越好。过多摄入高蛋白食物，会加重胃肠道负担，影响蛋白质吸收，引起消化不良，并可能引起其他营养缺乏。此外，动物性食物过量摄入，导致能量和宏量营养素摄入过量，也可能引起产妇肥胖。因此,产后蛋白质摄入要充足,但不能过量。

六、产后饮食不能放盐

有地区习俗认为乳母吃盐婴儿会得尿布疹,从而在乳母的饮食中不放盐,结果产妇食欲下降,营养缺乏。吃盐过多确实有害处,可增加肾脏负担,也会使血压增高,但是忌食盐或者吃盐过少也是错误的。盐中含有钠,是人体必需的营养素,如果人体缺钠会出现低血压、头晕眼花、恶心、呕吐、食欲下降、乏力等表现。限制钠盐摄入,体内电解质平衡会受到影响,不但影响乳母食欲,也会造成婴儿缺钠,对身体发育不利。此外,由于乳母的乳汁要给孩子供应碘,食盐选择应当选碘盐,必须在整个哺乳期坚持用碘盐,以满足孩子营养需求。

七、产后要多喝红糖水

按我国民间习俗,产妇分娩后都要喝些红糖水。只要适量适时,对产妇和婴儿都有好处。产妇分娩时精力和体力消耗大,加之失血,产后又要哺乳,需要丰富的糖类和铁质供应。红糖是补血、供能的佳品,可以适当食用。但红糖也不能长期、大量食用。产妇如果食用红糖水过多,也会有害。红糖具有活血化瘀的作用,长期使用会对子宫复旧产生不良影响,可导致血性恶露增多,损害产妇健康;过多饮用红糖水还可以冲淡胃液,降低食欲。一般情况下,喝红糖水以不超过产后 7~10 天为宜。此外,红糖在储存、运输过程中不易保持洁净,容易滋生细菌,引发胃肠疾病。因此,喝红糖水要注意卫生,煮沸后饮用。

八、月子里饮食要精细,少吃五谷杂粮

产妇在坐月子期间,多会得到家人的特别关照,饮食多为加工精细的食品。这种做法是不正确的。乳母的维生素 B_1 和维生素 B_2 的需求增加,如果顿顿精米白面,很难达到摄入量。五谷杂粮中含有多种 B 族维生素,还含有丰富的钾、钙、镁、铁、锌

等矿物质,营养价值高,有助于提升乳汁质量。如果月子期间主食过于精细,只吃精米白面,容易导致产妇维生素 B_1 缺乏,从而引起乳汁中维生素 B_1 缺乏导致婴儿脚气病。此外,五谷杂粮中富含膳食纤维,既不容易发胖,又利于防治便秘。因此,主食要适当配备杂粮,粗细搭配,不仅可使膳食多样化,保证营养素供给,还可以发挥主食中蛋白质互补的作用,提高营养价值。

九、补钙就要多喝骨头汤

传统观念认为,补钙要多喝骨头汤,这种观点是错误的。骨头汤中虽然有钙,但是量不多。有研究显示 1kg 骨头熬汤 2 小时,汤中钙的含量仅为 20mg 左右。奶类及其制品才是补钙的最佳选择。哺乳期妇女每天需钙量 1 000mg,建议乳母每天喝牛奶 300~500ml,并多选择一些其他含钙丰富的食物,如虾皮、小鱼、豆腐、绿叶菜等,以便达到补钙的目的。如果不饮奶或者奶摄入不足,就需要额外补充钙剂 300~600mg。此外,乳母还应该补充维生素 D 或多做户外运动,以便增加钙的吸收和利用。

十、产后不需要戒烟戒酒

有的女性在怀孕时怕影响胎儿,能做到戒烟戒酒。但认为分娩后对孩子没有影响,又开始吸烟喝酒。这种做法是错误的,乳母吸烟喝酒也会伤害到自己和孩子。

烟草中尼古丁、一氧化碳、焦油等成分可随着烟雾进入血液中,有些有害物质不仅会影响乳汁分泌,也会随着乳汁进入婴儿体内。此外,婴儿的呼吸道脆弱,烟草有害成分的存积会导致孩子呼吸道黏膜受损,导致呼吸道感染,直接影响孩子生长发育。因此,乳母不仅要禁烟,房间中的其他亲人也应为母子创造良好的无烟环境,避免母亲和婴儿吸入二手烟和三手烟。

一些民间习俗认为适量饮酒可以增加泌乳量,这种说法是错误的。研究显示,母亲饮酒不但不能增加泌乳量,反而会抑制乳汁的分泌。此外,还有些人认为红酒度数低,乳母可以适量饮用,能起到安神作用。然而无论任何酒类都含有酒精,可以进入乳汁。母亲饮酒后立即哺乳,酒精会随着乳汁进入婴儿体内。由于婴儿的肝脏功能尚未成熟,不能对酒精进行充分代谢,会在血液中存积,进而损害婴儿健康。

十一、产后不用限制饮浓茶和咖啡

浓茶和咖啡中含有较多的茶碱及咖啡因,这些物质可以通过乳腺进入乳汁当中,进而被婴儿摄取,导致婴儿肠痉挛,影响婴儿睡眠质量,甚至可以引起婴儿烦躁。长期摄入对婴儿神经系统发育不利。此外,还有些含有咖啡因的食物如某些软饮料、巧克力等,也应该少吃。

十二、产妇"满月"后就可以节食减肥

很多女性认为"满月"以后就可以恢复正常饮食,甚至可以节食减肥,这是错误的看法。乳母的膳食状况是影响乳汁质与量的重要因素,乳母所吃的食物,不仅影响泌乳的能力,还在很大程度上影响母乳的质量,从而决定胎儿的健康。因此,乳母的营养供应要考虑婴儿健康和母体健康两方面。整个哺乳期的饮食对乳母和婴儿都非常重要,产妇"满月"以后,仍应该按哺乳期膳食推荐进行合理饮食,不应为恢复身材而盲目节食减肥,否则将会影响到母乳喂养的持续。乳母要想尽快恢复身材,要注意一是合理饮食,二是适当运动。

《中国居民膳食指南(2022)》中要求,与孕前相比,乳母每天主食要增加50g,绿叶蔬菜增加100g,奶增加200g,鱼或肉增加50g。因此,乳母应重视整个哺乳期的营养,以保证乳汁的质与量能满足持续母乳喂养的需求。

（宋 波 狄江丽）

第二十一章
新生儿低血糖症的预防和管理

>>>

　　新生儿低血糖症（hypoglycemia）是一种新生儿常见的临床代谢问题。新生儿低血糖症最大的危害是可能造成新生儿永久性脑损伤，导致严重的神经系统后遗症，影响新生儿远期生活质量。多数新生儿生后数小时内血糖降低，部分新生儿可出现持续或进行性血糖降低。对于新生儿低血糖的界限值尚存争议，目前多主张不论胎龄和日龄，全血血糖低于<2.2mmol/L（40mg/dl）、血浆糖<2.2~2.5mmol/L（40~45mg/dl）作为诊断标准，而低于2.6mmol/L（47mg/dl）为临床需要处理的界限值。

第一节　病　因

　　新生儿低血糖症原因多种多样，包括：

（一）糖原和脂肪储备不足

1. IUGR（宫内生长迟缓）或 SGA 儿。

2. 早产儿。

3. 巨大儿。

（二）耗糖过多

1. 围产期应激。

2. 败血症。

3. 窒息或 HIE。

4. 低体温。

5. 红细胞增多症。

6. 休克。

7. 妊娠糖尿病或胰岛素依赖性糖尿病母亲的婴儿。

8. 糖摄入量不足。

9. 母亲用药。

（三）高胰岛素血症

1. 糖尿病母亲新生儿。

2. 新生儿溶血病。

3. Beckwith 综合征。

4. 巨大儿。

5. 功能性胰岛 β 细胞增生。

6. 胰岛 β 细胞瘤。

7. 胰岛细胞增殖症。

8. 亮氨酸敏感。

9. 母亲用药。

（四）内分泌疾病

1. 垂体功能减退。

2. 生长激素缺乏。

3. 肾上腺皮质功能减退。

4. 甲状腺功能减退。

5. 胰高血糖素缺乏。

（五）遗传代谢障碍

1. **糖代谢障碍** 半乳糖血症、糖原贮积症、果糖不耐受。

2. **氨基酸代谢障碍** 枫糖尿病、甲基丙二酸血症、丙酸血症、遗传性酪氨酸血症。

（六）伴随其他疾病

1. **医源性** 静脉输注葡萄糖液骤停、交换输血后。

2. 其他。

第二节　临床特点

新生儿低血糖的表现,包括激惹、发绀、抽搐、呼吸抑制、呼吸暂停发作、少动、喂养困难、呼吸急促、尖叫、嗜睡或昏迷、低体温及肌力降低等。但这些局部或全身表现在患病新生儿常常也可见到,它们缺乏特异性,变化也较大,且相同血糖水平的患儿症状轻重差异也很大,无症状性低血糖较症状性低血糖多10~20倍。

第三节　诊　断

主要根据病史、临床表现、血糖确诊。

(一) 高危病史的新生儿

巨大儿或出生体重<2kg的新生儿;大于胎龄儿、小于胎龄儿或宫内生长受限新生儿;早产儿;胰岛素依赖型糖尿病或妊娠糖尿病母亲所生的新生儿;可疑败血症新生儿或疑有绒毛膜羊膜炎母亲的新生儿;具有低血糖症状的新生儿(激惹、呼吸急促、肌张力降低、喂养困难、呼吸暂停、体温不稳定、惊厥或嗜睡等);有明显围产期窘迫史或5分钟Apgar评分<5分新生儿;应用平喘药特布他林或β-受体拮抗剂母亲的新生儿;具有肝大、头小畸形、面部及中枢神经系统前中线畸形、巨体、巨舌或偏侧肢体肥大等体征的新生儿;患有红细胞增多症、ABO或Rh血型不合溶血病、RDS等病史的新生儿。

(二) 临床表现

有上述病史,伴不能解释的神经系统异常者应立即检测血糖。

(三) 血糖及其他血液学检查

血糖测定是确诊和早期发现本症的主要手段,生后1小时内应检测血糖,最好应常规对所有有高危病史的新生儿在出生30分钟内进行血糖筛查,且生后3小时、6小时、12小时、24小时检测血糖。对于诊断不明确者根据需要查血型、血红蛋白、血钙、血镁、尿常规与酮体,必要时做脑脊液、X 线胸片、心电图或超声心动图等检查。

第四节 治疗原则

新生儿血糖的监测及低血糖的预防和早期治疗对防止神经系统损伤有重要作用。

对于有高危因素的新生儿均需尽早开始母乳或配方奶喂养,母乳葡萄糖深度低于配方奶,但其酮体浓度高,可促进糖异生并增加糖原合成的前体,因而优于配方奶。新生儿血糖处在哪一个浓度应干预,必须符合其临床状态和特点。从实用的角度考虑,国内及国外的新生儿专家们分别制订了相关的筛查及干预流程图,详见图 21-1 及图 21-2。

在当代新生儿学中,低血糖的定义及干预方案一直存在争议,图 21-1 为我国新生儿专家封志纯等 2010 年发表的关于新生儿低血糖的干预流程图,与美国儿科学会制订的 2011 年版新生儿低血糖筛查和后续管理流程图(图 21-2)相比较而言,国内外对于有症状性低血糖的干预阈值及处理均无明显差异,但对于无症状性低血糖的干预存在一定差异。国内报道对于无症状性低血糖静脉输注葡萄糖的干预阈值更低,波动于 1.1~2.2mmol/L 之间且无临床症状时,治疗方案以加强喂养以升高血糖,对于有症状的低血糖婴儿及血糖监测水平 < 1.1mmol/L 的无症状新生儿,开始静脉输液葡萄糖,循序渐进调整输葡萄糖速度,直到血糖可维持在 2.8mmol/L 以上。而 2011 年的美国指南建议的是对于无症状的高危儿于出生至生后 4 小时血糖浓度低于 1.4mmol/L 或生后 4~24 小时低于 1.9mmol/L 应再喂养,并且再喂养后 1 小时重新检测血糖值。随后的血糖浓度仍分别低于 1.4mmol/L 或低于 1.9mmol/L,打算再喂养以后,有必要采用静脉输注葡萄糖。对于无症状的低血糖新生儿,其升血糖的方式更倾向于肠内营养,而其对于有症状新生儿及持续性低血糖

症的静脉输注目标血糖浓度为 2.2~2.8mmol/L,这一做法鉴于更高浓度的血糖只刺激胰岛素进一步分泌。

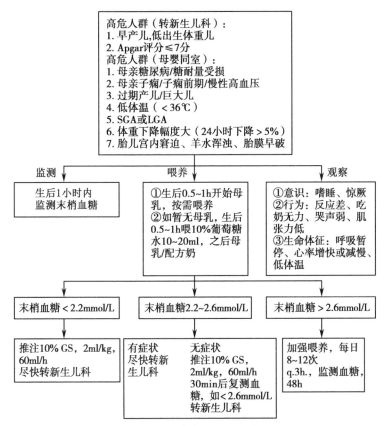

图 21-1 产婴区高危儿低血糖监测流程

如静脉输注葡萄糖 12~15mg/(kg·min),血糖浓度仍不能维持正常,可加用氢化可的松 5mg/(kg·d)静脉滴注,至症状消失、血糖恢复后 24~48 小时停止,激素疗法可持续数日至 1 周。在应用氢化可的松之前应完善血糖、胰岛素和皮质醇检查,以检测下丘脑 - 垂体 - 肾上腺轴完整性。

持续性低血糖可用胰高血糖素 0.025~0.2mg/kg 肌内、皮下或静脉注射。同时进一步检查排除高胰岛素血症,必要时应用

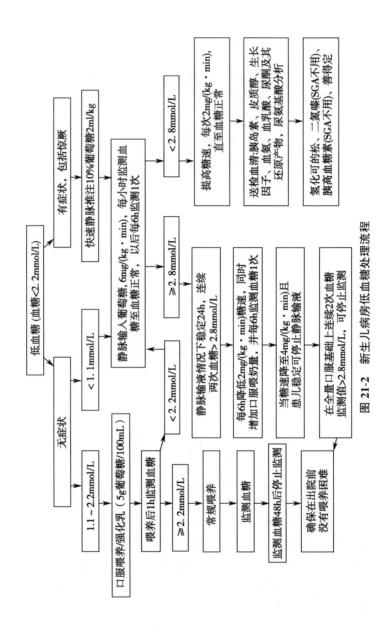

图 21-2 新生儿病房低血糖处理流程

二氮嗪和生长抑素。

积极发现及治疗原发病。如半乳糖血症患儿应完全停止乳类食品,以不含乳糖食品代替;亮氨酸过敏婴儿,应限制蛋白质摄入;糖原贮积症患儿应昼夜喂奶;先天性果糖不耐受症应限制蔗糖及水果汁等摄入。

治疗期间还需保持一定环境温度以降低热能消耗。

第五节　预　防

(一) 血糖筛查对象

新生儿低血糖症最容易发生在葡萄糖生成和生酮作用受损的新生儿。低血糖最常发生在小于胎龄儿、糖尿病母亲新生儿、晚期早产儿。母体和胎儿的其他因素也可使新生儿处在发生低血糖的危险中,临床医师可对有这些因素的患儿进行监测血糖。健康足月儿在完全正常的怀孕和分娩之后,不需要常规筛查和监测血糖浓度。

(二) 血糖筛查时间

出生后最初 1~2 小时,新生儿血糖浓度降低到 1.6mmol/L,然后升高并达到更稳定的浓度,生后 12 小时一般在 2.5mmol/L以上。在正常生理性最低点期间,是否筛查具有发生低血糖高危因素的无症状新生儿,仍有争议。糖尿病母亲新生儿在生后 1~12 小时都可能发生无症状低血糖症。相反大于胎龄儿或小于胎龄儿生后 3 小时血糖浓度就很低,这些新生儿到了生后 10天仍有发生低血糖症的危险。因此,应根据与新生儿个体有关的危险因素的频率和持续时间对这些高危儿进行筛查。

(三) 无症状性高危儿的筛查

应在生后 1 小时内进行,并持续到经过多次稳定的喂养周期以后。晚期早产儿和小于胎龄儿应每 2~3 小时喂养,并至少在最初 24 小时每次喂养前进行筛查。2 小时后,如果血糖浓度仍然低于 2.5mmol/L,喂养前应继续筛查。

（杨　杰　郑璇儿）

第二十二章
营养门诊健康教育技巧

第一节　健康教育的意义

一、新时代背景下健康教育的意义

《"健康中国2030"规划纲要》提出五项重点任务：普及健康生活，优化健康服务，完善健康保障，建设健康环境，发展健康产业。其中第一项任务便是健康促进的工作范畴。

二、营养门诊开展健康教育的意义

围产营养门诊是顺应新时代新健康要求而产生的门诊，主要针对孕产妇提供营养干预服务。行为指导是门诊的主要内容，开展行为指导就离不开健康教育，通过健康传播手段，对在围产阶段的妇女和孕产妇开展孕产期营养方面的健康教育，帮助孕产妇掌握健康的围产营养知识，树立健康观念，培养健康行为，从而减少因为营养问题而带来的健康危险因素，提高出生人口素质。

第二节　健康教育的概念

健康教育是指以传播、教育、干预为手段，以帮助个体和群体改变不健康行为和建立健康行为为目标,以促进健康为目的所进行的活动及其过程。这个过程包括信息传播和行为干预,使个体和群体掌握卫生保健知识,树立健康观念,自愿改变不健康行为,采纳健康行为和生活方式。

最终的目标是建立健康行为。围产营养门诊的目标之一是让孕产妇建立健康行为,能够通过饮食、运动调整及生活方式建立,控制好体重,保障母婴安全。

健康教育的过程是一个双向传播的过程。所以健康教育的效果需要评价,并通过效果评价,调整健康教育策略。

第三节　健康传播的方式

健康传播是健康教育的重要手段,有必要掌握健康传播方式,更好地开展健康教育。一般有以下几种常见的健康传播方式:①人际传播;②大众传播;③组织传播等。

一、人际传播及沟通讲课技巧

人际传播也称人际交流,是指人与人之间进行直接信息沟通的一类交流活动。人际传播可以分成个人之间、个人与群体之间、群体与群体之间三种形式。

个人与个人之间的传播有交谈、访问、咨询等直接交流形式,还有通信、电话、电子信件等间接形式。

个人与群体之间的传播有授课、报告、演讲、讲座等直接形式,还有电话会议、电视电话会议、网上交流等间接形式。

群体与群体之间的传播有同伴教育、自我导向学习、会谈、座谈、讨论等直接形式,也有电话会议、电视电话会议、网上交流等间接形式。

人际传播是门诊最常用的传播方式,三种形式贯穿在门诊交流的过程当中。举办科普讲座是围产门诊常见的健康传播手段,其优点在于简便、易行,演讲者一个人可以同时面对众多的听众,对场地、器械的要求不严,因而成为营养健康教育中常用的方法。医护人员要想讲好课,需要掌握一定的讲课技巧。

成功的讲课,可以准确地传递科学的营养信息,传播营养知识,引起听众的共鸣,从而达到动员听众、激发听众共同的营养实践行动,实现行为干预目的。讲课一般可分为三个阶段:准备阶段、演讲阶段和答疑阶段。

(一)准备阶段

包括了解听众、准备讲稿、准备教具、调整情绪。

1. **了解听众** 演讲者首先要明确要讲什么,预期效果怎么样,要达到什么目的? 这一切不仅取决于所讲的内容、表达的方式,还与听众密切相关。演讲的目的是感染、说服广大听众,要使演讲取得好的效果,必须首先了解你的听众。对听众了解得越详细、越深刻,演讲就越有针对性,成功的把握就越大。

2. **准备讲稿** 讲稿是讲课的依据,讲稿的结构可包括前言、主体及结论。内容方面,首先,讲究科学性,按照《健康科普信息生成与传播指南》要求,内容正确,没有事实、表述及评判上的错误,有可靠的科学证据(遵循循证原则),符合现代医学进展与共识。应尽量引用政府、权威的卫生机构或专业机构发布的行业标准、指南和报告,有确切研究方法且有证据支持的文献等。属于个人或新颖的观点应有同行专家或机构评议意见,或向公众说明是专家个人观点或新发现。不包含任何商业信息,不宣传与健康教育产出和目标相抵触的信息。其次,讲究适用性,针对公众关注的健康热点问题进行传播,健康科普信息的语言与文字适合目标人群的文化水平与阅读能力,避免出现在民族、性别、宗教、文化、年龄或种族等方面产生偏见的信息。另外,内容的逻辑应清晰,符合金字塔结构。还有,内容要有高度,能够让人产生思索,耐人回味。

3. **辅助教具准备** 辅助教具是指配合讲课而使用的仪器及教学材料,如 PPT、投影仪、幻灯、音响、医学模具、白纸等。人们之所以常常在演讲中使用辅助材料,是因为辅助教具有助于演讲者更形象、更生动地表达演讲的主题,增强演讲的效果。另外,还可以给观众以足够的时间去接受新的信息。每一种辅助教具都有各自的特征和适用条件,在演讲中是否要使用教具,使用哪一种教具,取决于演讲的内容、演讲场地的条件及听众的特征。PPT 的制作原则是简洁,突出关键信息。

4. 调整情绪 一般地讲,紧张是讲课前常见的现象,即使是职业演讲者也不总是镇定自若,而对于缺乏经验的演讲者这种现象就更加普遍,更加突出了。究其原因,紧张是因为演讲者心里没"底",即害怕不能很好地把握自己、把握听众以达到预期的效果。而往往紧张确实又会影响讲课的效果,因此,要学会自我控制,调整情绪。调整情绪可以通过熟悉讲稿、腹式呼吸、反复训练等方法让自己镇定。

(二)演讲阶段

主要通过语言的表达和身姿语的表达来实现健康传播的目的。在此重点介绍开场技巧、语言表达的技巧、身姿语表达的技巧及其规律。

1. 开场 介绍主题,建立共识。良好的开始是成功的一半。对于一个紧张的人,开场前要调整情绪,上了讲台先深吸一口气,停顿一下,再开始自我介绍。开场介绍常用三段内容:打招呼,自我介绍,介绍今天的讲题和本讲题对大家带来的益处。开场介绍之后如何有趣地进入主题呢?需要设计开场白:可以讲故事、提出问题、引用名言、或者说说自己碰到的与主题相关的案例、播放视频短片等。

2. 语言表达要点 语言表达要关注语速、语调、音量、吐字清晰、停顿。

(1)语速:语速适中,防止过快过慢。过快,听众没有足够的时间接纳新的信息;过慢,则易使听众昏昏欲睡。但也不要自始至终以一种速度演讲,这样也会使听众感到厌倦。一定速度的变化,有助于演讲者表达情感,调动情绪。

(2)语调:演讲要有激情,这种激情常常靠一定程度的语调的变化来表达,通过语调的变化来强调重点,突出主题。

(3) 音量：音量适中，讲话要让所有的听众听到，若有疑惑，应确认一下。但也要注意声音洪亮有力并不等于声嘶力竭地呐喊，一定要适度。

(4) 吐字清晰：口齿要清楚，吐字清晰，不要含糊不清，不要吞音，要让所有人清晰听到所讲内容。

(5) 停顿：演讲者要学会控制演讲节奏，以节奏的变化表现不同情感的变化，必要时可使用停顿，但停顿的时间不要过长，同时注意停顿时切忌有"啊""吧""啦"等语病。

3. 身姿语表达要点 身姿语是用身体的动作表示某种意义。身姿语不仅能传递信息，还能通过发挥其替代、辅助、表露、调适的功能来增强语言效果，影响人际互动。身姿语包括着装、面部表情与眼神、站姿、手势、身体移动等。

(1) 着装：讲者的着装一定要得体、大方，符合职业特点。

(2) 眼神与表情：表情一定要自然，要随时关注着每一位听众，与他们经常保持目光接触。罗曼·罗兰说：面部表情是多少世纪培养成功的语言，比嘴里讲得更复杂到千百倍的语言。讲者面带微笑，笑是没有副作用的镇静剂。

(3) 站姿：讲者要自然站立，重心要稳，切忌双脚交叉站立，切记摇晃，站的位置要注意不要挡住听众的视线。

(4) 手势：人们在演讲中，往往用手势来强调或描述某个观点或某种事物，但手势一定要用的合适，用得自然，就像交谈那样自然，切忌把手势始终固定在某个位置上，也要避免连续用手势，否则，就像表演一样滑稽。

(5) 移动：为了增强语言的效果，讲者有时候需要移动。向前移动可以强化听众的感受力；向后移动具有松弛缓和的效果；左右移动具有调适、均衡或转换话题、对象等的作用；站起来表示"正式"；坐下来表示为了"较非正式"或"研讨"。移动可以根据情景而应用，不要太多，要照顾所有听众。

4. 结束语 结尾在讲课中是重要的环节，不可或缺。结尾主要是回顾总结、浓缩重点、讨论应用、肯定互动，最后可以感谢祝福学员，也可以激励学员。

(三) 答疑阶段

讲课之后,讲的内容若能引起听众的兴趣,答疑则是必不可少的一部分。概括地说,答疑的原则为倾听、建立与听众的联系、分析问题、澄清问题、答疑。

1. **倾听**　讲者在答疑时首先要学会倾听,要全神贯注地听,对提出的问题要给予高度重视。无论所提问题是什么,都要让对方说完。

2. **建立与听众的联系**　要用积极的态度,耐心解答听众的每一个问题,并且确认自己的回答是否让听众满意。

3. **分析问题**　回答问题时,要分析还有哪些潜在的问题会提出来,要准备足够的资料,推理过程要严密,不要有漏洞。

4. **澄清问题**　听到问题后,要仔细分析,若有疑问,则要请提问者再重复一遍,如果是一个问题里含有几个问题的话,应该让提问者一个一个地提,然后逐个解答。

5. **答疑**　在回答问题之前要考虑到提问者的背景和知识层次、知识结构,尽力避免用专业术语。

二、大众传播及门诊应用技巧

大众传播是指职业性信息传播机构和人员通过广播、电视、电影、报纸、期刊、书籍等大众媒介和特定传播技术手段,向范围广泛、为数众多的社会人群传递信息的过程。

(一) 大众传播的特点

利用大众传播渠道开展健康教育,可以使健康信息在短时间内迅速传及千家万户,提高人们的健康意识。加强对大众传播的特点和客观规律的研究,将有助于改变健康传播的质量,提高健康传播的效果。

1. **大众传播的一般特点**

(1)传播者是职业性的传播机构和人员,并需要借助非自然的特定传播技术手段。

(2)传播的信息是公开的,公共的,面向全社会人群。

(3)传播信息扩散距离远,覆盖区域广泛,速度非常快。

（4）传播对象虽然为数众多，分散广泛，互不联系，但从总体上来说是大体确定的。

2. 大众媒介的共同特点 凡是具有大众传播活动特征的传播活动中应用的媒介均属于大众传播媒介。大众传播媒介主要包括广播、电视、网络、报纸、杂志、书籍等媒介，此外，健康教育中经常使用并广泛散发的卫生标语、卫生传单，以及置于闹市等公共场所的卫生宣传画廊等，也都属于大众传播媒介范畴。这些媒介在传播方式、对象等方面各有自己的特点同时又具有一些共同点。

（1）通过机械性、技术性质媒介传播信息，传播者与受传者之间的关系是间接性的。

（2）覆盖面广，资源利用率与传播效率高。大众传播媒介拥有广大的受众，具备任何其他传播方式都不能达到的影响面。大众媒介的网络，覆盖了几乎社会的各个角落，把千千万万散在各处的人们联系起来。

（3）大众传播媒介面向整个社会，具有公开性，负有重大的舆论导向和社会责任。

（4）大众传播媒介具有时效性。即传播信息一要新，二要快。针对当前社会人群中普遍存在的健康问题或重点卫生工作，可以迅速通过适宜的大众媒介进行宣传教育，广而告之。

（5）传播材料的统一成批生产与重复利用，可以确保信息的标准化和规范化。视频、小册子、广播录音节目等，一般都可以成批复制。

（二）大众传播媒介的选择原则及门诊应用

健康传播者应当在不同规模的健康促进项目的传播活动中，依据传授双方实际情况，运用不同传播策略和媒介，在工作中选择最佳的方法组合，扬长避短，相互补充完善，进而完成健康传播的目的和任务，取得预期传播效果。注意保证效果原则、针对性原则、速度快原则、可及性原则、经济性原则。

在营养门诊应用中，考虑到大众传媒的快速特点及可重复特点，在门诊对孕产妇可以开展一些具有针对性的健康处方、宣传折页、视频播放,对于需要广泛传播的新知识和信息,可以利用广播、电视、新媒体等手段。

第四节　营养门诊的健康传播影响因素

营养门诊要作好健康教育,就要了解影响健康传播的因素有哪些,通过对影响因素的控制可提高健康教育的效果。

1948 年拉斯韦尔提出被誉为传播学经典的传播过程的文字模式,即"5W"模式,又称"五因素模式"。这个模式是说传播活动的因素结构应该能够回答五个问题:谁(who);说了什么(say what);通过什么渠道(through what channel);对谁(to whom);取得什么效果(with what effect)。

它虽不能解释和说明一切传播现象,但抓住了问题的主要方面。传播模式不但表述了一个完整的传播结构,还进而提出了五部分的研究范围和内容,从而形成了传播学研究的五大领域,为传播学研究奠定了基础(图 22-1)。

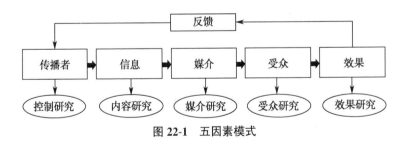

图 22-1　五因素模式

施拉姆双向传播模式:施拉姆用双向传播模式把传播描述为一种有反馈的信息双向循环往复的过程,为传播学重视反馈的研究作出了贡献。

营养门诊的健康教育就要从以上五个方面作细致的策划:传播者需要有一定的业务背景和传播能力;传播的孕期营养信息要有科学性和适用性;可以通过人际传播方式,也可以通过大众传播方式,也可以组织活动进行健康教育传播;要清楚自己的受众是什么人,针对不同受众设计不同的健康教育方式和内容;作为双向传播,要重视评价和反馈的重要性,对进行的健康教育行为要进行评价,分析取得的效果并反馈。

(游 川)

第二十三章
围产营养门诊建设

>>>

围产营养门诊是开展女性备孕、孕期及产后营养筛查和管理的重要工作形式。本章将针对围产营养门诊建设的制度、工作流程、工作内容等进行举例介绍，为广大妇幼保健工作人员提供借鉴。

第一节　建立围产营养门诊工作小组

各医疗及妇幼保健机构可根据本院情况设立围产营养门诊领导小组，并建立由相应资质的专业人员组成的工作小组。

一、领导小组构成及职责

领导小组可包括业务院长、产科主任、营养科主任、医务处主任、护理部主任、宣传科主任、围产营养门诊负责人等。

领导小组职责包括：

(1)负责组织、协调各部门支持围产营养门诊开展相关工作。

(2)负责制订营养门诊发展目标、工作内容。

(3)定期组织对本院工作的检查和督导工作，并提出改进意见和建议。

(4)定期组织本院相关医务人员的学习。

(5)开展对辖区医疗机构医务人员的相关培训，并负责对所管辖区医疗机构营养门诊相关工作的督导及检查。

(6)负责健康宣教内容的审核和相关宣教资料的制作。

二、工作小组构成及职责

围产营养门诊工作小组成员可包括产科医师、取得专业资质的营养师、接受过营养专业培训的护士或内分泌医师等,围产营养门诊负责人应具有医学专业中级及以上技术职称。围产营养门诊的人员配备应根据各妇幼机构的分娩量进行合理配备。

围产营养门诊工作小组职责包括:

围产营养门诊工作内容为对备孕、孕期及产后女性进行营养与代谢性疾病的筛查、评估及指导,服务对象包括备孕、孕期及产后女性,主要工作内容应包括营养筛查、营养评估、营养相关疾病的防治及随访。

(一)围产营养门诊负责人

全面负责科室医疗、教学、科研、绩效等管理工作。

(二)围产营养门诊医师

承担相应的医疗、教学、科研工作,具体工作职责包括:

(1)对孕前代谢性疾病,如肥胖、糖尿病、高血压、高血脂、多囊卵巢综合征进行营养干预。

(2)正常及高危孕妇孕期及孕前营养咨询、宣教及指导。

(3)对孕期营养相关疾病或可能存在的营养相关问题,如妊娠剧吐、妊娠期贫血、妊娠糖尿病、妊娠期病理性高脂血症及孕期体重增长过快或过慢、胎儿生长过速或受限等进行膳食营养干预,制订出个体化的指导方案,包括规范的诊治流程及医学营养治疗方案。

(4)对营养代谢性疾病患者定期复诊,复诊内容包括了解、记录并指导膳食及运动,重视监测胎儿生长发育情况,并根据监测、随访情况随时进行膳食处方的调整。

(5)病房会诊。

(6)产后复查:营养代谢性疾病患者定期产后复查。

(7)承担相关教学任务,定期为进修医师、住院医师进行、区县妇幼保健机构相关人员进行孕期营养及妊娠糖尿病营养治疗相关培训。

(8)承担相关课题的科研工作。

（三）围产营养门诊护士

承担营养筛查、健康宣教、科研辅助工作，具体职责：

(1)负责分诊，维持就诊秩序。

(2)负责营养因素的高危筛查，包括：①负责指导孕妇填写高危筛查表，并进行膳食、生活方式及运动评估；②高危筛查表的审核与分类，确保信息的准确性与完整性；③按照高危孕妇纳入标准，将筛查出的正常孕妇、高危孕妇及疾病孕妇分别预约至不同的管理流程；④清楚告知营养管理流程及注意事项。

(3)承担不同孕妇的健康宣教、咨询及指导。

(4)负责妊娠糖尿病一日门诊相关工作：①开课前的课程介绍，核对并发放个体化膳食处方；②管理课堂秩序，负责宣教室听课桌椅的摆放及归位，保管好课件；③一对一指导孕妇使用血糖仪自我检测血糖；④一对一指导孕妇自我注射胰岛素；⑤负责营养门诊的日常管理工作，定期复印及叠放膳食处方，设备申请和耗材的领用及补充。

（四）科研辅助护士

(1)受试者的随访（包括电话随访），查找病历，资料入机。

(2)参与科研项目的相关会，及时了解科研目的与要求，配合完成样本的收集与提取。样本入超低温冰箱保存，登记完整有序。

(3)保管科研用样本登记记录，保证资料的完整性。

(4)负责超低温冰箱的检查及管理。每日登记室温及冰箱温度，接到临时停电通知时，随时检查冰箱情况，必要时及时报修，确保样本保存完好。

第二节　场所及设备配备

建立围产营养门诊应该有固定场所，标识明显，场所面积可根据各助产机构分娩人数进行设定。工作用房应满足候诊、门诊诊疗、健康宣教等需求。有条件的机构还可设置单独的健康宣教教室，以及妊娠糖尿病一日门诊宣教室等。

围产营养门诊应配备电脑、体重秤、食物模型、食物宝塔模型、食物交换份模型、宣传栏、血糖仪等。有条件者可配备身体成分测量仪器，膳食营养分析软件辅助进行膳食筛查、评估及各类人群个体化处方制订、随访等临床工作及科研数据的收集等。

第三节　建立管理制度、工作制度及工作流程

一、孕早期全员筛查流程

建立孕妇不同人群管理流程（图 23-1）：于妊娠早期孕妇来院就诊时，收集个人信息并进行高危因素筛查，将来院孕妇分为低危、高危与疾病人群，并进行全员、全程、分等级管理。

基于围产营养信息化管理工具的孕早期全员筛查流程如下（北京妇产医院模式，供参考）：

（1）请孕妇本人扫描二维码加入围产营养信息化管理平台，根据提示完成个人信息与高危因素筛查表（表 23-1）的填写。

表 23-1　孕期营养高危及疾病人群筛查表

项目	筛查内容
基本信息	1. 孕妇年龄 2. 末次月经日期 3. 目前孕周 4. 职业 5. 文化程度
一般情况	孕妇身高、孕前体重、目前体重，孕前 BMI
本次妊娠	1. 胎数：单胎、双胎或三胎及以上 2. 是否存在贫血

续表

项目	筛查内容
糖尿病史	1. 糖尿病类型：1 型糖尿病、2 型糖尿病或其他类型糖尿病 2. 糖尿病病史时间 3. 治疗方式：生活方式干预、药物治疗（口服降糖药、胰岛素）
其他既往史	1. 高血压 2. 高脂血症 3. 甲亢 4. 甲减 5. 反复外阴阴道假丝酵母念菌病（VVC）（两次及以上） 6. 乙肝表面抗原阳性 HBsAg（+） 7. 贫血或首次检查血红蛋白大于 130g/L 8. 多囊卵巢综合征（PCOS） 9. 其他
家族史	1. 糖尿病家族史：包括父母、兄弟姐妹 2. 高血压家族史：包括父母、兄弟姐妹 3. 高脂血症家族史：包括父母、兄弟姐妹
孕产史	1. 孕产次 2. 多胎妊娠史 3. 自然流产史 4. 早产史 5. 巨大儿分娩史 6. 低出生体重分娩史 7. 畸形儿分娩史，包括畸形类型 8. 既往妊娠并发症 （1）妊娠期糖尿病 （2）妊娠期高血压或子痫前期 （3）胎儿宫内生长受限 （4）甲亢 （5）甲减 （6）血液病 （7）心脏病 （8）其他

　　（2）在信息化平台医生端进行高危因素筛查表信息核对，与孕妇本人逐项核对填写内容是否准确、完整。

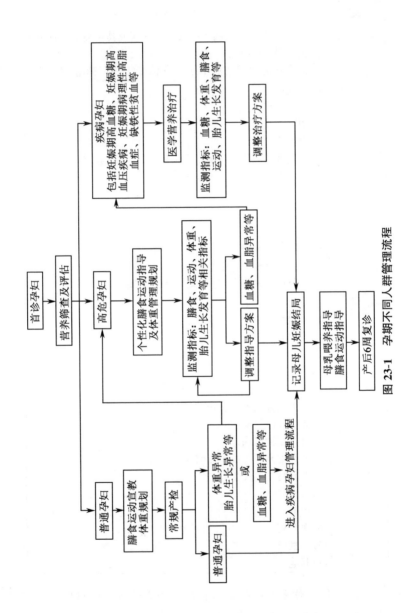

图 23-1 孕期不同人群管理流程

（3）根据高危因素筛查表调查结果和高危孕妇纳入标准筛查出高危、疾病孕妇与正常孕妇。

（4）高危孕妇纳入标准：高龄初产；BMI<18.5kg/m^2；BMI≥24kg/m^2；糖尿病家族史（一级亲属），不良孕产史（自然流产2次以上、死胎、死产、早产、胎儿畸形）；巨大儿分娩史；低出生体重儿分娩史，孕妇本人出生体重≥4 000g；妊娠早期空腹尿糖反复阳性；孕前或孕早期空腹血糖或葡萄糖耐量受损；妊娠糖尿病史；多囊卵巢综合征；多胎；孕期增重过多；孕期增重过少；胎儿偏大；胎儿偏小。

（5）疾病组纳入标准：孕前糖尿病、高血压、血脂代谢异常、冠心病；妊娠期糖尿病、妊娠期高血压、妊娠期病理性高脂血症；妊娠合并甲状腺疾病；高尿酸血症；铁缺乏及营养不良性贫血、低蛋白血症等。

（6）根据初筛登记结果，指引高危孕妇接受个体化膳食评估、一对一膳食处方制订并定期复诊，疾病孕妇进行医学营养治疗，正常孕妇安排给予孕期膳食指导。

二、正常孕妇的营养指导流程

从早孕期开始对所有在院建档的孕妇给予孕期营养干预，体重增长的规划，给予全程、全员、分层管理：

（1）指导孕妇填写围产内分泌代谢科设置的高危筛查表进行筛查分组。

（2）低危孕妇出具筛查报告（图23-2）进行膳食指导，内容包括妊娠期膳食宝塔，掌握孕期合理膳食；孕期体重监测及管理；孕期合理运动；膳食补充品的正确食用。

（3）对于孕期营养相关问题由围产内分泌代谢科医生给予咨询及解答。

首都医科大学附属北京妇产医院 (围产营养门诊)
营养高危因素筛查报告

基本信息:

登记号:		姓名:		出生日期:	
年龄:	36岁	末次月经:	2021-02-18	孕周:	8周1天
预产期:	2021-11-25	职业:	机关	文化程度:	研究生及以上学历
出生体重:	2.5kg到4kg	孕妇身高:	165cm	孕前体重:	53kg
现在体重:	55.00kg	BMI:	19.47kg/m²	主诊组:	3

既往病史:

糖尿病:无; 高血压:无; 高脂血症:无; 多囊卵巢结合征(PCOS):无; 甲亢:无;
甲减:无; 反复外阴阴道假丝酵母菌病(VVC)(两次及以上):无;
乙肝表面抗原阳性HBsAg(+):无; 贫血:无; 血红蛋白大于130g/L:无; 其他:无;

家族史:

糖尿病家族史:无 高血压家族史:无

婚育史:

第2次怀孕 分娩过1次 上次分娩时间:2014-03-07 自然流产次数:0
无早产(28~36周分娩) 足月分娩次数:1次 分娩过大于4kg (8斤) 的巨大儿:4.2kg

本次妊娠:

单胎

▍膳食、运动、生活方式评估结果：

怀孕后与孕前食量相比：显著减少；　您的膳食偏好：荤素均衡；
粮食类食物：偶尔吃粗粮（每周1~5次）；
吃零食、点心（例如蛋糕、饼干、薯条、中式点心、话梅等）的习惯：偶尔吃（每周1~3次）；
喝含糖饮料的习惯：几乎不喝或完全不喝（每周<1次）；
点外卖或外出就餐情况：几乎没有（每周<1次）；　规律进餐情况：规律；
是否食用碘盐：间断食用；　膳食补充剂：服用含叶酸的复合膳食补充剂每天1片；
身体活动：偶尔活动（每周1~3次），每次至少30分钟）；
排便情况：正常（每日排便1~2次或1~2日排便1次）。

▍测评结果：

您属于高危人群，请到围产内分泌代谢科接受个体化膳食、运动管理
年龄：≥35岁；既往孕产史：巨大儿分娩史

▍孕早期膳食运动建议：

孕早期无需额外添加食物摄入量，孕吐严重者可少量多餐，保证摄入必要量碳水化合物
注意补充叶酸、常吃铁丰富的食物，并选用碘盐
早孕是流产的高危时期，不建议进行剧烈运动
应根据自己的身体状况和孕前运动习惯，结合主观感觉选择活动类型，量力而行、循序渐进

▍孕期体重规划：

孕前BMI/(kg·m⁻²)		总增重范围（平均）/kg	孕中晚期增重速度平均（范围）/(kg·周⁻¹)
孕前体重不足	<18.5	12.5~18（15）	0.51（0.4~0.58）
孕前标准	18.5~23.9	11.5~16（12.5）	0.42（0.35~0.5）
孕前超重	24~27.9	7~11.5（9）	0.28（0.23~0.33）
孕前肥胖	≥28	5~9（7.5）	0.22（0.17~0.27）

孕早期（0~13周）建议增重不超过2kg，建议妈妈关注自己的体重。
请每周测量并记录体重，正确测量方法：清晨、空腹、排空大小便、穿同样多的衣服、赤脚测量。
体重记录：打开公众号"围产营养在线管理工具"，点击进入"健康中心"-"孕期体重管理"-"记录体重"。

请您建档时进行孕中期评估。

图 23-2　筛查报告

（4）监测随访：建议孕期增重过快或增重不足的孕妇，以及胎儿生长不理想（生长过速或过缓）者，随时到围产内分泌代谢科进行咨询及指导，就诊时携带近期膳食日志、运动情况及体重

记录。

(5)根据孕妇具体情况必要时给予个体化营养评估及膳食处方。

三、高危及疾病孕妇的营养指导流程

(一)营养评估

通过对个人信息及健康状况、婚育史、疾病史、家族史、膳食及补充剂摄入状况、生活方式、运动问卷调查、体格检查(身高、体重、身体成分测量等)、实验室检查(血糖、血脂、血红蛋白、维生素水平等)等进行综合评定,形成营养评估报告(图 23-3)。

(二)个体化指导方案制订

1. 膳食处方的制订

(1)根据理想体重(理想体重 = 身高 −105)计算日需能量。

轻体力活动人群每千克理想体重按 30~35kcal 推荐,超重者按每千克理想体重按 25~30kcal 推荐,肥胖者按每千克理想体重按 20~25kcal 推荐,孕中晚期需增加 200~300kcal/d。一般孕早期热量不低于 1 500kcal/d,孕中期不低于 1 600kcal/d。

(2)三大产能营养素的分配:碳水化合物、蛋白质、脂肪的供能比分别为 50%~60%、15%~20% 及 25%~30%。

(3)合理分配餐次,鼓励少量多餐。

(4)指导合理选择碳水化合物、蛋白质、脂肪类食物。

(5)指导合理食用水果、坚果类食物。

2. 运动干预 推荐中等强度的体力活动,如快走每日至少 30 分,鼓励每周至少坚持 5 天。

3. 制订个体化的体重增长目标 根据不同孕前体重制订不同的体重增长目标,孕前不同 BMI 推荐详见附录增重建议。

4. 健康宣教 为了很好理解及执行膳食、运动干预方案,对孕妇提供一对一健康宣教并发放宣教材料,以帮助理解及记忆。宣教内容包括:

围产营养门诊
孕期营养快速评估报告

| 基本信息:

登记号: _____　　姓名: _____　　年龄: 34岁　　孕周: 13周2天

身高: 162cm　　孕前体重: 68kg　　BMI: 25.95kg/m²　　胎数: 单胎

| GDM评估结果:

亲爱的孕妈妈,您已患有糖尿病,需要引起重视
妊娠糖尿病对孕妈妈和宝宝可能造成多种近、远期的不良影响:
- 孕妈妈: 增加早产、子痫前期、剖宫产和肩难产等高危妊娠的风险,以及远期患2型糖尿病的风险;
- 宝宝: 增加发生新生儿低血糖的风险,同时未来成年期发生超重/肥胖,与患2型糖尿病的风险也增加
因此,建议孕妈妈及时向医生咨询,并注意监测孕期血糖情况,定期复诊

| 膳食调查结果:

调查方法: 食物频数法(FFQ)

膳食摄入情况与孕早期膳食宝塔对比图

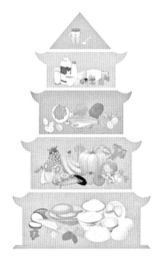

食物种类	推荐值	该孕妇平均食用量
油	25~30g	0g
奶类	300g	265g
大豆/坚果	15g/10g	0g/10g
鱼禽肉蛋类	130~180g	169g
瘦畜禽类	40~65g	100g
	(每周1次动物血或肝脏)	0次/周
鱼虾类	40~65g	14g
蛋类	50g	55g
加工肉类		0g
蔬菜类	300~500g	800g
	(每周1次含碘海产品)	0次/周
腌制蔬菜		0g
水果类	200~350g	114g
谷薯类	250~300g	61g
全谷物和杂豆	50~75g	14g
薯类	50~75g	0g
油炸面食		0g

零食饮料

食物类型	频次
零食（巧克力、糖果、糕点、蜜饯、果脯、薯片、冰激凌等）	0次/周
含糖饮料（含糖碳酸饮料、奶茶、水果茶、乳饮料等）	0次/周

营养补充剂

营养补充剂类型	服用状态	每天服用剂量	服用时长
复合维生素	服用	3	2周

| 营养与膳食建议：

食物频数法评估结果建议

谷薯类	您的谷薯类食物总体摄入量不足。其中全谷物与杂豆摄入不足；薯类摄入不足。同时，您没有食用油炸面食的习惯 谷薯类食物是人体主要能量来源，还是一些矿物质及B族维生素的重要来源，建议您增加谷薯类食物的总体摄入量。 ·全谷类食物是膳食纤维的重要来源，对缓解孕期便秘有益，建议占到每日谷薯类摄入的1/3。请增加糙米、燕麦和红豆等全谷物与杂豆的摄入。 ·薯类含一定的维生素和矿物质，且富含各种植物化学物，对健康有益。请增加红薯和土豆等薯类的摄入。
鱼禽肉蛋类	您的鱼禽肉蛋类食物总体摄入适合。其中您的瘦畜禽肉摄入过多；您的蛋类摄入足量；您的动物血或肝脏摄入不足；您的鱼虾类摄入不足；您没有食用加工肉类的习惯 鱼禽肉蛋类食物总体摄入量适合，请继续保持。 ·红肉等动物性食品摄入过多增加代谢性疾病风险，请调整比例，减少瘦畜禽肉的摄入。 ·蛋类的摄入足量，请继续保持。 ·孕期缺铁性贫血是最常见的营养缺乏病之一，动物血制品、肝脏及红肉中含铁较为丰富，建议每周摄入1~2次动物血或肝脏。 ·鱼虾类富含人体必需氨基酸及不饱和脂肪酸，对母儿代谢健康有益，请增加鲫鱼、三文鱼、河虾等鱼虾类的摄入。
奶类	您的奶类摄入不足 奶类是优质蛋白质的良好来源，并且是膳食钙量重要的食物来源。建议您增加奶类食品的摄入，如牛奶、酸奶等。
豆类	您的大豆类食物摄入不足 建议您增加大豆及其制品的摄入，如黄豆、青豆、豆腐等。
蔬菜类	您的蔬菜总体摄入足量。其中您的海藻类蔬菜摄入不足；您没有食用腌制蔬菜的习惯 蔬菜总体摄入状况良好，在比例上，尽量多食用一些深色蔬菜，如菠菜、西蓝花和胡萝卜等。 碘是孕期非常重要的营养素，建议每周至少一次碘丰富的海藻类蔬菜，如海带、紫菜等。此外，平日请使用碘盐，每日用盐不超过6g（小贴士：一啤酒瓶盖抹平约5~6g盐）。
水果类	您的水果摄入不足 水果有丰富的维生素和其他微量元素，建议增加新鲜水果的摄入，如苹果、香蕉等。
坚果类	您的坚果类食品摄入足量

	坚果类食品含能量较高，请保持每天摄入10g左右。
油脂类	您的食用油摄入适合 食用油摄入状况良好，请继续保持。
含糖饮料	您没有食用含糖饮料的习惯 请继续保持。
零食	您没有食用零食的习惯 请继续保持。
营养补充剂	您正在服用复合维生素 孕期对叶酸、钙、铁等营养素需求量大，除日常饮食外，可能需要部分维生素及矿物质的补充。建议遵医嘱，根据自身情况服用相关营养补充剂。

结果准确性取决于问卷填写的准确性，因此，结论的足量与否仅供参考，具体实施方案请遵医嘱

孕早期针对性建议

- 孕期需要全程补充叶酸，建议每日食用含叶酸丰富的食物，如绿叶菜、豆类、蛋类和水果等。在此基础上，每日应口服叶酸补充剂400μgDFE。
- 孕早期孕吐严重者可少食多餐，早晨进食些干性的食物如馒头、面包干、饼干等。尽量清淡饮食，避免油炸、油腻的食品。可适当补充B族维生素（B_1、B_2、B_6等）来缓解早孕反应。

日期：＿＿＿＿＿＿＿　　　医师：＿＿＿＿＿＿＿

围产营养门诊
孕期生活方式及身体活动评估报告

基本信息：

登记号：		姓名：		年龄：	34岁	孕周：	13周2天
身高：	162cm	孕前体重：	68kg	BMI：	25.95kg/m²	胎数：	单胎

生活方式调整建议：

口味偏好	您的口味清淡。 建议继续保持。每日用盐不超过6g（小贴士：一啤酒瓶盖抹平约5~6g盐，巧用醋、柠檬汁、葱姜等替代部分盐或味调料来调味）。
外卖/外出就餐频率	您点外卖/外出就餐频率较高。 外卖或餐厅食物中油和盐含量相对较高且饮食卫生问题不能完全保证，建议孕期尽量以家庭自制饭食为主。点外卖/外出就餐的频率控制在每周2~3次以内。
三餐习惯	您每日进餐规律，餐次合理。 建议继续保持。孕期应保证规律、均衡的饮食，3顿正餐以外再合理搭配3顿加餐。
睡眠	您的睡眠质量较好。 建议继续保持良好睡眠习惯。孕中晚期需要注意钙的额外补充，避免因缺钙引起小腿抽筋、腰酸背痛等影响睡眠质量。
被动吸烟	您没有二手烟的困扰。 建议继续保持。烟草对胚胎发育的各个阶段都有明显的毒性作用，孕期应远离吸烟环境、避免二手烟。

|运动/身体活动建议：

运动/身体达标

- 如不存在孕期有氧运动禁忌证，**建议继续保持现有身体活动及运动频率。**
- 运动能有效缓解后背疼痛、便秘和水肿，保障体重的合理增长，降低患妊娠期糖尿病和妊娠期高血压疾病的风险，增加体力，改善情绪。
- 此外需注意：孕早期是流产的高危时期，不建议进行剧烈运动，应以快走、孕妇瑜伽等**轻柔、缓慢**的运动为主或进行适度的家务劳动，结合主观感觉选择具体身体活动类型，**量力而行、循序渐进**，特殊情况的孕妇应以静养为主，遵遁医嘱。

如果有以下情况不适宜进行运动	● 心脏病 ● 有早产风险的多胎妊娠 ● 胎盘前置 ● 子痫前期 ● 胎膜早破 ● 羊膜破裂 ● 重度贫血 ● 其他医生可嘱的禁忌证

日期：_____ 医师：_____

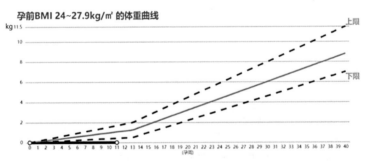

围产营养门诊
孕期体重增长评估报告

|基本信息：

登记号：		姓名：		年龄：	34岁	孕周：	13周2天
身高：	162cm	孕前体重：	68kg	BMI：	25.95kg/m²	胎数：	单胎

|体重增长情况：

孕前BMI 24~27.9kg/m² 的体重曲线

合理的体重增长应该在上限和下限之间的区域。

目前增重	建议增重	孕期建议总增重
0kg	0.5~2kg	7~11.5kg

您的增重情况： 增重正常

亲爱的孕妈妈，从您的孕早期增重曲线显示，您的增重在标准之内

孕早期建议的增重范围是0.5~2kg

请继续保持良好的饮食和运动习惯，保持体重持续合理的增长

正确测量体重的方法：清晨、空腹、排空大小便、穿同样多的衣服、赤脚测量。

| 其他医嘱：

无

日期：＿＿＿＿＿＿＿　　　医师：＿＿＿＿＿＿＿

图 23-3　营养评估报告

（1）营养及代谢性疾病对母儿健康的影响。

（2）如何进行食物重量的估计：鼓励使用厨房秤或食物模型及如何用常见器皿（如中碗、小碗、杯子等）及食物交换份进行量的估计。

（3）如何进行生熟食物的转化。

（4）什么是食物交换份（FEL），如何使用 FEL 进行常见的碳水化合物、蛋白质、脂肪类等实物量的估计。

（三）定期随访及复诊

对高危及疾病孕妇应定期复诊，进行以下内容监测：

（1）膳食评估：能量摄入是否合适；食物种类及比例是否合适；就餐时间是否合理。

（2）运动评估：是否有规律的运动；运动量是否达标。

（3）母体增重的评估：增重是否满意，若增重过多或减少情况，要仔细评估、分析膳食、运动情况，必要时调整处方。

（4）胎儿生长发育情况：结合常规 B 超评估，胎儿生长发育是否正常，出现生长过速或迟缓，要警惕其他并发症，同时仔细分析膳食、运动情况，必要时对处方进行调整。

（四）产后复诊

在无禁忌证的情况下，鼓励产妇进行母乳喂养，不仅有利于母亲产后体重恢复，改善母体代谢，对子代健康也有益。建议 GDM 孕妇产后 4~12 周复查 OGTT，如存在异常转入内分泌门诊，结果正常建议每 3 年复诊 1 次。

四、建立科室间转会诊流程

建立产科、妇科等科室与围产营养门诊的转会诊流程。产科及妇科发现如下情况时需要转诊至围产营养门诊：

（1）妊娠反应严重。

（2）贫血。

（3）孕前减重。

（4）代谢性疾病合并妊娠（如糖尿病、高血压、血脂异常、多囊卵巢综合征等）。

（5）多胎妊娠。

（6）既往 GDM 史，巨大儿或低体重儿分娩史。

（7）孕前超重或肥胖，BMI ≥ 24kg/m^2。

（8）孕前体重过低，BMI < 18.5kg/m^2。

（9）孕期体重增长过快或过慢。

（10）胎儿生长速度过快或过慢（包括 FGR）。

（11）妊娠糖尿病。

（12）妊娠期严重高脂血症。

（13）频繁出现酮症。

（14）妊娠期甲状腺疾病。

第四节　糖尿病一日门诊建设

妊娠期高血糖一日门诊是遵循糖尿病治疗的五驾马车原则，即饮食治疗、运动治疗、血糖监测、健康教育及药物治疗这五个方面开展的治疗活动。目前，国内已经有多家医疗机构以一日门诊的形式开展糖尿病合并妊娠的孕期管理工作。下面以北京妇产医院为例，介绍妊娠期高血糖一日门诊的要素及开展形式。

一、场所设置、人员配备及职责

糖尿病一日门诊应设立独立诊室，配备授课电脑、投影设备、食物模型、运动器材、血糖仪、血压计，并提供餐食。人员配备应包括门诊负责人、医师、营养师、运动教练、护士、营养厨师等。

（一）糖尿病一日门诊医师职责

（1）采集患者病史及相关信息，基本情况评估：包括食物摄入情况、体力活动情况、药物使用情况、孕前 BMI 及孕期增重情况等。

（2）个体化医学营养治疗（MNT）处方制订：计算日需总能量，合理分配产能营养素，制订个体化膳食处方。

（3）孕期糖尿病综合管理互动课程，内容包括：妊娠糖尿病的诊断、高危因素、病因、妊娠糖尿病对母婴的近远期影响、治疗的原则、常见的误区及注意事项（特别是 MNT 治疗的常见误区）、相关并发症的预防及监测，以及产后的复查和随访。

理论与实践相结合讲解食物的 GI 及 FEL，现场称量一日门诊食物，直观形成食物"量"的概念。

带领患者记录当天膳食记录，并根据患者所测血糖实时点评、鼓励孕妇之间互评，讨论并总结。

（4）讨论并答疑。

（二）糖尿病一日门诊护士职责

（1）检测并记录孕妇空腹、早餐后 2 小时和午餐后 2 小时血糖，按《医疗机构便携式血糖检测仪管理和临床操作规范（试行）》要求规范操作，正确处理用物。

（2）完成两节健康宣教课：①自我血糖监测；②妊娠糖尿病运动疗法。进行现场示范及实践。

（3）提供图文并茂的血糖仪操作流程和胰岛素笔使用操作流程，方便孕妇学习掌握。

（4）指导并带领孕妇在早餐和午餐后进行运动，分别为室外中速强度走 30 分钟（教会孕妇理解并掌握如何评估中等强度运动）；并带领进行孕妇操或瑜伽运动 30 分钟，运动前询问每位孕妇孕前及孕期情况，严格掌握运动禁忌证及终止运动的医学征象，确保安全。

（5）协助营养膳食科核对并发放早餐、早加餐、午餐、午加餐，提醒孕妇记录进餐时间，巡视孕妇进餐情况。

（6）协助医生发放个体化糖尿病膳食处方，熟悉处方内容，能够辅助咨询并指导孕妇正确记录膳食日志，掌握食物交换份法，叮嘱孕妇定期复诊。

（7）定时通风并使用空气净化器，维持一日门诊诊室整洁。定期检查宣教设备运转及医疗用品储备情况。

（8）协助检验科进行的血糖仪定期质控检测。

（9）征求孕妇的反馈意见与建议，改进并优化体验流程。

二、妊娠期高血糖一日门诊流程

妊娠期高血糖一日门诊流程如下：

1. **预约流程**　由医生评估初诊妊娠糖尿病孕妇情况→预约号，开具化验单→护士指导取号流程及注意事项。

2. **一日门诊体验流程**（表23-2）

表23-2　一日门诊体验流程

7：30—8：00	空腹血糖检测	护士
8：20—8：50	早餐	医护配合
8：50—9：10	早餐点评及膳食记录	医生
9：10—9：30	宣教：自我血糖监测	护士
9：30—10：00	户外活动—中速步行30min	护士
10：20—10：30	早餐后2h血糖检测	护士
10：30—10：40	早加餐	护士
10：50—11：10	宣教：妊娠糖尿病的系统化管理	医生
11：20—12：00	宣教：妊娠糖尿病的医学营养治疗	医生
12：20—12：50	午餐	护士
12：50—13：10	午餐点评及膳食记录	医生
13：10—13：30	宣教：妊娠糖尿病的运动治疗	护士

续表

13 :30—14 :00	室内运动—孕妇体操 30min	护士
14 :30—14 :40	午餐后 2h 血糖检测	护士
14 :40—15 :00	午加餐	护士
15 :00—15 :30	讨论及小结(各餐点评及指导膳食记录)	医护配合

第五节　信息化管理系统对围产营养工作开展的重要性

随着移动通信技术发展,大量的健康管理 APP 软件也应运而生,这些软件可以根据输入的身高体重、膳食及运动情况,给予定量的能量及主要营养素(三大产能营养素)的评价,结合其他工具如计步器、体重秤等,还可以追踪记录运动、体重情况,并且生成报告,不仅可使膳食、运动的评估量化,还对使用者有激励效应。

将信息化引入到围产营养的筛查、监测及管理中,可以将围产营养门诊的规范化流程用工具串联起来,不仅有效提高了医务人员服务效能,还有助于给予孕妇个性化的管理指导;同时便于孕妇随访记录,提升依从性。

一、利用信息化系统开展营养评估和个体化指导

通过信息化管理系统可以实现孕妇营养风险的快速筛查和评估(图 23-2),也可以通过膳食频率调查、24 小时膳食记录等方式了解孕妇膳食营养现状。信息化系统可将中国居民膳食宝塔、食物成分库及中国居民膳食营养素参考摄入量等信息录入系统,根据孕妇所填摄入食物种类及重量,结合所在生理阶段,自动进行膳食营养评估。还可以通过生活方式调查、运动调查等给予孕妇全面的营养评估(图 23-3)。在这些评估的基础上,

根据孕妇的个人信息（如身高、体重、怀孕阶段、健康状况等），可以由信息化系统智能化协助医生出具个人指导报告（图 23-4），对孕妇的膳食、运动及体重增长均给予个体化的指导。信息化系统简化了医务人员手工计算的繁琐过程，也节省了患者等候就诊的时间。但需要注意的是，信息系统的计算基于固定逻辑，不能代替医务人员通过问诊、体格检查等形成的判断，因而不可过度依赖信息化系统。

围产营养门诊
妊娠期糖尿病处方单

| 基本信息：

| 登记号： | | 姓名： | | 年龄： | 34岁 | 孕周： | 11周0天 |

| 身高： | 162cm | 孕前体重： | 68.10kg | BMI： | 25.95kg/m² | 目前体重： | 68.10kg |

| 增重： | 0kg | 胎数： | 单胎 |

| 体重增长情况：

正确测量体重的方法：清晨、空腹、排空大小便、穿同样多的衣服、赤脚测量。

| 体力活动水平：

体力活动水平： 轻体力活动

▌口服葡萄糖耐量试验(OGTT)：

空腹血糖 `<5.1(mmol/L)` ｜ 1小时血糖 `<10.0(mmol/L)` ｜ 2小时血糖 `<8.5(mmol/L)`

▌所需总热量：

所需总热量(kcal)： 1575

▌膳食处方：

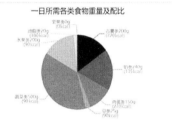

一日所需各类食物重量及配比

碳水化合物/蛋白质/脂肪供热比(CPF)
54：16：28

食物交换份法

一份食物=90kcal

▼

1575kcal 需17.5份各类食物

17.5份食物(1575)kcal各餐分配表

	谷薯类	奶类	肉蛋类	豆类	蔬菜类	水果类	油脂类	坚果类
早餐	1		1		0.2		0.2	
早加	1	0.5						
午餐	2		1	0.5	0.4		0.9	
午加	1					1		
晚餐	2		1	0.5	0.4		0.9	
晚加	1	1						
总计	8	1.5	3	1	1	1	2	0

▌运动建议：

孕期保持适量运动，维持孕期合理增重，至少每周记录一次体重

运动的方式	选择一种低至中等强度的有氧运动(又称耐力运动)，主要指由机体大肌肉群参加的持续性运动
运动举例	步行、快走、慢跑、自行车、游泳、孕妇瑜伽，适当重量哑铃训练等，根据自身情况，选择适合自己的运动
中等运动强度标准	脉搏达到(220-年龄)×(50%~70%) 次/分钟 如无脉搏计数，可由身体感觉判断：有轻微劳累感，呼吸保持稳定不急促，可顺畅讲话
运动的时长	可自10分钟开始，逐步延长至30分钟，其中可穿插必要的间歇，建议餐后运动

运动的频率	至少3~4次/周
如果有以下情况不适宜进行运动	1、心脏病 2、有早产风险的多胎妊娠 3、胎盘前置 4、子痫前期或妊娠期高血压 5、羊膜破裂 6、重度贫血 7、其他医生叮嘱的禁忌证

血糖监测说明：

应监测空腹血糖和三餐后2小时血糖，一天共4次，连续测三天。餐后2小时血糖，应从吃第一口饭开始计时，两个小时后测血糖。

理想的血糖目标值为：空腹血糖<5.3mmol/L，餐后2小时血糖<6.7mmol/L。如餐后2小时血糖<6.7mmol/L，加餐可吃水果。如餐后2小时血糖>6.7mmol/L，加餐请用黄瓜、西红柿等代替水果。

血糖平稳后，可改为每周监测一天的血糖，依然为4次/天（空腹+三餐后2小时）。

注意事项：

1、防止低血糖反应和延迟性低血糖，进食30min后再运动，每次运动时间控制在30~40min，运动后休息30min，血糖水平低于3.3mmol/L或高于13.9mmol/L者，停止运动。运动时应随身携带饼干或者糖果，有低血糖征兆时可及时使用

2、运动期间出现以下情况应及时就医：腹痛、阴道流血或流水、憋气、头晕眼花、严重头痛、胸痛、肌无力等

3、避免清晨空腹未注射胰岛素之前进行运动

其他医嘱

无

日期：_____   医师：_____

个性化食谱：

	食谱	谷薯类	奶类	肉蛋类	豆类	蔬菜类	水果类	油脂类	坚果类
早餐	·馒头 35g ·鸡蛋 60g ·黄瓜 100g ·食用油 2g	·馒头 35g		·鸡蛋 60g		·黄瓜 100g		·食用油 2g	
早加	·全麦面包 35g ·奶酪[干酪] 13g	·全麦面包 35g	·奶酪[干酪] 13g						
午餐	·大米 35g ·黑米 15g ·牛肉 50g ·豆腐 50g ·生菜 140g ·芹菜 50g ·蘑菇（鲜蘑）45g ·食用油 9g	·大米 35g ·黑米 15g		·牛肉 50g	·豆腐 50g	·生菜 140g ·芹菜 50g ·蘑菇（鲜蘑）45g		·食用油 9g	
午加	·苏打饼干 25g ·苹果 200g	·苏打饼干 25g					·苹果 200g		
晚餐	·花卷 75g ·瘦猪肉 50g ·豆腐 50g ·油菜 200g ·食用油 9g	·花卷 75g		·瘦猪肉 50g	·豆腐 50g	·油菜 200g		·食用油 9g	
晚加	·全麦面包 35g ·无糖酸奶 130g	·全麦面包 35g	·无糖酸奶 130g						

膳食多样量适当，宝塔推荐不能忘，
香甜食物别超标，粗细搭配要做到，
烹调方式要三少，少油少盐和少糖。

记录膳食方法：
打开公众号"围产营养在线管理工具"
点击进入"健康中心"-"GDM筛查及管理/其他高危孕妇的干预指导"-"健康记录"-"饮食记录"

附表：

等值营养食物交换表

等值谷薯类交换表

食物	重量(g)
大米、小米、糯米、薏米	25g
全麦面包、馒头	35g
面粉、米粉、混合面	25g
魔芋生面条	35g
荞麦面、各种挂面	25g
马铃薯	100g
苏打饼干、油条	25g
鲜玉米一个带棒心	200g
红豆、绿豆、干豌豆	25g

关于主食量的估计：
1份：25g面粉≈35g全麦面包或35g馒头或65g熟米饭
2份：50g面粉≈75g馒头；50g生米≈130g熟米饭
3份：75g生米≈195g熟米饭；75g面粉≈112.5g馒头

等值奶类交换表

食物	重量(g)
奶粉	25g
无糖酸奶	130g
脱脂奶粉、乳酪	25g
牛奶、羊奶	160g

等值肉蛋类交换表

食物	重量(g)
熟火腿、香肠	20g
鸡蛋（带壳一个，大）	60g
肥瘦猪肉	25g
鹌鹑蛋	60g
酱肉、午餐肉、大肉肠	35g

食物	重量(g)
带鱼、草鱼、甲鱼、比目鱼	80g
瘦猪肉、牛肉、羊肉	50g
大黄鱼、鲫鱼、鳝鱼	100g
鸡鸭鹅肉、鸽子肉	50g
对虾、青虾、鲜贝、蟹肉	100g

等值豆类交换表

食物	重量(g)
腐竹	20g
毛豆、豌豆	70g
北豆腐	100g
大豆	25g
南豆腐	150g
豆腐丝、豆腐干、油豆腐	50g
豆浆	400g

等值蔬菜类交换表

食物	重量(g)
茨菇、百合、芋头	100g
大白菜、油菜、菠菜	500g
胡萝卜	200g
韭菜、茼蒿、芹菜	500g
山药、藕、凉薯、荸荠	250g
西葫芦、西红柿、冬瓜、苦瓜	500g
倭瓜、南瓜、菜花、白萝卜	400g
黄瓜、苦瓜、丝瓜	500g
莴笋、油菜苔	500g
芥蓝、龙须菜、苋菜	500g

等值水果类交换表

食物	重量(g)
柿子、香蕉、鲜荔枝	150g
李子、杏	200g

食物	重量(g)
葡萄	150g
猕猴桃	200g
梨、桃、苹果	200g
草莓	300g
橘子、橙子、柚子	200g
西瓜	500g

等值油脂类交换表

食物	重量(g)
花生油、豆油、香油	10g
猪油、牛油、羊油	10g
玉米油、菜籽油	10g
黄油	10g

等值坚果类交换表

食物	重量(g)
芝麻酱	15g
杏仁	15g
花生米	15g
葵花籽、南瓜籽（带壳）	25g
核桃粉	15g
西瓜籽（带壳）	40g

食物血糖生成指数

食物血糖生成指数是衡量食物引起餐后血糖反应的一项有效指标。指含50克碳水化合物的食物与50克的葡萄糖在一定时间内（一般为2小时）体内血糖反应水平百分比值。它是一个比较而言的数值，反映了食物与葡萄糖相比升高血糖的速度和能力。通常把葡萄糖的血糖生成指数定为100。

GI＞70为高GI食物，它们进入胃肠后消化快，吸收率高，葡萄糖释放快，葡萄糖进入血液后峰值高；＜GI＜70是中GI食物，GI＜55为低GI食物，它们在胃肠中停留时间长，吸收率低，葡萄糖释放缓慢，可防治餐后高血糖。通常豆类、乳类、蔬菜是低GI的食物，而谷类、薯类、水果常因品种和加工方式不同而引起GI的变化。

低GI食物

分类	食物
谷薯类	极少加工的粗粮，如煮过的整粒小麦、大麦及果麦，稻麸，硬质小麦粉面条，通心面，黑米，荞麦，强化蛋白质的面条，玉米面粥，玉米面碎等，生的薯类或经过冷处理的薯类制品，如马铃薯粉条，藕粉、葛粉，魔芋和芋头等。杂豆类，如绿豆、红豆、芸豆、豌豆、鹰嘴豆、蚕豆等。
大豆类及制品	基本上豆类的GI都较低，如黄豆、黑豆、青豆、南豆腐、北豆腐等。

分类	食物
乳类及制品	几乎所有乳类都是低GI产品，如牛奶、全脂牛奶、脱脂牛奶、奶粉、酸奶（加糖）、酸乳酪、牛奶蛋糊（牛奶、蛋加淀粉及糖）等
水果类	特别是含果酸较多等水果，如苹果、桃、杏干、李子、樱桃、猕猴桃、柑、柚、葡萄、梨。
即食食品	全麦型或者高纤维产品，如含50%~80%大麦粒面包、黑麦粒面包、45%~50%燕麦麸面包、混合谷物面包、荞麦方便面、全麦维等

中GI食物

分类	食物
谷薯类	荞麦粉、大麦粉、甜玉米、玉米面粗粉、小米粥、荞麦面条、荞麦馒头、燕麦麸、二面窝头（玉米面+面粉）、黑五类粉等 水分少的薯类，如微烤马铃薯、甘薯、山药等
蔬菜类	根、果类蔬菜，如甜菜、麝香瓜等
水果类	热带水果、水果制品，如菠萝、芒果、香蕉、橘子汁、葡萄干等
即食食品	全麦粉面包、黑麦粉面包、高纤维面包、燕麦粗粉饼干、油酥脆饼干、汉堡包、即食羹、披萨（含乳酪）、炸马铃薯片、酥皮糕点、冰淇淋等

尽量选用中低GI的食物，减少高GI食物的摄入。

*高GI食物主要是一些精制食物，如大米、糯米及其制品，面粉及其制品。以及糊化好的薯类如马铃薯泥，煮甘薯等。还有部分果蔬，如西瓜、南瓜等。

**高GI食物并非完全不能吃，吃的时候要与低GI食物搭配，如可将红豆混在米饭中一起吃，从而降低总GI值。

图 23-4　营养干预指导报告

二、利用信息化系统开展孕妇随访和信息收集

信息化管理系统还有助于孕妇的随访和复诊。孕妇可通过系统记录个人体重曲线、自我血糖监测，并进行 24 小时膳食记录，系统将结合指导报告中的热量及各营养素推荐摄入量，自动评估孕妇膳食摄入是否合理并给予反馈。医务人员可根据孕妇体重、膳食、血糖等记录给予线上反馈并提醒复诊。此外，信息化系统的数据收集、统计及分析功能不仅可以用于分析就诊人群特征、随访频率及统计结局，也为构建孕期队列，收集研究数据提供了便利。但在实际工作中，应注意甄别系统内数据来源为孕妇自填还是医务人员填写，数据内容是否真实可信。

第六节　围产营养相关科研工作的开展

围产营养科学是一个蓬勃发展的新领域,健康和疾病的发育起源学说指出,生命早期营养对子代远期健康有着深远的影响。妊娠期营养不合理,不仅增加妊娠糖尿病、妊娠期高血压、巨大儿等发生风险,还增加子代肥胖及成年后发生糖尿病及心脑血管疾病的风险。妊娠 2006 年联合国营养执行委员会提出,从妊娠到出生后 2 岁是通过营养干预降低慢性非传染性疾病发生的窗口期。

一、围产营养科研选题

生命早期营养对于一生健康至关重要。但在这一领域仍有无数未知的科学问题等待相关工作人员的探索。这其中有我们尚不了解的现状问题,如我国女性的孕前、孕期及哺乳期营养现状如何? 能量摄入是否合理? 微量元素缺乏状况是否有所改善? 有无城乡及地区差异? 中国女性的妊娠期体重增长适宜范围是多少? 妊娠期发生生理性代谢改变,对于代谢指标异常的评价标准是否不同于孕前? 也有我们对于营养管理措施有效性的困惑,如医学营养治疗对于改善 GDM 代谢性疾病的远期预后效果如何? 何种干预方式可降低 GDM 等疾病的发生率? 互联网手段是否比传统管理方式有效? 孕期补充微量元素的健康收益如何? 产后如何合理减重?

进一步来说,我们对于生命早期营养对健康的深远影响的机制也不清楚,有学者提出了胎儿编程的假说,认为宫内环境可以通过对胎儿基因组的表观遗传学修饰作用,来永久性改变人体的结构、功能和代谢,从而影响成人期疾病发生风险。既往多认为,母体对胎儿的影响通过胎盘功能改变实现,胎盘结构、功能、基因表观遗传学修饰等是影响胎儿健康的主要因素。随着多组学技术的开展,肠道菌群调控人体代谢的作用凸显出来。肠道菌群被称作人体"新器官",所含基因数量是人体基因总数的 100 倍,产生大量的代谢产物,与人体各器官互相作用,调控人体代谢、免疫平衡,其失衡增加糖尿病、肥胖、高脂血症、高血压、高尿酸血症等疾病风险。妊娠期肠道菌群发生重构,其重构异常与妊娠期代谢性疾病的发生密切相关。但目前仍缺乏对上述假说的验证及深入的机制探讨,对这些问题的积极求解,也将有助于我们更好地开展围产营养管理工作。

二、围产营养临床研究形式及设计

从事围产营养管理的一线工作者在开展上述临床及基础应用研究方面有着天然的优势。对于临床研究,如能与流行病学、数理统计等专业人员合作,对于疾病病因学的基础应用研究,如能与基础医学、生物信息学等专业人员合作,将有助于科学选题,合理进行研究设计,规范开展研究,提高研究结论的可靠性。

临床研究是围产营养相关研究的主要形式,可依托各机构的临床资源设计、开展母婴营养相关研究等,特别是借助智能化的信息辅助系统将更有利于信息的收集、整理及分析。临床研究按形式可以分为观察性研究与实验性研究。观察性研究可进一步划分为描述性研究与分析性研究,描述性研究主要包括现况调查、横断面研究、病例报告、病例系列分析等。如果我们对某一营养学问题的现况仍不了解,应首先开展现况调查或进行病例报告。在描述性研究的基础上,可以提炼出需要进一步研究的问题,进行分析性研究。

常见的分析性研究主要有队列研究及病例对照研究。队列研究是将特定人群按是否暴露于研究因素(或暴露程度)分为暴露组及非暴露组等,定期随访观察两组或多组研究对象结局(如疾病)发生的情况,比较各组之间结局发生率的不同,从而判定暴露因素与结局之间有无关联及关联程度。而病例对照研究则是从结局出发,先选择一组患所研究疾病的人群作为疾病组,并选取未患相关疾病的对照组,回顾性调查发病前某些因素的暴露情况,以研究暴露因素与疾病的关系。这两种研究方式各有优缺点,分别适用于不同的研究选题(表 23-3)。

表 23-3　队列研究与病例对照研究的特点比较及举例

分类	前瞻性队列研究	病例对照研究
研究对象	未患目标疾病的人群	病例与对照
分组	暴露或非暴露	疾病组或未患病对照
时间顺序	前瞻性研究(从因及果)	回顾性研究(由果及因)
比较内容	暴露者与非暴露人群结局发生情况	病例与对照发病前暴露情况
指标	结局发生情况(发病率、死亡率等)	暴露情况(疾病组与对照组中暴露于目标因素的百分比)
暴露与疾病联系指标	危险度,相对危险度(RR)	比值比(OR)
优点	一般不存在回忆偏倚;可计算发病率及危险度;病因发生在前,疾病发生在后,因果现象发生的时间顺序上合理;可同时研究一种暴露与多种疾病的关系	适用于罕见病研究;相对更省力、省钱、省时间;无失访;可同时研究一种疾病与多种暴露的关系;可用于探索性病因研究
缺点	需大样本和长期随访,不适用于发病率低的研究;费用高;容易失访	样本代表性差,对照选择容易出现偏倚,特别是对象为医院患者时;存在回忆偏倚;无法获得发病率数据

实验性研究用于进一步验证因果假设,其与观察性研究最根本的区别在于是否人为对研究对象施加了干预措施。实验性研究包括临床试验、现场试验、动物实验及类实验等,三个基本要素为干预措施、受试对象、试验效应。干预措施是指根据研究目的而施加的特定试验措施,如药物、手术、预防及保健措施等。

受试对象是指被筛选参加试验的人,应有明确的纳入排除标准。试验效应是指干预措施在受试对象身上产生的预期效应,即效果指标。开展临床试验应遵循随机化分组,合理设置对照,适当采用盲法的原则,同时应考虑受试对象的依从性及主观感受,研究开展需要符合伦理要求。

当临床试验的结果为阳性时,解读并不困难,但当临床试验结果为阴性时,也并不一定意味着干预真的无效。《新英格兰医学杂志》指出,当临床试验结果为阴性时应考虑如下问题。

(1) 是否有潜在获益的迹象?

(2) 试验的把握度是否不足?

(3) 主要结局是否恰当?

(4) 所选择人群是否合适?

(5) 治疗方案是否合理?

(6) 试验实施过程中是否有缺陷?

(7) 非劣效性的结论有价值吗?

(8) 亚组分析是否发现阳性信号?

(9) 次要结局是否有阳性结果?

(10) 改变分析方法有帮助吗?

(11) 是否存在更积极的外部证据?

(12) 是否有强有力的生物学理论支持治疗?

无论观察性研究还是实验性研究,均需要确定合适的样本量,因为这些研究为采用对样本的研究来外推整体的情况,如果样本量过小则很难代表整体。合适的样本量可以同时降低研究所犯 I 型错误和 II 型错误的机会。I 型错误是组间不存在真实差异,但误判为有差异,犯 I 型错误的概率为 α,被称为显著性水平;II 型错误是组间有真实差异但误判为没有差异,犯此种错误的概率为 β,$1-\beta$ 称为把握度。有些人认为所有研究的样本均应越大越好,样本量大即为样本的代表性强,这种观点是错误的。无限制地增加样本量将会大大增加实际工作困难,浪费人力、物力,同时由于样本量过大,可能导致研究对象的筛选入组不当,反而影响研究结果的准确性。因此,临床研究的样本量应在充分考虑 α 及 $1-\beta$ 的情况下,根据不同的研究设计采用不同的公式进行计算。

　　营养现况调查、母子队列研究、病例对照研究及随机对照试验是开展围产营养研究常用的研究形式,这些研究有助于进一步了解围产期营养的现状,阐明营养相关疾病的发生机制,评估干预及管理措施的有效性,将对指导临床营养工作开展,改善母亲及子代远期健康有重要意义。

(郑　薇　李光辉)

参考文献

1. 中国营养学会 . 中国居民膳食指南 2022. 北京 : 人民卫生出版社 , 2022.
2. 孙长颢 . 营养与食品卫生学 . 8 版 . 北京 : 人民卫生出版社 , 2017.
3. 杨月欣 , 葛可佑 . 中国营养科学全书 . 2 版 . 北京 : 人民卫生出版社 , 2019.
4. 中国营养学会 . 中国居民膳食营养素参考摄入量 (2013 版). 北京 : 科学出版社 , 2014.
5. 焦广宇 , 李增宁 , 陈伟 . 临床营养学 . 北京 : 人民卫生出版社 , 2017.
6. 杨杰 , 陈超 . 新生儿保健学 . 北京 : 人民卫生出版社 , 2017.
7. 中华医学会妇产科学分会产科学组 , 中华医学会围产医学分会 , 中国妇幼保健协会妊娠合并糖尿病专业委员会、妊娠期高血糖诊治指南 (2022), 2022,57 (1): 3-12,57 (2): 81-90.
8. 陈露露 , 漆洪波 . 美国妇产科医师学会 "妊娠期恶心呕吐指南 2018 版" 要点解读 . 实用妇产科杂志 , 2018, 34 (6): 421-426.
9. 中华医学会妇产科学分会产科学组 . 妊娠剧吐的诊断及临床处理专家共识 (2015). 中华妇产科杂志 , 2015, 50 (11): 801-804.
10. 中华医学会心血管病学分会女性心脏健康学组 , 中华医学会心血管病学分会高血压学组 . 妊娠期高血压疾病血压管理专家共识 (2019). 中华心血管病杂志 , 2020, 48 (3): 195-204.
11. 中国超重 / 肥胖医学营养治疗专家共识编写委员会 . 中国超重 / 肥胖医学营养治疗专家共识 (2016 年版). 中华糖尿病杂志 , 2016, 8 (9): 525-540.
12. 中华医学会围产医学分会 . 妊娠期铁缺乏和缺铁性贫血诊治指南 . 中华围产医学杂志 , 2014 (7): 451-454.

13. 中华医学会麻醉学分会.2014 版中国麻醉学指南与专家共识.北京：人民卫生出版社, 2014.

14. 中国医师协会内分泌代谢科医师分会.多囊卵巢综合征诊治内分泌专家共识.中华内分泌代谢杂志, 2018, 34 (1): 1-7.

15. 中华预防医学会儿童保健分会.婴幼儿喂养与营养指南.中国妇幼健康研究, 2019, 30 (4): 392-417.

16. 国家卫生计生委疾病预防控制局.中国居民营养与慢性病状况报告 (2015).北京：人民卫生出版社, 2015.

17. 中华医学会围产医学分会胎儿医学学组, 中华医学会妇产科学分会产科学组.胎儿生长受限专家共识.中华围产医学杂志, 2019, 22 (6): 361-380.

18. 胡贻春, 陈竟, 李敏, 等.2010-2012 中国城市孕妇贫血及维生素 A、维生素 D 营养状况.中华预防医学杂志, 2017, 51 (2): 125-131.

19. 姜姗, 庞学红, 段一凡, 等.2010-2012 年中国孕妇贫血流行状况及相关因素.中华预防医学杂志, 2018, 52 (1): 21-25.

20. 王杰, 段一凡, 庞学红, 等.2013 年中国足月单胎产妇孕期增重情况及适宜范围探讨.中华预防医学杂志, 2018, 52 (1): 31-37.

21. 中华医学会儿科学分会儿童保健学组, 中华医学会围产医学分会, 中国营养学会妇幼营养分会,《中华儿科杂志》编辑委员会.母乳喂养促进策略指南 (2018 版).中华儿科杂志, 2018, 56 (4): 261-265.

22. 中国营养学会"中国产褥期 (月子) 妇女膳食"工作组.中国产褥期 (月子) 妇女膳食建议.营养学报, 2020, 42 (1): 9-12.

23.《妊娠和产后甲状腺疾病诊治指南》(第 2 版) 编辑委员会, 中华医学会内分泌学分会, 中华医学会围产医学分会.妊娠和产后甲状腺疾病诊治指南 (第 2 版).中华围产医学杂志, 2019, 22 (8): 505-532.

24. 国际妇产科联盟组织.国际妇产科联盟关于青少年、孕前及孕期女性的营养建议 (三).中华围产医学杂志, 2017, 20 (2): 153-158.

25. 中华医学会麻醉学分会产科学组.分娩镇痛专家共识 (2016 版).临床麻醉学杂志, 2016, 32 (8): 816-818.

26. 中华预防医学会心身健康学组, 中国妇幼保健协会妇女心理保健技术学组.孕产妇心理健康管理专家共识.中国妇幼健康研究, 2019, 30 (7): 781-786.

27. 肯尼斯 J 莱文诺.威廉姆斯产科手册：第 23 版.段涛, 李婷, 译.北京：科学出版社, 2018.

28. 产后抑郁障碍防治指南撰写专家组.产后抑郁障碍防治指南的专家共识 (基于产科和社区医生).中国妇产科临床杂志, 2014, 15 (6): 5.

29. 早产儿母乳强化剂使用专家共识工作组 . 早产儿母乳强化剂使用专家共识 . 中华新生儿科杂志 , 2019, 34 (9): 321-328.

30. 中华医学会感染病学分会 . 中国乙型肝炎病毒母婴传播防治指南 (2019 年版). 中华传染病杂志 , 2019, 37 (7): 388-396.

31. 国家产科医疗质量管理和控制中心 . 新型冠状病毒肺炎孕产妇分娩期管理建议 . 中华妇产科杂志 , 2020, 55 (03): 150-152.

32. 漆洪波 , 陈敦金 , 冯玲 , 等 . 新型冠状病毒感染孕产妇分娩期需要注意的问题 . 中华妇产科杂志 , 2020, 55 (02): 73-74.

33. 中华医学会围产医学分会 . 妊娠期铁缺乏和缺铁性贫血诊治指南 . 中华围产医学杂志 , 2014, 17 (7): 451-454.

34. 中华医学会妇产科学分会妊娠期高血压疾病学组 . 妊娠期高血压疾病诊治指南 (2020). 中华妇产科杂志 , 2020, 55 (4): 227-238.

35. 高血压联盟 (中国), 国家心管病中心 , 中华医学会心血管病分会 , 等 . 2014 年中国高血压患者教育指南 . 中国循环杂志 , 2014, 11 (29): 131-140.

36. 诸骏仁 , 高润霖 , 赵水平 , 等 . 中国成人血脂异常防治指南 (2016 年修订版). 中国循环杂志 , 2016, 31 (10): 937-953.

37. 中国疾病预防控制中心地方病控制中心 . 碘缺乏病防治手册 . 北京 : 人民卫生出版社 , 2007.

38. 邵肖梅 , 叶鸿瑁 , 丘小汕 . 实用新生儿学 . 5 版 . 北京 : 人民卫生出版社 , 2018.

39. 陈姚 , 陶鑫丽 , 欧阳振波 , 等 . 2019 年加拿大孕期锻炼临床实践指南的解读 . 现代妇产科进展 , 2019, 28 (5): 388-339.

40. 游川 . 妊娠期糖尿病孕妇的运动推荐 . 中华围产医学杂志 , 2013, 16 (6): 324-325.

41. 中国营养学会妇幼营养分会 . 千日营养启航健康 - 母婴膳食搭配手册 . 北京 : 人民卫生出版社 , 2017.

42. 国家卫生和计划生育委员会 . 中华人民共和国卫生行业标准 WS/T 428-2013- 成人体重判定 . 北京 : 中国标准出版社 , 2013.

43. 国家卫生和计划生育委员会 . 中华人民共和国卫生行业标准 WS/T 426. 2-2013- 膳食调查方法第 1 部分 : 24 小时回顾法 . 北京 : 中国标准出版社 , 2013.

44. 国家卫生和计划生育委员会 . 中华人民共和国卫生行业标准 WS/T 426. 2-2013- 膳食调查方法第 2 部分 : 称重法 . 北京 : 中国标准出版社 , 2013.

45. 国家卫生和计划生育委员会 . 中华人民共和国卫生行业标准 WS/T

441-2013- 人群贫血筛查方法 . 北京 : 中国标准出版社 , 2013.

46. 尚红 , 王毓三 , 申子瑜 . 全国临床检验操作规程 . 4 版 . 北京 : 人民卫生出版社 , 2015.

47. WONG B, OOI TC, KEELY E. Severe gestational hypertriglyceridemia: Apractical approach for clinicians. Obstetric Medicine, 2015, 8 (4) 158-167.

48. ZIMMERMANN MB, BOELAERT K. Iodine deficiency and thyroid disorders. Lancet Diabetes Endocrinol, 2015, 3 (4): 286-295.

49. ACOG COMMITTEE OPINION NO. 766: Approaches to Limit Intervention During Labor and Birth. Obstet Gynecol, 2019, 133 (2): 164-173.

50. THORNTON PS, STANLEY CA, LEON DD, et al. Recommendations from the Pediatric Endocrine Society for Evaluation and Management of Persistent Hypoglycemia in Neonates, Infants, and Children. J Pediatr, 2015, 167 (2): 238-245.

51. HANSON MA, BARDSLEY A, REGIL LM, et al. The International Federation of Gynecology and Obstetrics (FIGO) recommendations on adolescent, preconception, and maternal nutrition: "Think Nutrition First". International Journal of Gynecology Obstetrics, 2015, 131 (4): 213-253.

52. STEVENS GA, FINUCANE MM, REGIL LM, et al. Global, regional, and national trends in haemoglobin concentration and prevalence of total and severe anaemia in children and pregnant and non-pregnant women for 1995-2011: a systematic analysis of population-representative data. Lancet Glob Health, 2013, 1 (1): 16-25.

53. KINTIRAKI E, PAPAKATSIKA S, KOTRONIS G, et al, Pregnancy-Induced hypertension. Hormones (Athens), 2015, 14 (2): 211-223.

54. INSTITUTE OF MEDICINE. Weight Gain During Pregnancy: Reexamining the Guidelines. National Academies Press, 2009.

55. MITTELMARK RA. Physiology of Pregnancy. MSD Mannual Professional version, 2019.

56. Practice guidelines for obstetric anesthesia: an updated report by the American Society of Anesthesiologists Task Force on Obstetric Anesthesia and the Society for Obstetric Anesthesia and Perinatology. Obstetric Anesthesia Digest, 2016,(124): 270-300.

57. KOLETZKO B, GODFREY KM, POSTON L. Nutrition During Pregnancy, Lactation and Early Childhood and its Implications for Maternal

and Long-Term Child Health: The Early Nutrition Project Recommendations. Ann Nutr Metab, 2019, 74 (2): 93-106.

58. BERGER H, GAGNON R, SERMER M, et al. 393-Diabetes in Pregnancy. J Obstet Gynaecol Can, 2019, 41 (12): 1814-1825.

59. MILMAN N, TAYLOR CL, MERKEL J, et al. Iron status in pregnant women and women of reproductive age in Europe. Am J Clin Nutr, 2017, 106 (Suppl 6): 1655-1662.

60. Practice Bulletin No. 137: Gestational diabetes mellitus. Obstetrics and gynecology, 2013, 122 (2Pt1): 406-416.

61. INTERNATIONAL HYPOGLYCAEMIA STUDY GROUP. Glucose Concentrations of Less Than 3. 0 mmol/L (54 mg/dL) Should Be Reported in Clinical Trials: A Joint Position Statement of the American Diabetes Association and the European Association for the Study of Diabetes. Diabetes Care, 2017, 40 (1): 155-157.

62. HOD M, KAPUR A, SACKS DA, et al. The International Federation of Gynecology and Obstetrics (FIGO) Initiative on gestational diabetes mellitus: A pragmatic guide for diagnosis, management, and care. Int J Gynaecol Obstet, 2015, 131 (Suppl 3): 173-211.

63. BRYAN WILLIAMS, GIUSEPPE MANCIA, WILKO SPIERING, et al. 2018 ESC/ESH Guidelines for the management of arterial hypertension: The Task Force for the management of arterial hypertension of the European Society of Cardiology and the European Society of Hypertension: The Task Force for the management of arterial hypertension of the European Society of Cardiology and the European Society of Hypertension. Journal of Hypertension, 2018, 36 (10): 1953-2041.

64. WHO. recommendations: Calcium supplementation during pregnancy for the prevention of pre-eclampsia and its complications. Geneva: World Health Organization, 2018.

附 录 >>>

附录一 中国居民膳食营养素参考摄入量（2013 版）

附表 1-1　妊娠期各类营养素的作用、推荐量及常见食物

营养素	作用	常见食物	孕妇 RNI
钙	构成骨骼和牙齿,维持机体众多重要生理功能	牛奶及其制品、海产品、豆制品、蛋类、水果(柑橘)、蔬菜类(花菜、西蓝花、油菜心等)	早期:800mg/d 中期:1 000mg/d 晚期:1 000mg/d
铁	参与体内氧的运送和组织呼吸过程,维持正常的造血功能,参与一系列基本生化反应	畜禽肉类、豆类及豆制品、黑木耳、紫菜、口蘑、芝麻等	早期:20mg/d 中期:24mg/d 晚期:29mg/d
镁	激活多种酶的活性;抑制钾、钙离子通道;调节激素,促进骨骼生长;调节胃肠道功能	粗粮、南瓜子、葵花籽、杏仁、黑木耳、紫菜、口蘑、芝麻等	370mg/d
锌	参与人体发育、认知行为、创伤愈合、味觉、免疫调节等方面	红色肉类、谷类胚芽(麦麸、燕麦)、动物肝脏、花生、山核桃、生蚝、海蛎、扇贝等	早期:9.5mg/d 中期:11.5mg/d 晚期:13.5mg/d
硒	抗氧化、调节免疫、调节甲状腺激素、参与排毒与解毒	松蘑、红蘑、猪肾、鸭肝、牡蛎、鲜贝、小黄花鱼等	65μg/d

续表

营养素	作用	常见食物	孕妇 RNI
磷	构成骨骼和牙齿,参与能量代谢,参与糖脂代谢,是组成遗传物质的重要成分	动物肝脏、海产品、虾皮、蛋类、粗粮、坚果类	720mg/d
碘	维持母体和胎儿的正常甲状腺功能,胎儿脑发育及能量代谢	海产品、海藻类(海带、紫菜)	早期:230μg/d 中期:230μg/d 晚期:230μg/d
叶酸	参与核酸和蛋白质的合成,参与 DNA 的甲基化,参与同型半胱氨酸的代谢	动物肝脏、豆类、坚果类、深色绿叶蔬菜、水果类	600μg DFE*/d
维生素 A	维持视觉功能、皮肤黏膜完整性、促进免疫功能、促进生长发育和生殖功能	羊肝、牛肝、鸡肝、鸡心、蛋类、鱼油、奶油、奶制品、胡萝卜、芹菜等	早期:700μg RAE†/d 中期:770μg RAE/d 晚期:770μg RAE/d
维生素 B_1	维持神经、肌肉正常功能及消化、分泌功能	未精制的谷类、动物肝脏、蛋类、豆类、干果类	早期:1.2mg/d 中期:1.4mg/d 晚期:1.5mg/d
维生素 B_2	参与体内生物氧化和能量合成;参与色氨酸、维生素 B_6 的代谢;改善抗氧化防御系统等	谷类、蔬菜类、奶类、蛋类、动物肝脏、动物内脏、水果类	早期:1.2mg/d 中期:1.4mg/d 晚期:1.5mg/d
维生素 B_6	参与氨基酸、糖原、脂肪酸的代谢;调节神经递质的合成和代谢;参与某些营养素的转化和吸收	干果类、鱼类、畜禽肉类、豆类	2.2mg/d

续表

营养素	作用	常见食物	孕妇 RNI
维生素 B_{12}	促进蛋白质和核酸的生物合成;参与甲基丙二酸-琥珀酸异构化过程	畜禽肉类、动物肝脏、蛋类、鱼和贝壳类	2.9μg/d
维生素 C	参与羟化反应、抗氧化、提高免疫力、对某些毒物的解毒作用	蔬菜类:新鲜的辣椒、菠菜、韭菜等 水果类:猕猴桃、柑橘、山楂等	早期:100mg/d 中期:115mg/d 晚期:130mg/d
维生素 D	维持血钙和磷水平稳定,参与某些蛋白质转录和体内免疫调节	鲜奶、动物肝脏、高脂肪海鱼、蛋类	10μg/d
维生素 E	抗氧化,维持免疫功能	谷类:大麦、燕麦、米糠 坚果类:榛子、松子仁、核桃、葵花籽 油脂类:橄榄油、玉米油、葵花籽油等	14mgα-TE[§]/d

注:[*].叶酸当量(dietary folate equivalent,DFE)(μg)= 天然食物来源叶酸(μg)+1.7 × 合成叶酸(μg)。

[†].视黄醇活性当量(retinol activity equivalent,RAE)(μg)=膳食或补充剂来源全反式视黄醇(μg)+1/2 补充剂纯品反式 β-胡萝卜素(μg)+1/2 膳食全反式 β-胡萝卜素(μg)+1/24 其他膳食维生素 A 原类胡萝卜素(μg)。

[§].α-生育酚当量(α-tocopherol,α-TE),膳食中总 α-TE 当量(mg)=1 × α-生育酚(mg)+0.5 × β-生育酚(mg)+0.1 × r-生育酚(mg)+ 0.02 × δ 生育酚(mg)+ 0.3 × α-三烯生育酚(mg)。

附录二　妊娠各期膳食宝塔

1. 备孕期(附图 2-1)

中国备孕妇女平衡膳食宝塔

依据《中国居民膳食指南(2022)》绘制

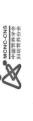

加碘食盐	5g
油	25g
奶类	300g
大豆/坚果	15g/10g
肉禽蛋鱼类	130~180g
畜禽肉	40~65g
每周一次动物血或畜禽肝脏	
鱼虾类	40~65g
蛋类	50g
蔬菜类	300~500g
每周至少一次海藻类	
水果类	200~300g
谷类	200~250g
——全谷物和杂豆	75~100g
薯类	50g
水	1 500~1 700ml

中国营养学会指导
中国营养学会妇幼营养分会编制

附图 2-1 备孕期膳食宝塔

中国营养学会 Chinese Nutrition Society

叶酸补充剂0.4mg/d
贫血者在指导下补充铁剂
每天30分钟以上中等强度运动
监测体重，调整体重至适宜范围
愉悦心情，充足睡眠
饮洁净水，少喝含糖饮料
不吸烟，远离二手烟
不饮酒

2. 早孕期

与备孕期相同。

3. 中晚孕期（附图 2-2）

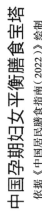

中国营养学会 Chinese Nutrition Society

- 叶酸补充剂0.4mg/d
- 贫血严重者在医生指导下补充铁剂
- 适度运动，经常户外活动
- 每周测量体重，维持孕期适宜增重
- 愉悦心情，充足睡眠
- 饮洁净水，少喝含糖饮料
- 准备母乳喂养
- 不吸烟，远离二手烟
- 不饮酒

中国孕期妇女平衡膳食宝塔

依据《中国居民膳食指南（2022）》绘制

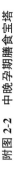

MCNC-CNS 中国营养学会 妇幼营养分会

	孕中期	孕晚期
加碘食盐	5g	5g
油	25g	25g
奶类	300~500g	300~500g
大豆/坚果	20g/10g	20g/10g
鱼禽蛋肉类	150~200g	175~225g
每周1~2次动物血或猪肝		
瘦畜禽肉	50~75g	50~75g
鱼虾类	50~75g	75~100g
蛋类	50g	50g
蔬菜类	400~500g	400~500g
每周至少一次海藻类		
水果类	200~300g	200~350g
谷类	200~250g	225~275g
全谷物和杂豆	75~100g	75~125g
薯类	75g	75g
每天必须至少摄取130g碳水化合物的食物		
水	1 700ml	1 700ml

*孕早期食物量同备孕期（见备孕妇女平衡膳食宝塔）

中国营养学会指导
中国营养学会妇幼营养分会编制

附图 2-2　中晚孕期膳食宝塔

4. 哺乳期（附图2-3）

中国营养学会
Chinese Nutrition Society

- 坚持哺乳
- 适当增加鱼禽肉蛋和海产品
- 愉悦心情，充足睡眠
- 足量饮水，适当多喝粥、汤
- 适度运动
- 每周测量体重，逐步恢复适宜体重
- 不吸烟，远离二手烟
- 不饮酒

中国哺乳期妇女平衡膳食宝塔

依据《中国居民膳食指南（2022）》绘制

MCNC-CNS
中国营养学会
妇幼营养分会

加碘食盐	5g
油	25g
奶类	300~500g
大豆/坚果	25g/10g
鱼禽蛋肉类	175~225g
瘦畜禽肉	50~75g
每周吃1~2次动物肝脏，总量达85g猪肝或40g鸡肝	75~100g
蛋类	50g
蔬菜类	400~500g
每周至少一次海藻类	
水果类	200~350g
谷类	227~275g
—全谷物和杂豆	75~125g
薯类	75g
水	2 100ml

中国营养学会指导
中国营养学会妇幼营养分会编制

附图 2-3　哺乳期膳食宝塔

注：月子膳食亦适用

附录三　食物交换份

1. 90kcal 的食物交换份（附图 3-1）

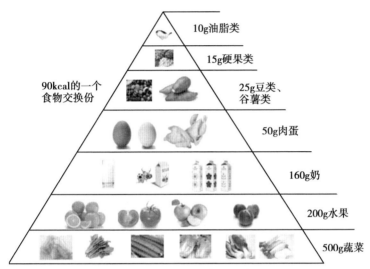

90kcal的一个食物交换份

10g油脂类

15g硬果类

25g豆类、谷薯类

50g肉蛋

160g奶

200g水果

500g蔬菜

附图 3-1　90kcal 的食物交换份

2. 各类食物交换份

（1）谷薯类：每 1 份提供蛋白质 2g，碳水化合物 20g，热能 90kcal（附表 3-1）。

附表 3-1　谷薯类食物的能量等值交换份表

食物	质量	食物	质量
大米、小米、糯米	25g	干粉条、干莲子	25g
高粱米、玉米渣	25g	油条、苏打饼干	25g
面粉、米粉、混合面	25g	生面条、魔芋面条（生）	35g
荞麦面、各种挂面	25g	马铃薯	100g
绿豆、红豆、干豌豆	25g	鲜玉米 1 个带棒心	200g

(2)蔬菜类：每1份提供蛋白质5g，碳水化合物17g，能量90kcal（附表3-2）。

附表3-2　蔬菜类食物的能量等值交换份表

食物	质量
大白菜、油菜、圆白菜、菠菜、莴笋、西葫芦、西红柿、冬瓜、苦瓜、黄瓜、芥蓝	500g
南瓜、菜花、白萝卜、青椒、茭白、冬笋	400g
山药、藕、荸荠	250g
胡萝卜	200g

(3)水果类：每1份提供蛋白质1g，碳水化合物21g，能量90kcal（附表3-3）。

附表3-3　水果类食物的能量等值交换份表

食物	质量
草莓	300g
梨、桃、苹果、橘子、橙子、柚子、猕猴桃、李子、杏	200g
葡萄	150g

(4)奶类：每1份提供蛋白质5g，碳水化合物6g，脂肪5g，能量90kcal（附表3-4）。

附表3-4　奶类食物的能量等值交换份表

食物	质量
奶粉、乳酪	20g
无糖酸奶	130g
牛奶、羊奶	160g

(5)肉蛋类：每1份提供蛋白质9g，脂肪6g，能量90kcal（附表3-5）。

附表 3-5　肉蛋类食物的能量等值交换份表

食物	质量
肥瘦猪肉	25g
瘦猪肉、牛肉、羊肉、鸡肉、鸭肉、鹅肉	50g
鸡蛋、鹌鹑蛋	60g
对虾、青虾、鲜贝、蟹肉、鱼肉	100g

（6）豆类：每一份提供蛋白质 9g,碳水化合物 4g,脂肪 4g,能量 90kcal（附表 3-6）。

附表 3-6　豆类食物的能量等值交换份表

食物	质量
大豆	25g
豆腐丝、豆腐干、油豆腐	50g
豆腐	100g
豆浆	400g

（7）坚果类：每一份提供蛋白质 4g,脂肪 7g,碳水化合物 2g,能量 90kcal（附表 3-7）。

附表 3-7　坚果类食物的能量等值交换份表

食物	质量
芝麻酱、花生米、核桃粉、杏仁	15g
葵花籽（带壳）	25g
西瓜子（带壳）	40g

（8）油类：每一份提供脂肪 10g,能量 90kcal。

包括：花生油、香油、玉米油、菜籽油、豆油、红花油、黄油等。

附录四　常见高、低 GI 食物

1. 低 GI 食物（附表 4-1）

附表 4-1　低 GI 食物表

类别	食物
谷类	大麦、小麦、燕麦、荞麦、黑米等
薯类	马铃薯粉条、藕粉、苕粉、魔芋等
奶类	牛奶、低脂奶粉
豆类	黄豆、豆腐、绿豆、豌豆、四季豆、扁豆等
水果类	苹果、桃、梨、樱桃、李子、杏干、柑、柚、葡萄等
果汁	苹果汁、水蜜桃汁等
混合类膳食	馒头＋芹菜炒鸡蛋、烙饼＋鸡蛋炒木耳、米饭＋鱼、饺子、包子、馄饨、猪肉炖粉条
即食食品	全麦或高纤维食品如黑麦粒面包等

2. 高 GI 食物（附表 4-2）

附表 4-2　高 GI 食物表

类别	食物
谷类	精制食物如小麦粉面条、富强粉馒头、烙饼、油条、好大米、糯米粥等
薯类	马铃薯泥等
蔬菜类	南瓜、胡萝卜等
水果类	西瓜等
即食食品	精白面包、棍子面包、苏打饼干、华夫饼干、膨化薄脆饼干、蜂蜜等

附录五　不同能量膳食处方

1. 1 530kcal 能量膳食处方

(1)能量及营养素分配(附表 5-1)。

附表 5-1　1 530kcal 能量及营养素分配表

食物	份数/份	重量/g	碳水化合物/g	蛋白质/g	脂肪/g	热量/kcal
谷薯类	8	200	160	16	0	720
奶类	1	160	6	5	5	90
肉蛋类	3	150	0	27	18	270
豆类	1	25	4	9	4	90
蔬菜类	1	500	17	2	0	90
水果类	1	200	21	1	0	90
油脂类	2	20	0	0	20	180
总计	17	1 255	208	60	47	1 530
供能比			55%	17%	28%	

(2)各餐分配情况(附表 5-2)。

附表 5-2　1 530kcal 各餐分配情况表　　单位:份

餐次	谷薯类	奶类	肉蛋类	豆类	蔬菜类	水果类	油脂类
早餐	1	0	1	0	0.2	0	0.2
早加	1	0	0	0	0	0	0
中餐	2	0	1	0.5	0.4	0	0.9
中加	1	0	0	0	0	1	0
晚餐	2	0	1	0.5	0.4	0	0.9
晚加	1	1	0	0	0	0	0
合计	8	1	3	1	1	1	2

（3）一日食谱举例（附表5-3）。

附表5-3　1 530kcal一日食谱举例

餐次	食物
早餐	杂粮馒头(小,35g)、鸡蛋羹(鸡蛋1个)、黄瓜(1根,100g)、早餐用油(2g)
早加	全麦面包(1片,35g)
中餐	杂粮饭(熟,130g)、牛肉西蓝花(牛肉50g,西蓝花100g)、茶树菇水芹菜(茶树菇50g,水芹菜50g)、早餐用油(9g)
中加	苏打饼干(25g)、樱桃(150g)
晚餐	葱油花卷(熟,70g)、肉末豆腐(肉末50g,豆腐100g)、清炒卷心菜(200g)、晚餐用油(9g)
晚加	全麦面包(1片,35g)、酸奶(130g)

2. 1 620kcal能量及营养素分配

（1）能量及营养素分配（附表5-4）。

附表5-4　1 620kcal能量及营养素分配表

食物	份数/份	重量/g	碳水化合物/g	蛋白质/g	脂肪/g	热量/kcal
谷薯类	8	200	160	16	0	720
奶类	2	320	12	10	10	180
肉蛋类	3	150	0	27	18	270
豆类	1	25	4	9	4	90
蔬菜类	1	500	17	5	0	90
水果类	1	200	21	1	0	90
油脂类	2	20	0	0	20	180
总计	18	1 415	214	68	52	1 620
供能比			54%	17%	29%	

（2）各餐分配情况（附表 5-5）。

附表 5-5　1 620kcal 各餐分配情况表　　单位：份

餐次	谷薯类	奶类	肉蛋类	豆类	蔬菜类	水果类	油脂类
早餐	1	1	1	0	0.2	0	0.2
早加	1	0	0	0	0	0	0
中餐	2	0	1	0.5	0.4	0	0.9
中加	1	0	0	0	0	1	0
晚餐	2	0	1	0.5	0.4	0	0.9
晚加	1	1	0	0	0	0	0
合计	8	2	3	1	1	1	2

（3）一日食谱举例（附表 5-6）。

附表 5-6　1 620kcal 一日食谱举例

餐次	食物
早餐	杂粮馒头（小，35g）、牛奶（160ml）、鸡蛋羹（鸡蛋 1 个）、黄瓜（1 根，100g）、早餐用油（2g）
早加	全麦面包（1 片，35g）
中餐	杂粮饭（熟，130g）、牛肉西蓝花（牛肉 50g，西蓝花 100g）、茶树菇水芹菜（茶树菇 50g，水芹菜 50g）、早餐用油（9g）
中加	苏打饼干（25g）、樱桃（150g）
晚餐	葱油花卷（熟，70g）、肉末豆腐（肉末 50g，豆腐 100g）、清炒卷心菜（200g）、晚餐用油（9g）
晚加	全麦面包（1 片，35g）、酸奶（130g）

3. 1 665kcal 能量及营养素分配

(1)能量及营养素分配(附表 5-7)。

附表 5-7　1 665kcal 能量及营养素分配表

食物	份数/份	重量/g	碳水化合物/g	蛋白质/g	脂肪/g	热量/kcal
谷薯类	9	225	180	18	0	810
奶类	1.5	240	9	7.5	7.5	135
肉蛋类	3	150	0	27	18	270
豆类	1	25	4	9	4	90
蔬菜类	1	500	17	5	0	90
水果类	1	200	21	1	0	90
油脂类	2	20	0	0	20	180
总计	18.5	1 360	231	67.5	49.5	1 665
供能比			56%	17%	27%	

(2)各餐分配情况(附表 5-8)。

附表 5-8　各餐分配情况表　　　　单位:份

餐次	谷薯类	奶类	肉蛋类	豆类	蔬菜类	水果类	油脂类
早餐	1	0	1	0	0.2	0	0.2
早加	1	0	0	0	0	0	0
中餐	3	0	1	0.5	0.4	0	0.9
中加	1	0	0	0	0	1	0
晚餐	2	0	1	0.5	0.4	0	0.9
晚加	1	1.5	0	0	0	0	0
合计	9	1.5	3	1	1	1	2

（3）一日食谱举例（附表 5-9）。

附表 5-9　一日食谱举例

餐次	食物
早餐	杂粮馒头（小，35g）、鸡蛋羹（鸡蛋 1 个）、黄瓜（1 根，100g）、早餐用油（2g）
早加	全麦面包（1 片，35g）
中餐	杂粮饭（熟，195g）、牛肉西蓝花（牛肉 50g，西蓝花 100g）、茶树菇水芹菜（茶树菇 50g，水芹菜 50g）、早餐用油（9g）
中加	苏打饼干（25g）、樱桃（150g）
晚餐	葱油花卷（熟，70g）、肉末豆腐（肉末 50g，豆腐 100g）、清炒卷心菜（200g）、晚餐用油（9g）
晚加	全麦面包（1 片，35g）、酸奶（200g）

4. 1 710kcal 能量及营养素分配

（1）能量及营养素分配（附表 5-10）。

附表 5-10　1 710kcal 能量及营养素分配表

食物	份数/份	重量/g	碳水化合物/g	蛋白质/g	脂肪/g	热量/kcal
谷薯类	8.5	212.5	170	17	0	765
奶类	2	320	12	10	10	180
肉蛋类	3	150	0	27	18	270
豆类	1	25	4	9	4	90
蔬菜类	1	500	17	5	0	90
水果类	1	200	21	1	0	90
油脂类	2	20	0	0	20	180
坚果类	0.5	7.5	0	2	3.5	45
总计	19	1 435	225	71	55.5	1 710
供能比			53%	17%	30%	

（2）各餐分配情况（附表 5-11）。

附表 5-11　1 710kcal 各餐分配情况表　　单位：份

餐次	谷薯类	奶类	肉蛋类	豆类	蔬菜类	水果类	油脂类	坚果类
早餐	1	1	1	0	0.2	0	0.2	0
早加	1	0	0	0	0	0	0	0.5
中餐	2.5	0	1	0.5	0.4	0	0.9	0
中加	1	0	0	0	0	1	0	0
晚餐	2	0	1	0.5	0.4	0	0.9	0
晚加	1	1	0	0	0	0	0	0
合计	8.5	2	3	1	1	1	2	0.5

（3）一日食谱举例（附表 5-12）。

附表 5-12　1 710kcal 一日食谱举例

餐次	食物
早餐	杂粮馒头（小，35g）、鸡蛋羹（鸡蛋 1 个）、黄瓜（1 根，100g）、早餐用油（2g）、牛奶（160ml）
早加	全麦面包（1 片，35g）、坚果（7.5g）
中餐	杂粮饭（熟，160g）、牛肉西蓝花（牛肉 50g，西蓝花 100g）、茶树菇水芹菜（茶树菇 50g，水芹菜 50g）、中餐用油（9g）
中加	苏打饼干（25g）、樱桃（150g）
晚餐	葱油花卷（熟，70g）、肉末豆腐（肉末 50g，豆腐 100g）、清炒卷心菜（200g）、晚餐用油（9g）
晚加	全麦面包（1 片，35g）、酸奶（130g）

5. 1 800kcal 能量及营养素分配

（1）能量及营养素分配（附表 5-13）。

附表 5-13　1 800kcal 能量及营养素分配表

食物	份数/份	重量/g	碳水化合物/g	蛋白质/g	脂肪/g	热量/kcal
谷薯类	9	225	180	18	0	810
奶类	2	320	12	10	10	180
肉蛋类	3	150	0	27	18	270
豆类	1	25	4	9	4	90
蔬菜类	1	500	17	5	0	90
水果类	1	200	21	1	0	90
油脂类	2	20	0	0	20	190
坚果	1	15	2	4	7	90
总计	20	1 455	236	74	59	1 800
供能比			53%	17%	30%	

（2）各餐分配情况（附表 5-14）。

附表 5-14　1 800kcal 各餐分配情况表

餐次	谷薯类	奶类	肉蛋类	豆类	蔬菜类	水果类	油脂类	坚果类
早餐	1	1	1	0	0.2	0	0.2	
早加	1	0	0	0	0	0		1
中餐	3	0	1	0.5	0.4	0	0.9	
中加	1	0	0	0	0	1	0	
晚餐	2	0	1	0.5	0.4	0	0.9	
晚加	1	1	0	0	0	0	0	
合计	9	2	3	1	1	1	2	1

（3）一日食谱举例（附表 5-15）。

附表 5-15　1 800kcal 一日食谱举例

餐次	食物
早餐	杂粮馒头（小，35g）、牛奶（160ml）、鸡蛋羹（鸡蛋 1 个）、黄瓜（1 根，100g）、早餐用油（2g）
早加	全麦面包（1 片，35g）、坚果（15g）
中餐	杂粮饭（熟，195g）、牛肉西蓝花（牛肉 50g，西蓝花 100g）、茶树菇水芹菜（茶树菇 50g，水芹菜 50g）、中餐用油（9g）
中加	苏打饼干（25g）、樱桃（150g）
晚餐	葱油花卷（熟，70g）、香干炒肉（瘦猪肉 50g，香干 50g）、清炒卷心菜（200g）、晚餐用油（9g）
晚加	全麦面包（1 片，35g）、酸奶（130g）

6. 1 890kcal 能量及营养素分配

（1）能量及营养素分配（附表 5-16）。

附表 5-16　1 890kcal 能量及营养素分配表

食物	份数 /份	重量 /g	碳水化合物 /g	蛋白质 /g	脂肪 /g	热量 /kcal
谷薯类	9	225	180	18	0	810
奶类	3	480	18	15	15	270
肉蛋类	3	150	0	27	18	270
豆类	1	25	4	9	4	90
蔬菜类	1	500	17	5	0	90
水果类	1	200	21	1	0	90
油脂类	2	20	0	0	20	180
坚果类	1	15	2	0	0	90
总计	21	1 615	242	76	57	1 890
供能比			53%	17%	30%	

(2)各餐分配情况(附表 5-17)。

附表 5-17　1 890kcal 各餐分配情况表　　单位:份

餐次	谷薯类	奶类	肉蛋类	豆类	蔬菜类	水果类	油脂类	坚果类
早餐	1	1.5	1	0	0.2	0	0.2	0
早加	1	0	0	0	0	0	0	1
中餐	3	0	1	0.5	0.4	0	0.9	0
中加	1	0	0	0	0	1	0	0
晚餐	2	0	1	0.5	0.4	0	0.9	0
晚加	1	1.5	0	0	0	0	0	0
合计	9	3	3	1	1	1	2	1

(3)一日食谱举例(附表 5-18)。

附表 5-18　1 890kcal 一日食谱举例

餐次	食物
早餐	杂粮馒头(小,35g)、牛奶(250ml)、鸡蛋羹(1 个)、黄瓜(1 根,100g)、早餐用油(2g)
早加	全麦面包(1 片,35g)、坚果(15g)
中餐	杂粮饭(熟,195g)、牛肉西蓝花(牛肉 50g,西蓝花 100g)、茶树菇水芹菜(茶树菇 50g,水芹菜 50g)、早餐用油(9g)
中加	苏打饼干(25g)、樱桃(150g)
晚餐	葱油花卷(熟,70g)、香干炒肉(瘦猪肉 50g,香干 50g)、清炒卷心菜(200g)、晚餐用油(9g)
晚加	全麦面包(1 片,35g)、酸奶(200g)

7. 1 980kcal 能量及营养素分配

(1)能量及营养素分配(附表 5-19)。

附表 5-19　1 980kcal 能量及营养素分配表

食物	份数 /份	重量 /g	碳水化合物 /g	蛋白质 /g	脂肪 /g	热量 /kcal
谷薯类	10	250	200	20	0	900
奶类	3	480	18	15	15	270
肉蛋类	3	150	0	27	18	270
豆类	1	25	4	9	4	90
蔬菜类	1	500	17	5	0	90
水果类	1	200	21	1	0	90
油脂类	2	20	0	0	20	180
坚果类	1	15	2	0	7	90
总计	22	1 640	262	74	60	1 980
供能比	0	0	54%	17%	30%	0

(2)各餐分配情况(附表 5-20)。

附表 5-20　1 980kcal 各餐分配情况表　　单位: 份

餐次	谷薯类	奶类	肉蛋类	豆类	蔬菜类	水果类	油脂类	坚果类
早餐	1	1.5	1	0	0.2	0	0.2	0
早加	1	0	0	0	0	0	0	1
中餐	3	0	1	0.5	0.4	0	0.9	0
中加	1	0	0	0	0	1	0	0
晚餐	3	0	1	0.5	0.4	0	0.9	0
晚加	1	1.5	0	0	0	0	0	0
合计	10	3	3	1	1	1	2	1

（3）一日食谱举例（附表 5-21）。

附表 5-21　1 980kcal 一日食谱举例

餐次	食物
早餐	杂粮馒头（小，35g）、牛奶（250ml）、鸡蛋羹（鸡蛋 1 个）、黄瓜（1 根，100g）、早餐用油（2g）
早加	全麦面包（1 片，35g）、坚果（15g）
中餐	杂粮饭（熟，195g）、牛肉西蓝花（牛肉 50g，西蓝花 100g）、茶树菇水芹菜（茶树菇 50g，水芹菜 50g）、中餐用油（9g）
中加	苏打饼干（25g）、樱桃（150g）
晚餐	葱油花卷（熟，105g）、香干炒肉（瘦猪肉 50g，香干 50g）、清炒卷心菜（200g）、晚餐用油（9g）
晚加	全麦面包（1 片，35g）、酸奶（200g）

8. 2 070kcal 能量及营养素分配

（1）能量及营养素分配（附表 5-22）。

附表 5-22　2 070kcal 能量及营养素分配表

食物	份数/份	重量/g	碳水化合物/g	蛋白质/g	脂肪/g	热量/kcal
谷薯类	11	275	220	22	0	990
奶类	3	480	18	15	15	270
肉蛋类	3	150	0	27	18	270
豆类	1	25	4	9	4	90
蔬菜类	1	500	17	5	0	90
水果类	1	200	21	1	0	90
油脂类	2	20	0	0	20	180
坚果类	1	15	2	4	7	90
总计	23	1 665	282	83	64	2 070
供能比			55%	16%	28%	

(2)各餐分配情况(附表 5-23)。

附表 5-23　2 070kcal 各餐分配情况表　　　单位:份

餐次	谷薯类	奶类	肉蛋类	豆类	蔬菜类	水果类	油脂类	坚果类
早餐	2	1.5	1	0	0.2	0	0.2	0
早加	1	0	0	0	0	0	0	1
中餐	3	0	1	0.5	0.4	0	0.9	0
中加	1	0	0	0	0	1	0	0
晚餐	3	0	1	0.5	0.4	0	0.9	0
晚加	1	1.5	0	0	0	0	0	0
合计	11	3	3	1	1	1	2	1

(3)一日食谱举例(附表 5-24)。

附表 5-24　2 070kcal 一日食谱举例

餐次	食物
早餐	杂粮馒头(70g)、牛奶(250ml)、鸡蛋羹(鸡蛋 1 个)、黄瓜(1 根,100g)、早餐用油(2g)
早加	全麦面包(1 片,35g)、坚果(15g)
中餐	杂粮饭(熟,195g)、牛肉西蓝花(牛肉 50g,西蓝花 100g)、茶树菇水芹菜(茶树菇 50g,水芹菜 50g)、中餐用油(9g)
中加	苏打饼干(25g)、樱桃(150g)
晚餐	葱油花卷(熟,105g)、香干炒肉(瘦猪肉 50g,香干 50g)、清炒卷心菜(200g)、晚餐用油(9g)
晚加	全麦面包(1 片,35g)、酸奶(200g)

9. 2 160kcal 能量及营养素分配

(1)能量及营养素分配(附表 5-25)。

附表 5-25　2 160kcal 能量及营养素分配表

食物	份数/份	重量/g	碳水化合物/g	蛋白质/g	脂肪/g	热量/kcal
谷薯类	11	275	220	22	0	990
奶类	3	480	18	15	15	270
肉蛋类	4	200	0	36	24	360
豆类	1	25	4	9	4	90
蔬菜类	1	500	17	5	0	90
水果类	1	200	21	1	0	90
油脂类	2	20	0	0	20	180
坚果类	1	15	2	4	7	90
总计	24	1 715	282	92	70	2 160
供能比			53%	17%	30%	

(2)各餐分配情况(附表 5-26)。

附表 5-26　2 160kcal 各餐分配情况　　单位：份

餐次	谷薯类	奶类	肉蛋类	豆类	蔬菜类	水果类	油脂类	坚果类
早餐	2	1.5	1	0	0.2	0	0.2	0
早加	1	0	0	0	0	0	0	1
中餐	3	0	1.5	0.5	0.4	0	0.9	0
中加	1	0	0	0	0	1	0	0
晚餐	3	0	1.5	0.5	0.4	0	0.9	0
晚加	1	1.5	0	0	0	0	0	0
合计	11	3	4	1	1	1	2	1

(3)一日食谱举例(附表 5-27)。

附表 5-27　2 160kcal 一日食谱举例

餐次	食物
早餐	杂粮馒头(70g)、牛奶(250ml)、鸡蛋羹(鸡蛋 1 个)、黄瓜(1根,100g)、早餐用油(2g)
早加	全麦面包(1 片,35g)、坚果(15g)
中餐	杂粮饭(熟,195g)、牛肉西蓝花(牛肉 50g,西蓝花 100g)、茶树菇水芹菜(茶树菇 50g,水芹菜 50g)、中餐用油(9g)
中加	苏打饼干(25g)、樱桃(150g)
晚餐	葱油花卷(熟,105g)、香干炒肉(瘦猪肉 75g,香干 50g)、清炒卷心菜(200g)、晚餐用油(9g)
晚加	全麦面包(1 片,35g)、酸奶(200g)

10. 2 250kcal 能量及营养素分配
(1)能量及营养素分配(附表 5-28)。

附表 5-28　2 250kcal 能量及营养素分配表

食物	份数/份	重量/g	碳水化合物/g	蛋白质/g	脂肪/g	热量/kcal
谷薯类	11	275	220	22	0	990
奶类	3	480	18	15	15	270
肉蛋类	4	200	0	36	24	360
豆类	1	25	4	9	4	90
蔬菜类	1	500	17	5	0	90
水果类	2	400	42	2	0	180
油脂类	2	20	0	0	20	180
坚果类	1	15	2	4	7	90
总计	25	1 915	303	93	70	2 250
供能比			55%	17%	28%	

（2）各餐分配情况（附表 5-29）。

附表 5-29　2 250kcal 各餐分配情况表　　单位：份

餐次	谷薯类	奶类	肉蛋类	豆类	蔬菜类	水果类	油脂类	坚果类
早餐	2	1.5	1	0	0.2	0	0.2	0
早加	1	0	0	0	0	0.5	0	1
中餐	3	0	1.5	0.5	0.4	0	0.9	0
中加	1	0	0	0	0	1.5	0	0
晚餐	3	0	1.5	0.5	0.4	0	0.9	0
晚加	1	1.5	0	0	0	0	0	0
合计	11	3	4	1	1	2	2	1

（3）一日食谱举例（附表 5-30）。

附表 5-30　2 250kcal 一日食谱举例

餐次	食物
早餐	杂粮馒头（70g）、牛奶（250ml）、鸡蛋羹（鸡蛋 1 个）、黄瓜（1 根，100g）、早餐用油（2g）
早加	全麦面包（1 片，35g）、坚果（15g）、苹果（半个，100g）
中餐	杂粮饭（熟，195g）、牛肉西蓝花（牛肉 75g，西蓝花 100g）、茶树菇水芹菜（茶树菇 50g，水芹菜 50g）、中餐用油（9g）
中加	苏打饼干（25g）、樱桃（150g）
晚餐	葱油花卷（熟，105g）、香干炒肉（瘦猪肉 75g，香干 50g）、清炒卷心菜（200g）、晚餐用油（9g）
晚加	全麦面包（1 片，35g）、酸奶（200g）

11. 2 340kcal 能量及营养素分配

（1）能量及营养素分配（附表 5-31）。

附表 5-31　2 340kcal 能量及营养素分配表

食物	份数/份	重量/g	碳水化合物/g	蛋白质/g	脂肪/g	热量/kcal
谷薯类	11	275	220	22	0	990
奶类	3	480	18	15	15	270
肉蛋类	4	200	0	36	24	360
豆类	1.5	37.5	6	13.5	6	135
蔬菜类	1	500	17	5	0	90
水果类	2	400	42	2	0	180
油脂类	2.5	25	0	0	25	225
坚果类	1	15	2	4	7	90
总计	26	1 932.5	305	97.5	77	2 340
供能比			53%	17%	30%	

（2）各餐分配情况（附表 5-32）。

附表 5-32　2 340kcal 各餐分配情况表　　单位：份

餐次	谷薯类	奶类	肉蛋类	豆类	蔬菜类	水果类	油脂类	坚果类
早餐	2	1.5	1	0	0.2	0	0.2	0
早加	1	0	0	0	0	0.5	0	1
中餐	3	0	1.5	0.5	0.4	0	1.1	0
中加	1	0	0	0	0	1.5	0	0
晚餐	3	0	1.5	1	0.4	0	1.2	0
晚加	1	1.5	0	0	0	0	0	0
合计	11	3	4	1.5	1	2	2.5	1

(3) 一日食谱举例(附表 5-33)。

附表 5-33　2 340kcal 一日食谱举例

餐次	食物
早餐	杂粮馒头(70g)、牛奶(250ml)、鸡蛋羹(鸡蛋 1 个)、黄瓜(1 根,100g)、早餐用油(2g)
早加	全麦面包(1 片,35g)、坚果(15g)、苹果(半个,100g)
中餐	杂粮饭(熟,195g)、芹菜牛肉炒香干(牛肉 75g,芹菜 100g,豆腐干 25g)、白灼菜心(100g)、中餐用油(11g)
中加	苏打饼干(25g)、苹果(半个,100g)、香蕉(1 个,150g)
晚餐	葱油花卷(熟,105g)、肉末豆腐(肉末 75g,豆腐 100g)、清炒卷心菜(200g)、晚餐用油(12g)
晚加	全麦面包(1 片,35g)、酸奶(200g)

12. 2 430kcal 能量及营养素分配

(1) 能量及营养素分配(附表 5-34)。

附表 5-34　2 430kcal 能量及营养素分配表

食物	份数/份	重量/g	碳水化合物/g	蛋白质/g	脂肪/g	热量/kcal
谷薯类	12	300	240	24	0	1 080
奶类	3	480	18	15	15	270
肉蛋类	4	200	0	36	24	360
豆类	1.5	37.5	6	13.5	6	135
蔬菜类	1	500	17	5	0	90
水果类	2	400	42	2	0	180
油脂类	2.5	25	0	0	25	225
坚果类	1	15	2	4	7	90
总计	27	1 957.5	325	99.5	77	2 430
供能比			54%	17%	29%	

（2）各餐分配情况（附表 5-35）。

附表 5-35　2 430kcal 各餐分配情况表　　单位：份

餐次	谷薯类	奶类	肉蛋类	豆类	蔬菜类	水果类	油脂类	坚果类
早餐	2	1.5	1	0	0.2	0	0.2	0
早加	1	0	0	0	0	0.5	0	1
中餐	3.5	0	1.5	0.5	0.4	0	1.1	0
中加	1	0	0	0	0	1.5	0	0
晚餐	3.5	0	1.5	1	0.4	0	1.2	0
晚加	1	1.5	0	0	0	0	0	0
合计	12	3	4	1.5	1	2	2.5	1

（3）一日食谱举例（附表 5-36）。

附表 5-36　2 430kcal 一日食谱举例

餐次	食物
早餐	杂粮馒头（70g）、牛奶（250ml）、鸡蛋羹（鸡蛋 1 个）、黄瓜（1 根，100g）、早餐用油（2g）
早加	全麦面包（1 片，35g）、坚果（15g）、苹果（半个，100g）
中餐	杂粮饭（熟，228g）、芹菜牛肉炒香干（牛肉 75g，芹菜 100g，豆腐干 25g）、白灼菜心（100g）、中餐用油（11g）
中加	苏打饼干（25g）、苹果（半个，100g）、香蕉（1 个，150g）
晚餐	葱油花卷（熟，122g）、肉末豆腐（肉末 75g，豆腐 100g）、清炒卷心菜（200g）、晚餐用油（12g）
晚加	全麦面包（1 片，35g）、酸奶（200g）

13. 2 520kcal 能量及营养素分配

(1)能量及营养素分配(附表 5-37)。

附表 5-37　2 520kcal 能量及营养素分配表

食物	份数 /份	重量 /g	碳水化合物 /g	蛋白质 /g	脂肪 /g	热量 /kcal
谷薯类	13	325	260	26	0	1 170
奶类	3	480	18	15	15	270
肉蛋类	4	200	0	36	24	360
豆类	1.5	37.5	6	13.5	6	135
蔬菜类	1	500	17	5	0	90
水果类	2	400	42	2	0	180
油脂类	2.5	25	0	0	25	225
坚果类	1	15	2	4	7	90
总计	28	1 982.5	345	101.5	77	2 520
供能比			56%	16%	28%	

(2)各餐分配情况(附表 5-38)。

附表 5-38　2 520kcal 各餐分配情况表　　单位: 份

餐次	谷薯类	奶类	肉蛋类	豆类	蔬菜类	水果类	油脂类	坚果类
早餐	2	1.5	1	0	0.2	0	0.2	0
早加	1	0	0	0	0	0.5	0	1
中餐	4	0	1.5	0.5	0.4	0	1.1	0
中加	1	0	0	0	0	1.5	0	0
晚餐	4	0	1.5	1	0.4	0	1.2	0
晚加	1	1.5	0	0	0	0	0	0
合计	13	3	4	1.5	1	2	2.5	1

（3）一日食谱举例（附表 5-39）。

附表 5-39　2 520kcal 一日食谱举例

餐次	食物
早餐	杂粮馒头(70g)、牛奶(250ml)、鸡蛋羹(鸡蛋 1 个)、黄瓜(1 根，100g)、早餐用油(2g)
早加	全麦面包(1 片，35g)、坚果(15g)、苹果(半个，100g)
中餐	杂粮饭(熟，260g)、芹菜牛肉炒香干(牛肉 75g，芹菜 100g，豆腐干 25g)、白灼菜心(100g)、中餐用油(11g)
中加	苏打饼干(25g)、苹果(半个，100g)、香蕉(1 个，150g)、坚果(8g)
晚餐	葱油花卷(熟，140g)、肉末豆腐(肉末 75g，豆腐 100g)、清炒卷心菜(200g)、晚餐用油(12g)
晚加	全麦面包(1 片，35g)、酸奶(200g)

附录六　孕期体重增长监测图

1. BMI < 18.5kg/m² 女性孕期体重增长监测图（附图 6-1）

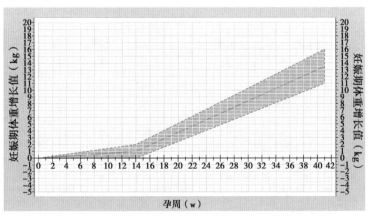

附图 6-1　BMI < 18.5kg/m² 女性孕期体重增长监测图

2. $18.5kg/m^2 \leqslant BMI < 24.0kg/m^2$ 女性孕期体重增长监测图（附图 6-2）

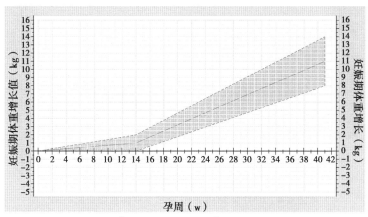

附图 6-2　$18.5kg/m^2 \leqslant BMI < 24.0kg/m^2$ 女性孕期体重增长监测图

3. $24.0kg/m^2 \leqslant BMI < 28.0kg/m^2$ 女性孕期体重增长监测图（附图 6-3）

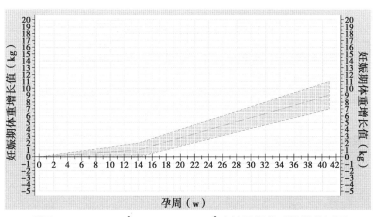

附图 6-3　$24.0kg/m^2 \leqslant BMI < 28kg/m^2$ 女性孕期体重增长监测图

4. BMI ≥ 28.0kg/m² 女性孕期体重增长监测图（附图 6-4）

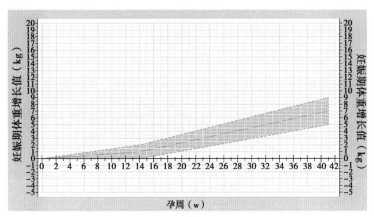

附图 6-4　BMI ≥ 28.0kg/m² 女性孕期体重增长监测图

附录七　理想血糖目标值

理想血糖指标值见附表 7-1。

附表 7-1　理想血糖目标值

项目	GDM	PGDM
餐前血糖 /mmol·L⁻¹	≤ 5.3	3.3~5.6
餐后血糖 /mmol·L⁻¹	1 小时：≤ 7.8 2 小时：≤ 6.7	峰值：5.6~7.1
夜间血糖 /mmol·L⁻¹	≥ 3.3	3.3~5.6
糖化血红蛋白（HBA₁c）/%	< 5.5	< 6.0

附录八　围产营养相关流程

1. 围产内分泌代谢科门诊　围产内分泌代谢科门诊工作

范围(附表 8-1)

附表 8-1　围产内分泌代谢科门诊工作范围

孕前	孕期	产后
❖ 孕前营养咨询 ❖ 孕前超重、肥胖想减重的女性 ❖ 孕前"三高"女性：三高包括高血压、高血糖、高血脂 ❖ 多囊卵巢综合(polycystic ovarian syndrome,PCOS),尤其是合并肥胖的PCOS女性 ❖ 甲状腺疾病(甲亢、甲减等) ❖ 高泌乳素血症 ❖ 既往妊娠时被诊断为妊娠糖尿病、分娩过巨大儿或低体重儿	❖ 一般孕妇的营养咨询 ❖ 孕前超重、肥胖 ❖ 孕期"三高"：高血压、高血脂、高血糖(包括孕前高血糖DM、妊娠期发生高血糖GDM) ❖ 贫血 ❖ 多囊卵巢综合征(PCOS)疾病史 ❖ 高泌乳素血症疾病史 ❖ 妊娠期甲状腺疾病(甲亢、甲减等) ❖ 妊娠糖尿病病史(GDM 史)、既往分娩过巨大儿或低体重儿 ❖ 多胎妊娠 ❖ 孕期体重增重过快、过慢 胎儿生长过速、迟缓等	❖ 产后膳食营养咨询 ❖ 产后体重管理 ❖ 妊娠期高血糖、高血脂、高血压的产后随访 ❖ 甲状腺疾病的产后随访、监测 ❖ 母乳喂养咨询等

2. 营养门诊建设标准。(附表 8-2,附表 8-3)

3. **血糖筛查流程**　血糖筛查流程见血糖筛查流程图(附图 8-1)。

附表 8-2 孕期营养门诊基本要求及评价指标

项目		标准
房屋设备	房屋	孕期营养门诊、健康宣教应有固定场所，标识明显，工作用房应满足候诊、门诊诊疗、超声宣教等需求。
	仪器设备及工具	1. 体格测量设备：身高体重测量仪，有条件者可配备人体成分分析仪、代谢车、超声音密度仪等。 2. 膳食调查相关工具：包括食物模型、食物交换份模型、食物宝塔、食物展示柜、食物秤、膳食评估量表、常见食物的标准餐具及量具等。 3. 电脑、打印机等，有条件的医院可配备膳食营养分析软件，辅助进行膳食筛查及评估，各类人群个体化处方的制定、病人随访等。 4. 宣传工具：宣传栏、宣传手册或宣传页、视频播放器等。 5. 其他相关工具：血糖仪、血压计、听诊器、无伸缩性软尺、握力计等，简易运动器械，如弹力带、小哑铃等
人员配备	人员资质	孕期营养门诊医务人员配备以产科、营养科、孕产保健医生和营养技师承担相关工作 孕期营养门诊负责人应具有相应医学专业中级及以上技术职称，负责本单元的医疗、教学和行政管理工作，是孕期营养门诊诊疗质量和学科建设的第一责任人
	人员数量	孕期营养门诊的人员配备应与候量相匹配
制度建设		成立孕期营养门诊工作小组，成员包括分管院领导、医务处领导、门诊办公室领导、门诊各项工作科室主任及科室核心小组其他成员，制定门诊各级别岗位职责，并认真履行；建立孕期营养门诊工作流程及制度；建立和执行孕期营养专业诊疗常规；建立质量管理制度及控制标准，并组织实施；建立相关科室与营养门诊的转诊流程及制度；对于疾病孕妇进行专案管理，制定营养高危孕妇管理制度，疑难病例营养管理细则及转运流程等；制定年度工作计划，定期评估考核，并进行分析总结

续表

项目	标准
健康教育	负责围产营养健康宣教工作，针对当地实际情况，采取线上线下相结合的方式，对孕产妇和家属进行围产期营养核心信息宣教，包括孕产期膳食，孕产期体重管理，孕产期常见问题的防治，母乳喂养等相关内容
	孕妇学校有孕产期营养相关内容，有专人负责孕产期营养的课程安排，授课频次合理，每个月不少于一次
	孕早期或孕中晚期均进行孕期营养健康宣教，覆盖率≥80%
	定期对孕产期营养健康宣教满意度调查，满意度在80%以上，并采取针对性改进提升
继续教育	组织孕期营养门诊工作人员定期内部业务学习
	每年参加至少一次针对性继续教育
	完成规定的继续教育任务
	参加国家级、省市级学术会议活动
	定期对院内医务人员进行孕期营养新进展等相关培训
效果评价	孕妇接受营养咨询的比例≥70%
	妊娠期缺铁性贫血规范干预率≥80%
	妊娠期缺铁性贫血发病率逐渐下降
	妊娠期糖尿病筛查病诊率≥70%
	巨大儿及营养不良性小于胎龄儿发生率逐渐下降
	妊娠期糖尿病产后（4～12周）随诊率逐渐提高

附表 8-3　孕期营养门诊建设示范标准及评价标准

项目	标准
人员配备	人员资质要求同上,营养门诊专职人员按照年分娩量 2 000~3 000∶1 进行配备,至少 1~2 名执业医师(接受系统营养培训的产科医师或营养医师),2~3 名执业护士
	门诊负责人具有高级职称,具有丰富的临床指导经验
制度建设	制订技术指导与业务培训方案,制订详细有针对性的年度培训工作计划
	建立会诊转诊后的沟通协调机制,建立会诊后的病历反馈制度
多科合作	产科与营养、内分泌、生殖中心、妇女保健等科室加强沟通和合作,开展妊娠合并营养代谢性疾病多学科联合会诊,尤其加强对疑难危急重症病例的多学科综合管理
信息支撑	院信息系统能够满足营养门诊进行高危筛查、评估、动态管理、数据分析等
科研培训	有院级、省市级或国家级孕期营养相关科研课题
	每年开展省市级及以上营养学术培训
技术支撑	接受本辖区转诊及会诊,并出具书面会诊意见或者治疗方案,确保转诊通道畅通
	对本辖区助产机构组织开展培训、进修和指导
	每年对本辖区相关机构进行病例研讨和现场或远程指导
	对本辖区内助产机构进行同质化帮扶或门诊指导
效果评价	孕妇接受营养指导的比例 ≥ 80%
	妊娠期缺铁性贫血规范干预率 ≥ 90%
	妊娠期缺铁性贫血发病率 <15%~20%
	妊娠期糖尿病筛查诊治率 ≥ 90%
	巨大儿发生率 <6% 及营养不良性小于胎龄儿发生率逐渐下降
	妊娠期糖尿病产后(4~12 周)随诊率 ≥ 50%~60%

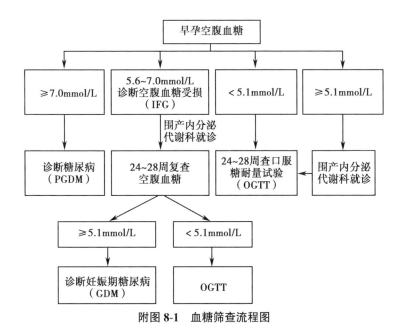

附图 8-1　血糖筛查流程图

4. 妊娠糖尿病就诊流程　妊娠糖尿病就诊流程见妊娠期糖尿病就诊流程图（附图 8-2）。

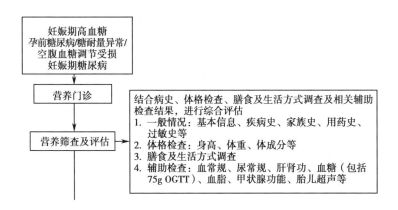

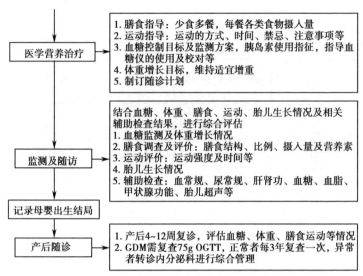

附图 8-2　妊娠期高血糖门诊管理流程

OGTT: 口服葡萄糖耐量试验。

5. GDM 产后随访流程　建议所有 GDM 妇女产后行 OGTT，测定空腹及服糖后 2 小时血糖水平，并按照 2014 年美国糖尿病协会（American Diabetes Association, ADA）的标准明确有无糖代谢异常及其种类。非孕期血糖异常的分类及诊断标准（2014 年 ADA 标准）如下（附表 8-4）：

附表 8-4　非孕期血糖异常的分类及诊断标准

分类	空腹血糖 / mmol·L⁻¹	服糖后 2 小时 / mmol·L⁻¹	糖化血红蛋白 / %
正常	<5.6	<7.8	<5.7
糖耐量受损（IGT）	<5.6	7.8~11.0	5.7~6.4
空腹血糖受损（IFG）	5.6~6.9	<7.8	5.7~6.4
糖尿病（DM）	≥7.0	≥11.1	≥6.5

6. 高脂血症管理流程　（附图 8-3）。

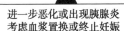

进一步恶化或出现胰腺炎
考虑血浆置换或终止妊娠

高血糖者考虑静脉胰岛素

效果不理想，入院，禁食，肠外营养

孕中期后可考虑药物如吉非贝齐0.6g,b.i.d.

Ω-3脂肪酸摄入(3~4g/d)，MCT(10~30g/d)

避免恶化(血糖控制需理想)、低脂
膳食、密切监测TG、多学科协作

附图 8-3　高脂血症管理流程图

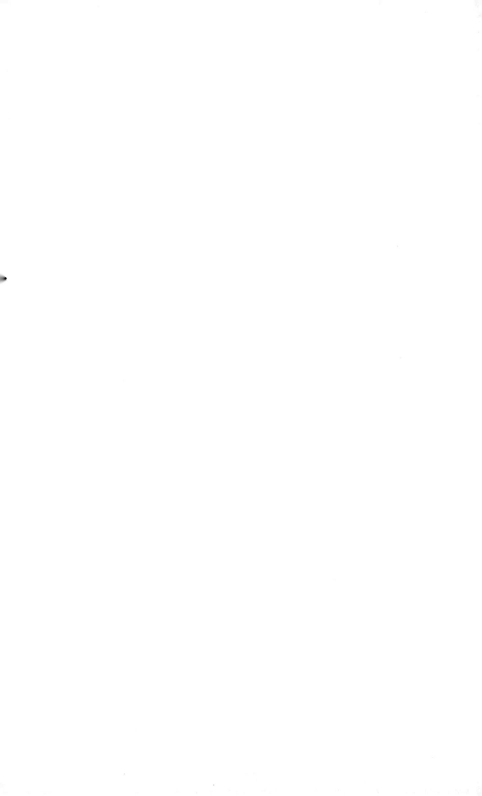